U0252431

# 思想实验：中医药信息科学

崔 蒙 高 博 贾李蓉 等 著

科学出版社

北京

# 内 容 简 介

本书主要探讨利用人工智能技术处理中医药信息最终能否获得超越个体中医医生经验的结果。研究采用思想实验的方法，将整个中医药信息流程设计为三台信息处理器、四个信息系统组成的封闭环境，以自我信息处理器、非我信息处理器和元素信息处理器代表人类个体、中医个体和自然社会环境，以四个信息系统模拟真实人类个体信息体系、中医个体信息体系、自然界所有可感知、不可感知客观存在的本体论元素信息总和以及人类用于描述客观存在及其相互关系的认识论信息总和。

第一部分主要介绍了思想实验的缘起和设计架构，三台信息处理器和四个信息系统的运行规则、运行机制，思想实验的验证方法，总结了中医药信息科学的内涵。第二部分探讨了人体个体本体论信息系统的信息输入、存储、处理、输出、反馈的信息全流程。第三部分探讨了中医个体认识论信息系统和人体个体认识论信息系统的信息输入、存储、处理、输出、反馈的信息全流程。第四部分阐发了自然元素信息系统和人类元素信息系统的分类、属性及其与个体之间的信息交换。第五部分总论了四个信息系统和三台信息处理器的关联关系，四个信息系统的信息属性、系统属性和信息运行方式，以及三台信息处理器的信息循环、信息反馈、信息交换。

本书是继《中医药信息学原理》后首次提出中医药信息科学的概念，并通过中医药信息科学思想实验构建了中医药信息处理系统，进行了利用人工智能超越人类个体经验的尝试，对中医药信息学研究人员开拓思路具有启发性，也可以作为中医药科研人员的参考书籍。

**图书在版编目（CIP）数据**

思想实验：中医药信息科学/ 崔蒙等著 ． -- 北京 ： 科学出版社，2025．3．--ISBN 978-7-03-080333-7

Ⅰ．R2-05

中国国家版本馆 CIP 数据核字第 20247EJ253 号

责任编辑：李 杰/责任校对：刘 芳
责任印制：徐晓晨/封面设计：北京十样花文化有限公司

科学出版社 出版
北京东黄城根北街 16 号
邮政编码：100717
http://www.sciencep.com
北京中科印刷有限公司印刷
科学出版社发行 各地新华书店经销

\*

2025 年 3 月第 一 版 开本：787×1092 1/16
2025 年 3 月第一次印刷 印张：17
字数：380 000
**定价：108.00 元**
（如有印装质量问题，我社负责调换）

# 本书著者

崔　蒙　高　博　贾李蓉　杨　硕

朱　玲　朱　彦　于　琦　潘艳丽

徐丽丽　刘丽红　焦宏官　李海燕

# 序　一

伴随着大语言模型的涌现以及其他人工智能技术的迅猛发展，中医药信息处理有了全新的视角与工具，同时也为中医药这门古老而又历久弥新的学问提供了新的研究思路与方法。《思想实验：中医药信息科学》便是在这样的背景下应运而生，其不仅是崔蒙研究员作为中医药信息学奠基人和学科带头人近期研究中医药信息科学的心血结晶，更是一次大胆的思想实验，试图通过构建基于真实世界的信息系统来处理、分析中医药信息，以期未来在临床上超越个体中医医生。

该书通过细致入微的剖析，以三台信息处理器和四个信息系统的架构，模拟了中医药信息的输入、存储、处理、输出、反馈等多个环节，从而构建了一个涉及全流程的封闭环境。这一设计不仅体现了作者对中医药信息科学的深刻理解，也展示了其在系统科学和人工智能领域的深厚造诣。通过自我信息处理器、非我信息处理器和元素信息处理器，作者巧妙地将人类个体、中医个体和自然社会环境的信息处理功能融合在一起，形成了一个多维度、全方位的信息处理模型，拓宽了中医药研究的视野，也为人工智能在中医药领域的应用提供了坚实的理论基础和实践路径。

值得一提的是，该书不仅仅停留于理论层面的探讨，更通过思想实验的方式，对中医药信息科学的可行性进行了深入验证，探讨了人体个体本体论与认识论信息系统和中医个体认识论信息系统的信息全流程，以及自然元素信息系统和人类元素信息系统的分类、属性及其与个体之间的信息交换。这种勇于尝试、敢于实践的精神，正是科学探索所必需的。实验的结果虽然尚未能得到验证，但其所展现出的潜力与希望，足以让我们对中医药信息科学的未来充满信心。

我相信该书是对中医药学与现代科技融合的积极探索，也是对中医药学科传承与创新的深入反思，其不但为中医药信息学领域的研究者提供了一个崭新的视角，同时也为人工智能和系统科学领域开辟了新的应用场景。该书集结了深刻的学术见解，能够启迪读者的思考。在此，我向所有致力于中医药信息科学研究的学者和专业人士推荐此书，期待能够借助人工智能的力量，进一步解锁中医药学的深邃奥秘，为全人类的健康福祉贡献新的力量。

中国工程院院士　刘德培

2024 年 9 月

# 序　二

处于信息时代，我们正站在一个历史性的交汇点上，传统与现代、东方与西方、自然与科技在这里相遇并相互融合。承载着数千年智慧的中医药宝库，正通过与现代信息技术的结合，展现出新的生命力，中医药信息学，成为中医现代化进程中的关键一环。《思想实验：中医药信息科学》这本书，正是在这一背景下，对中医药信息科学的一次深刻探索和创新尝试。在这本书中，试图构建一个理论框架，将中医药的本体论、认识论和方法论与现代信息技术相结合，通过构建信息处理器和信息系统的模型，来模拟和优化中医药的诊疗过程。这种方法不仅能够提高我们对中医药理论的理解和应用，还能够推动中医药与现代信息技术的深度融合。

在现代医学体系中，解剖学和生理学是其坚实的基石，机器在手术和疑难疾病诊断方面已经展现出超越人类的优势和前景。然而，中医药学基于气血津液、脏腑、经络等概念的本体论，以及基于阴阳平衡、五行生克、气机升降、天人相应的认识论，构成了一个与现代医学截然不同的体系。在中医的诊疗过程中，信息的输入、处理和输出都具有其独特性。从望闻问切到辨证施治，每一步都凝聚了老中医的丰富经验和主观判断。这些经验状态，是信息采集后的再加工，是中医诊疗过程中不可或缺的一部分。中医的诊疗过程，不是简单的直观判断，而是对症状背后深层次原因的探索。例如，滑脉和痰湿证及其他们之间的辨证关系，脏腑辨证、六经辨证、卫气营血辨证、三焦辨证等辨证模式，不仅是中医药学语言体系中的概念，更代表了一种经过处理的信息，非原始直观的信息，都对机器的输入和输出提出了更高的要求。在这个系统中，尝试将老中医的经验，即那些主观化的、经过信息采集和加工后的知识，转化为机器可以理解的语言。该书不仅仅收集望闻问切的直观信息，更是将中医概念化后的信息融入其中，以期在不失真的前提下，对系统稳态产生不同的影响。

在思想实验的设计中，作者尝试构建了一个模拟人类个体、医师个体和自然社会环境的信息处理系统。这一系统不仅能够模拟中医药的诊疗过程，还能够通过人工智能技术，对大量的中医药诊疗数据进行分析和学习，从而提高中医药诊疗的效率和准确性。这种思想实验的方法，为我们提供了一种新的研究路径。它不仅能够帮助我们更好地理解中医药的诊疗原理，还能够在实际应用中，为中医药的诊疗提供更加科学和精确的决策支持。书中对中医药信息流程的深入分析，以及对信息系统和信息处理器之间关联关系的探讨，都显示了作者对中医药信息科学内涵的深刻理解和对人工智能技术潜力的充分挖掘。这些研究成果，无疑将对中医药信息学的发展产生深远的影响。

无论我们如何追求中医的合理化，最终的目标都是实现临床诊疗的有效性。有效性，是评价一个系统是否适用的重要标准。我们希望通过这个实验，能够将中医的诊疗模式转化为精准适当的信息处理过程，从而提高疗效。我相信，通过不断的努力和创新，我们能够不断推进中医药信息科学的发展，实现利用人工智能技术超越人类个体经验的目标，为中医药的传承与发展开辟新的道路。

中国工程院院士　田金洲

2024 年 9 月

# 写 在 前 面

《思想实验：中医药信息科学》一书主要探讨了三个问题：什么是中医药信息科学？什么是中医药信息科学思想实验？思想实验怎样应用于真实世界？下面对这三个问题作一简要回答。

## 一、什么是中医药信息科学？

中医药信息科学，其内涵是，在中医药学框架下，遵循系统科学原理，以人体个体本体论信息系统稳态信息变化及其变化方式为主要研究对象，以中医药认识论信息系统集合信息形成及其形成模式为主要研究内容，以中医药思维方法、系统科学理论、信息科学技术相结合建立中医药信息学方法学为主要研究方法，以提高中医药信息利用能力、进而促进人体个体稳态水平趋向更佳为主要研究目标的一门新兴交叉学科。

这个内涵主要涉及了中医药学和信息科学的概念。此外，有两个概念需要解释。一是稳态，"'稳态即相似的状态'，是美国生理学家 W. B. 坎农（W. B. Cannon）于 20 世纪 20 年代末提出的，是内环境恒定概念的引申和发展。在坎农时期，稳态主要指内环境是可变的又是相对稳定的状态。稳态是在不断运动中所达到的一种动态平衡，即是在遭受着许多外界干扰因素的条件下，经过体内复杂的调节机制使各器官、系统协调活动的结果，这种稳定是相对的，不是绝对的，一旦稳态遭破坏，就导致机体死亡"。我们关于稳态的理念与美国生理学家坎农的观点相似，可表述如下：稳态即相似的状态，主要指个体状态是可变的又是相对稳定的状态。稳态是在不断运动中所达到的一种动态平衡，即是在遭受着许多外界干扰因素的条件下，经过体内复杂的调节机制使各器官、系统协调活动、保持稳定的结果。这种稳定是相对的，不是绝对的，一旦稳态遭到破坏，就会导致机体死亡。二是集合，集合是具有某种特定性质的具体的或抽象的对象汇总而成的集体。其中，构成集合的这些对象则称为该集合的元素。中医药信息科学中的集合是指经过认识论信息系统处理后产生的干预集合、情感集合、感觉集合。

实际上，在此之前，我们有过关于中医药信息学内涵的描述：中医药信息学是中医学与信息学交叉产生的一门新兴科学，以中医药信息为研究对象，以中医药信息的运动规律为研究内容，以中医药信息学方法论为研究方法，以提高中医药信息获取、转化、传播、利用能力为目标[1]。中医药信息学与中医药信息科学是统一的，并非两个不同的学科，之所以内涵描述存在差异，是因为中医药信息科学是中医药信息学的进一步发展。中医药信息学起源于中医药情报学、中医药图书馆学、中医药目录学、中医药文献学，其最初的发展是基于信息科学，其内涵也是从信息科学发展而来，中医药学科特色并不明确，这是因为其在发展之初，学科认知并不是很清晰。

与中医药信息学相比，中医药信息科学内涵更朝向中医药学，将一般信息研究的对象、内容、方法、目标朝向了中医药信息研究的对象、内容、方法和目标，从这个意义上讲，中医药信息科学是探讨中医药信息研究的对象、内容、方法和目标的科学。

## 二、什么是中医药信息科学思想实验？

受阿尔法围棋"阿尔法狗"（AlphaGo）的启发，我们试图在理念层面上、在中医药领域中重复这个实验，尝试在中医药领域也获得人工智能战胜人类个体的成果，这是因为围棋和中医药学都是基于经验运作并获得发展的。基于经验，意味着集人类集体智能和机器智能于一体的人工智能其对手仅仅是人类个体。当然，关于经验有着众多不同的定义，但在我们的研究中被定义为经验是个体的。当我们开始设计这个实验时，碰到了许多困难。与围棋相比，中医药领域处于开放环境中，其规则是模糊的，复杂程度远非围棋能相比，输赢亦非简单表述，对抗也没有那么激烈。因此，以目前科技发展水平看，一个实际的实验设计是无法在现实中实现的。为此，我们尝试设计了这个思想实验来证实在中医药领域中人工智能够战胜人类个体中医，其假设是如果中医的疗效是基于经验，而我们的中医人工智能能够处理远超人类个体中医的病案数及其伴随的人体状态，那么其积累的经验就能够超过人类个体，在经验基础上获得的疗效也将远超人类个体。

在这个思想实验中，我们设计了三台信息处理器组成的封闭环境，即自我信息处理器、非我信息处理器和元素信息处理器。这三台信息处理器，分别代表了人类个体、中医个体和两者所处的自然与社会环境。

自我信息处理器中运行着人体个体本体论信息系统和人体个体认识论信息系统，这两个系统组成了一个完整的人类个体，两者分别代表了人类个体的形体和神志。也就是说，这两个系统始终处于同步状态，其是一个人体个体的两个方面。在人体个体本体论信息系统中我们嵌入了一个更替程序子系统，其启动、存续、崩溃的运动周期代表了一个人类个体生、长、壮、老、已生命节律的全过程，更替程序子系统的每一次循环代表了一个人类个体生命从起始到终止，该子系统的不断循环，代表了不同人类个体生命的更替，这为整个思想实验能够产生出足够多的实验对象创造了条件。而每次更替程序子程序循环时，自我信息处理器中的本体论信息系统和认识论信息系统也随之发生同步循环，包括生、长、壮、老、已的节律更替在两个系统中也是同步发生的。

非我信息处理器运行中医个体认识论信息系统，其是我们实验中超越人类个体中医的"棋手"，在真实世界中，其将与人类个体中医师"对弈"，并分出"胜负"，只有该系统战胜了所有人类个体中医师,本实验才能获得成功。当然,中医个体认识论信息系统也仅仅是一个个体。也就是说,在真实世界中,其不仅需要与人类个体中医师"对弈",并分出"胜负",同时,还需要与其他中医人工智能信息系统分出"胜负"。元素信息处理器中运行着自然元素信息系统和人类元素信息系统,两者分别代表自然界和人类社会,并为自我信息处理器和非我信息处理器提供物质、能量与信息的支撑。这个封闭系统运行一段时间后将产生本中医人工智能信息系统战胜所有敢于挑战的人类个体中医师的预设结果。

自我信息处理器运行的人体个体本体论信息系统的输入部分为影响因素信息,其由来自自然元素信息系统的全部自然元素信息、人类元素信息系统的人造物元素信息和该系统输出的反馈稳态信息组成。存储部分为状态信息,嵌入的更替程序子系统就存在于此处,该程序从人体个体本论论信息系统输入状态信息,存储为结构信息,处理为先天功能,输出为节律与周长状态信息,输出信息反馈到输入端成为调节输出信息的状态信息;子系统的前端为影响因素信息,后端为自组织功能;状态信息存储的是后天与先天叠加的状态信息。处理部分为自组织功能,整个自我信息处理器两个系统的状态由此部分整合调节。输出部分是稳态信息,其自身是本实验的研究对象。反馈部分为稳态反馈信息,叠加到影响因素信息后对稳态信息进行调节。由于人体个体本体论信息系统运行的是本体论信息,因此,整个运行均是处于黑箱中,我们无法认知。自我信息处理器运行的人体个体认识论信息系统输入部分为认知信息,由来自人类元素信息系统的全部人类元素信息、来自人体个体本体论信息系统输出的稳态信息、来自中医个体认识论信息系统输出的中医集合信息和来自本系统的自我认知反馈信息所组成。存储部分为知识信息,包括来自认知部分的即刻信息和本轮更替程序的知识架构以及以往存储的知识信息。处理部分为他组织功能,需要整合所有获取和存储的信息及知识,并使之达到同步。输出部分为自我集合信息,包括情感集合信息、感觉集合信息和自我调节集合信息。反馈部分为自我认知反馈信息,叠加到认知信息后,对自我集合信息进行调节。

非我信息处理器运行的中医个体认识论信息系统输入部分为认知信息,输入的信息包括来自人体个体本体论信息系统的稳态信息、人体个体认识论信息系统的感觉集合信息、人类元素信息系统的知识元素信息和人造物元素信息,以及本系统的中医认知反馈信息。存储部分为知识信息,包括中医药知识框架,正是这个框架的存在使进入该系统的信息最终都成为中医药信息,包括已有的经验信息和即刻进入的认知信息。处理部分为他组织功能,运用的思维模式包括指向性思维、发散性思维、人类思维、机器思维等;执行的信息处理准则包括相似性准则(相似性思维、相似性原理、相似性度量等)、相关性准则(关联关系、因果关系等)、不确定性准则(群体概率、个体概率等)等;建立的关联关系包括即刻认知信息和原有知识信息的关联、稳态信息间的关联、元素信息间的关联,以及元素信息和稳态信息间的关联等关联关系。输出部分为中医集合信息,这是本实验研究的主要内容,也是体现超越人类个体中医师水平的信息执行部分。反馈信息为中医认知反馈信息,进入认知信息后通过与稳态信息变化进行比较,完善中医集合信息。

元素信息处理器运行的自然元素信息系统属于本体论信息系统，包括天象元素信息、地理环境元素信息、无机物元素信息和生物元素信息，主要作用于人体本体论信息系统和人造物元素信息；从发生顺序上，天象自然元素最早出现，由于其运行产生了相应的地理元素信息，地理元素信息的运行产生了无机物元素信息，最终无机物元素信息的运行产生了生物元素信息。这种发生顺序决定了自然元素信息间关联关系，更古老的元素信息对相对年轻的元素信息有着更深刻的影响，而元素信息间的关联关系对其影响人体个体本体论信息系统也具有重要的意义，毕竟自然元素信息对该系统的影响是综合作用，而非单独作用。运行的人类元素信息系统属于认识论信息系统，包括社会元素信息、个人元素信息、知识元素信息和人造物元素信息，主要作用于人体个体认识论信息系统和中医个体认识论信息系统；人类元素信息系统的各个部分之间存在着有机关联，如个人元素信息和社会元素信息之间，社会元素信息是由个体元素信息组成的，形成社会元素信息后，个体元素信息就有了人际关系元素信息和社会地位元素信息。社会层面的信息表达变化必然影响到其中的个体元素信息，如战争元素信息、灾害元素信息、时局动荡元素信息，都会给身处其中的个体元素信息带来巨大影响。

## 三、思想实验怎样应用于真实世界?

科学按研究对象不同可分为自然科学、社会科学和思维科学，以及总结和贯穿于三个领域的哲学和数学；按与实践的不同联系可分为理论科学、技术科学、应用科学。中医药信息科学思想实验的目的是加强该学科的理论科学研究。中国科学院前院长白春礼院士2014 年 5 月 15 日在《光明日报》上发表了一篇题名为《创新驱动发展战略靠什么支撑?——从科学、技术、工程的概念说起》的文章。文章一开始，他写道："'基础研究有什么用?'这是大家常常讨论的话题。我想，明代徐光启所说的'无用之用，众用之基'，法拉第所说的'问基础研究有什么用就好像问一个初生的婴儿有什么用'，都是很好的回答。基础研究的'用'，首先体现在它对经济社会发展无所不在的作用，在我们现实生活中广泛使用的半导体、计算机、激光技术等，都是基础研究成果的实际应用。"我们认为他说的基础研究就是理论科学。1883 年 8 月 15 日，美国著名物理学家、美国物理学会第一任会长亨利·奥古斯特·罗兰（Henry Augustus Rowland, 1848 ~ 1901）在美国科学促进会（American Association for the Advancement of Science, AAAS）年会上作了题为《为纯科学呼吁》的演讲。该演讲后发表在 1883 年 8 月 24 日出版的《科学》（Science）杂志上，并被誉为"美国科学的独立宣言"。他在文章中有这样的论述："我时常被问及这样的问题：纯科学与应用科学究竟哪个对世界更重要。为了应用科学，科学本身必须存在。"我们认为，他说的纯科学依然是理论科学。白春礼院士在同一篇文章中还写道："每次重大科学发现，往往成为后来重大技术突破的基础；每次技术革命都以一定的科学理论为基础，反过来也影响和推动着新的科学理论的探索与发现……一方面，基础性科学研究开始时往往凭好奇心和兴趣驱使，并不一定马上以实用为目的，但是很多的科学研究成果，往往成为之后一些重大技术突破的基础……另一方面，基础性研究工作往往发挥着养兵千日、用兵一时之功效。"理论科学研究是基于兴趣开展的，其不仅是科学发展的需要，同时也是学科发展的需要。中医药信息科学的可持续发展离不开本学科的理论科学研究，我们开展思想实验的目的就是推动本学科的基础研究、纯科学向前发展。但理论研究终究是需要落地的，为此，我们设想了思想实验怎样应用于真实世界。

在封闭系统运行一段时间、数据积累达到一定程度后，中医个体认识论信息系统产生的中医集合信息逐渐成熟，此时，我们将自我信息处理器从封闭系统中拆出，只保留非我信息处理器和元素信息处理器，同时，开放中医个体认识论信息系统的输入端，留出人机对话接口，在临床上，输入中医师获取的望闻问切信息，使该系统产生中医集合信息，将此中医集合信息用于临床真实病例，并与上述中医师应用的干预措施进行比较，以患者疗效作为观察指标，比较优劣；特别是对于中医师治疗无效的病例，我们的思想实验应该能够提供更佳的解决方案。留下的非我信息处理器理论上就是一台运行临床决策支持系统（clinical decision support system，CDSS）的机器，但其信息处理能力不同于一般的 CDSS，是在思想实验中已获取了大量的个体自我输出信息并存储为自身的知识信息和经验信息，并仍可从人类元素信息系统中获得人类所有知识尤其是中医药学知识，加之其具有内在的思维方式、指导原则、不确定性问题处理能力以及强大的计算能力，所以其信息处理能力可能会远远大于真实世界中的个体中医医生，该系统给出的干预方案也将会优于个体中医医生给出的干预方案，从而获得更佳的疗效。

本书出版过程中得到了"ISO 中医药国际标准的转化研究（JY202307-2019YFC1712001）"和"中医药信息学理论研究（2024002）"项目资助，特此表示感谢。

# 目　录

序一
序二
写在前面

## 第一部分　思想实验之缘起

第一章　思想实验·······················································3
　　一、什么是思想实验·················································3
　　二、能做什么·························································3
　　三、做过什么·························································3
　　四、想做什么·························································5
第二章　缘起···························································6
　　一、AlphaGo 及 AlphaGo Zero 的启发·································6
　　二、中医与围棋·····················································7
第三章　假设··························································10
　　一、人工智能在中医领域的可重复性··································10
　　二、中医能够基于经验获得持续发展··································10
　　三、中医人工智能能够超越个体医生··································13
第四章　思想实验设计··················································14
　第一节　架构·························································14
　　一、三台信息处理器·················································15
　　二、四个信息系统···················································16
　第二节　规则·························································18
　　一、自我运转·······················································19
　　二、非我运转·······················································19
　　三、元素运转·······················································20
　　四、协同运转·······················································20
　第三节　限定值·······················································22
　　一、时间···························································22
　　二、节律···························································22

三、属性 ……………………………………………………………………… 23

第五章　基点——中医药信息科学内涵 ……………………………………… 25

　第一节　研究对象 ………………………………………………………… 25

　　一、稳态信息 ……………………………………………………………… 25

　　二、本体论信息 …………………………………………………………… 26

　第二节　研究内容 ………………………………………………………… 26

　　一、集合信息 ……………………………………………………………… 26

　　二、认识论信息 …………………………………………………………… 27

　第三节　研究方法 ………………………………………………………… 27

　　一、中医药学思维方法 …………………………………………………… 27

　　二、系统科学理论 ………………………………………………………… 27

　　三、信息科学技术 ………………………………………………………… 28

第六章　机制 …………………………………………………………………… 29

　　一、自主控制 ……………………………………………………………… 29

　　二、自适应 ………………………………………………………………… 35

第七章　验证 …………………………………………………………………… 38

　　一、逻辑验证 ……………………………………………………………… 38

　　二、模拟仿真验证 ………………………………………………………… 38

　　三、间接性验证 …………………………………………………………… 40

## 第二部分　人体个体本体论信息系统

第一章　影响因素信息 ………………………………………………………… 45

　第一节　影响因素信息的分类 …………………………………………… 45

　　一、自然元素信息 ………………………………………………………… 45

　　二、人造物元素信息 ……………………………………………………… 48

　　三、稳态信息 ……………………………………………………………… 51

　第二节　影响因素信息的属性 …………………………………………… 52

　　一、多源性 ………………………………………………………………… 52

　　二、多元性 ………………………………………………………………… 54

　　三、本体论 ………………………………………………………………… 55

第二章　状态信息 ……………………………………………………………… 57

　第一节　过程 ……………………………………………………………… 57

　　一、连续变化 ……………………………………………………………… 57

　　二、突然变化 ……………………………………………………………… 59

　第二节　属性 ……………………………………………………………… 60

　　一、不稳定性 ……………………………………………………………… 60

　　二、叠加性 ………………………………………………………………… 61

　第三节　更替程序 ………………………………………………………… 63

　　　　一、时间 ·················································································· 64

　　　　二、全过程 ·············································································· 66

　　　　三、属性 ·················································································· 67

第三章　自组织 ················································································ 71

　第一节　自组织的范畴 ·································································· 71

　第二节　整合 ················································································ 73

　第三节　级联反应 ········································································ 74

　第四节　协同 ················································································ 76

　第五节　功能目标 ········································································ 78

　　　　一、维护与增强 ······································································· 78

　　　　二、包容与融合 ······································································· 79

　　　　三、对抗和抵御 ······································································· 80

第四章　稳态信息 ············································································ 81

　第一节　稳态信息的范畴：同步 ················································· 83

　　　　一、同步的特征 ······································································· 83

　　　　二、同步的表达形式 ································································· 86

　第二节　稳态信息的表达 ····························································· 87

　　　　一、基础 ·················································································· 87

　　　　二、原因 ·················································································· 87

　　　　三、本质 ·················································································· 88

　　　　四、特征 ·················································································· 89

　第三节　稳态信息的属性 ····························································· 91

　　　　一、本体 ·················································································· 91

　　　　二、本质 ·················································································· 92

　　　　三、系统 ·················································································· 93

　　　　四、时间（时刻）···································································· 95

第五章　稳态反馈 ············································································ 96

　第一节　正反馈 ············································································ 96

　第二节　负反馈 ············································································ 97

　第三节　稳态反馈信息的作用 ····················································· 99

## 第三部分　中医个体认识论信息系统

第一章　认知信息 ············································································ 103

　第一节　认知信息的范畴 ····························································· 103

　　　　一、人类元素信息 ··································································· 103

　　　　二、稳态信息 ········································································· 103

　　　　三、集合信息 ········································································· 104

　第二节　人体个体认识论信息系统 ··············································· 105

一、信息输入 ································································· 105

二、信息存储 ································································· 106

三、信息处理 ································································· 107

四、信息输出 ································································· 107

五、信息反馈 ································································· 108

第三节 认知信息的获取 ··················································· 108

一、尺度 ······································································· 109

二、维度 ······································································· 110

第四节 认知信息的属性 ··················································· 111

一、主观 ······································································· 112

二、相似 ······································································· 112

三、条件 ······································································· 113

四、具体 ······································································· 113

第二章 知识信息 ····························································· 114

第一节 知识信息的范畴 ··················································· 114

一、明知识 ····································································· 114

二、默知识 ····································································· 117

三、暗知识 ····································································· 117

第二节 中医自我知识体系 ··············································· 118

一、架构 ······································································· 118

二、规则 ······································································· 123

三、限定值 ····································································· 124

第三节 中医非我知识体系 ··············································· 125

一、稳态辨识规则 ·························································· 125

二、干预措施规则 ·························································· 127

第三章 他组织处理 ························································· 130

第一节 他组织的范畴 ····················································· 131

第二节 思维 ································································· 133

一、指向性思维 ····························································· 134

二、发散性思维 ····························································· 135

三、机器思维 ································································· 136

四、人类思维 ································································· 137

五、总结 ······································································· 138

第三节 准则 ································································· 139

一、相似性准则 ····························································· 139

二、相关性准则 ····························································· 141

三、不确定性准则 ·························································· 143

第四节 关联 ································································· 145

一、即刻认知信息和原有知识信息的关联 ····························· 146

　　二、稳态信息与自我集合信息因素间的关联 ················· 147

　　三、元素信息因素间的关联 ································· 147

　　四、元素信息因素和稳态信息与自我集合信息因素间的关联 ······· 148

第四章　中医集合信息 ·········································· 149

　第一节　集合信息的范畴：规模信息 ························· 150

　　一、规模信息的特征 ····································· 151

　　二、规模信息的表达 ····································· 154

　第二节　集合信息的属性 ································· 156

　　一、整体 ············································· 156

　　二、认识 ············································· 157

　　三、现象 ············································· 157

　　四、时间（时段） ······································· 158

第五章　认知反馈信息 ·········································· 160

# 第四部分　元素信息系统

第一章　自然元素信息系统 ······································ 165

　第一节　自然元素信息分类 ······························· 167

　　一、天象元素信息 ······································· 167

　　二、地理环境元素信息 ··································· 170

　　三、生物元素信息 ······································· 173

　　四、无机物元素信息 ····································· 177

　第二节　自然元素信息属性 ······························· 178

　　一、无序性 ··········································· 179

　　二、互异性 ··········································· 179

　　三、确定性 ··········································· 179

　第三节　自然元素信息的本体构建 ························· 180

　　一、本体中的类 ········································· 180

　　二、本体中类的属性和关系 ······························· 181

第二章　人类元素信息系统 ······································ 184

　第一节　人类元素信息分类 ······························· 192

　　一、知识元素信息 ······································· 192

　　二、社会元素信息 ······································· 194

　　三、个人元素信息 ······································· 197

　　四、人造物元素信息 ····································· 199

　第二节　人类元素信息属性 ······························· 202

　　一、无限性 ··········································· 202

　　二、反复性 ··········································· 203

# 第五部分　信息系统和信息处理器

第一章　四个信息系统 ……………………………………………………… 209

　第一节　信息属性 ………………………………………………………… 209

　　一、本体论信息系统 …………………………………………………… 209

　　二、认识论信息系统 …………………………………………………… 214

　第二节　系统属性 ………………………………………………………… 220

　　一、个体系统 …………………………………………………………… 220

　　二、群体系统 …………………………………………………………… 222

　第三节　信息运行方式 …………………………………………………… 223

　　一、信息循环 …………………………………………………………… 223

　　二、信息反馈 …………………………………………………………… 225

　　三、信息交换 …………………………………………………………… 226

第二章　三台信息处理器 …………………………………………………… 228

　第一节　自我信息处理器 ………………………………………………… 228

　　一、两套系统 …………………………………………………………… 229

　　二、信息输入 …………………………………………………………… 230

　　三、信息交换 …………………………………………………………… 231

　　四、自我集合信息 ……………………………………………………… 232

　　五、个体自我信息处理器的信息流程 ………………………………… 233

　第二节　非我信息处理器 ………………………………………………… 233

　　一、中医个体认识论信息系统 ………………………………………… 234

　　二、非我信息处理器信息处理的个体性 ……………………………… 235

　第三节　元素信息处理器 ………………………………………………… 235

　　一、两套系统 …………………………………………………………… 236

　　二、信息交换 …………………………………………………………… 236

　　三、信息不交互 ………………………………………………………… 237

　　四、群体信息处理器 …………………………………………………… 238

　第四节　三台机器的整体运行 …………………………………………… 238

　　一、三个循环 …………………………………………………………… 238

　　二、两个反馈 …………………………………………………………… 240

　第五节　应用 ……………………………………………………………… 241

参考文献 ……………………………………………………………………… 243

写在后面 ……………………………………………………………………… 244

致谢 …………………………………………………………………………… 249

# 第一部分
# 思想实验之缘起

# 第一章 思想实验

## 一、什么是思想实验

思想实验是一种哲学、科学或理论研究中常用的方法，它通过在想象中构建一种理想化的情景或假设条件来探讨某个概念、原理或问题。

在思想实验中，研究者无须进行实际操作，而是借助逻辑推理和分析，在头脑中模拟实验过程，以期获得对现实世界深刻而独特的洞察。这需要科学家在头脑中设计和构造出一套纯粹的、理想化的仪器设备和研究对象，并对它进行纯粹的理想化的实验操作和控制，使实验对象的各种因素以绝对简化、纯化、被设定、限制的形式表现出来；然后通过对这种理想化对象的感知和描述，发现和获取科学事实与自然规律的思维活动。

## 二、能做什么

爱因斯坦说："提出一个问题往往比解决一个问题更重要，因为解决一个问题也许仅是一个数学上的或实验上的技能而已，而提出新的问题，新的可能性，从新的角度去看旧问题，却需要有创造性想象力，而且标志着科学的真正进步。"[2]

思想实验虽然不是真实的实验，却为理论的发展和理解提供了重要的推动力。自然科学家进行思想实验，能够探索自然，揭示事物内部的规律性；哲学家进行思想实验，能够探讨人的自我认知，人对世界的认知；伦理学家进行思想实验，能够探索和反思人性。

思想实验由于其思维、实验的双重特征，成为科学哲学伦理认识发生、形成和深化的一条便捷有效的路径，从而推动了科学的发展，对社会的发展产生影响。

## 三、做过什么

历史上著名的思想实验大致有三种，一种用于推导自然领域里的科学问题，一种用于探讨关于人类自我认知的哲学问题，一种用于思考道德伦理问题。

（一）自然科学思想实验

思想实验的本质在于以理论原理为依托，也须借助于经验表象，它以逻辑推理为主，也包含经验的内容，揭示着获取自然信息的途径，引导人们产生新的发现。思想实验经常被当作理想化的产物，如讨论一些东西如何在没有摩擦力的平面运动。经典物理学和量子力学领域的很多理论都是经由思想实验提出，其后才得到验证。

比如《庄子·杂篇·天下》提出的"一尺之棰，日取其半，万世不竭"，就是一个典型的思想实验，提出了空间的无限可分性。而芝诺的阿基里斯和乌龟思想实验，认为神话中善跑的英雄阿基里斯，永远无法追上提前 100 米出发的乌龟，提出了时间的无限可分性。芝诺还通过飞矢不动实验，设想一支飞行的箭，在每一时刻，它位于空间中的一个特定位置，因而箭在每个时刻都是静止的。这几个思想实验提出了时间空间的无限可分性，在数学的演化中引导出了极限与微分，在物理学中为量子力学的诞生埋下了伏笔。

在伽利略之前，亚里士多德认为，世界上重的东西下落得快，轻的东西下落得慢，比如铁球比羽毛下落更快。伽利略提出了著名的自由落体思想实验，将重的物体和轻的物体绑在一起，其下落速度将比重的物体慢，比轻的物体快；但同时二者相加重量大于重的物体，下落速度应该比重的物体更快。这样通过悖论打破了亚里士多德的重力论，并提出了浮力在物体下落过程中的作用。

思想实验在爱因斯坦那里得到了高度综合和充分发展，他在量子力学、相对论的探索研究中进行了一系列的思想实验，如追逐光束实验、电梯实验、爱因斯坦-波多尔斯基-罗森佯谬（Einstein-Podolsky-Rosen paradox，EPR paradox）、双生子佯谬等。量子力学同样著名的思想实验还有薛定谔猫佯谬，通过一只既死又活的猫，提出了量子的态叠加。

思想实验虽然不是真实的实验，但可以通过真实的实验进行验证。已有大量思想实验获得成功，比如伽利略的重物落地实验，虽然他并没有真的从比萨斜塔上往下扔过东西。有些受限于技术水平，在当时难以验证，而随着科技发展，在后世取得了成效，比如玻尔和爱因斯坦试图以电子束代替光束来做双缝干涉实验，以此来讨论量子物理学中的基本原理，可是由于技术的原因，当时它只是一个思想实验。直到 1961 年，约恩·孙验证了这一假说，为电子具有波动性的假想做出了一个实证。有些则至今仍是假说，比如双生子佯谬、薛定谔猫佯谬。

（二）认知哲学思想实验

认知自我是个体对自己的各种身心状态的认识和体验，也是哲学领域最经久不衰的研究主题，很多著名的思想实验都在探讨认知问题。

如最古老的思想实验之一——忒修斯之船。它描述的是一艘可以在海上航行几百年的船，归功于不间断地维修和替换部件。只要一块木板腐烂了，它就会被替换掉，以此类推，直到所有的功能部件都不是最开始的那些了。此时这艘船是否还是原来的那艘忒修斯之船，还是一艘完全不同的船？如果不是原来的船，那么在什么时候它不再是原来的船了？如果用忒修斯之船上取下来的老部件来重新建造一艘新的船，那么两艘船中哪艘才是真正的忒修斯之船？这个实验被用来研讨一个物体是否仅仅是其部件之和，以及对于身份的界定。针对人类，也有一个类似的思想实验，人类用人造部件不断更换掉老化的器官，什么时候开始，他不再是一个人类，而变成了人造人。

另一些思想实验，着重于探讨认知世界。

柏拉图提出了"洞穴寓言"，如果每个人都是被绳子拴在一个洞穴里边，不能回头，所以，我们不知道真实世界什么样。外边有人点起一个火把表演皮影戏，皮影戏投射在洞穴的墙上，我们会以为那就是事实。柏拉图用洞穴寓言说明了人类的认知是偏颇的。而"缸中大脑"思想实验，想象有一个大脑被从人体内取出，放在某种生命维持液体中，大脑上插着电极，电极连到一台能产生图像和感官信号的电脑上,电脑能够模拟全部的日常体验。如果这确实可能的话,人要如何来证明周围的世界是真实的,而不是由一台电脑产生的某种模拟环境?

（三）伦理道德思想实验

"电车难题"是伦理学领域最为知名的思想实验之一,其内容大致是一个分叉的电车轨道上,一边绑了五个人,一边绑了一个人,一辆失控的电车正在高速驶来,无法刹车的司机只能选择一个轨道行驶,如果是你,该如何作这个选择。

类似的思想实验还有"救生艇"和"定时炸弹"。前者假设你在一艘最大载客人数为 60 人的救生艇上,现在艇上已有 50 人,但在艇周围的海面上还有 100 位遇难者正在呼救。你有义务让他们登上救生艇吗? 如果有的话,你又该救多少人? 后者假设在繁华的城市里藏着一个定时炸弹,爆炸的倒计时马上就归零了。而在羁押中有一个知情者,他知道炸弹的埋藏点。你是否会使用酷刑来获取情报?

这些思想实验并不是要得出一个唯一结论,而是在探讨人性,在必须做出取舍的时候,怎样的抉择才公平。

由上可见,不同领域的思想实验,目的性不同,产出的成果也各不相同。自然科学领域学者通过思想实验提出学说,哲学专家通过思想实验提出观点,伦理学界通过思想实验进行思考。

## 四、想做什么

中医药信息科学是一门新兴交叉学科,学科发展正处于爬坡阶段,需要为理论发展提供重要的推动力。而科学实验是建立和检验科学理论的重要方法,实验能够将理论与实践相结合,发现理论的局限性,推动理论向前发展,实验结果可以为科学提供新理论、新思想,对学科发展有重要意义。

中医药信息科学以中医药学框架为基础,服从中医药学的思维方式和方法学,是面向人类健康的科学。其以人体稳态信息为研究对象,而涉及人体实验往往周期长、效率低,又常常面临伦理挑战,实现起来困难重重。中医药信息科学因为兼有生命科学、自然科学、系统科学和人文科学的特性,能够依据逻辑进行推理,并强调经验的重要性,恰恰具备了进行自然科学思想实验的基础。

有鉴于此,我们设计了一套由三台信息处理器和四个信息系统组成的能够自主运转、自主控制、自适应的中医药信息系统,通过这个思想实验,探讨中医药信息的运作方式、流动过程,明晰中医药信息科学学科内涵,形成新的学说,推动中医药信息科学理论体系发展。

# 第二章 缘 起

21 世纪是人工智能迅猛发展的世纪，在众多领域都出现了重大突破。给我们以深刻启示的是基于人类群体智慧的人工智能是否可以超越人类个体，还是只能重组和利用人类现有的知识给人类以启发。不从技术的角度，仅从理念的角度去认知，Watson 和 AlphaGo 是两种理念的典型代表，前者是人类知识重组利用的典型，后者是基于人类群体智慧的人工智能超越人类个体的典型。而在我们的思想实验中，前者是建立在人类群体知识之上的人工智能的典型代表，后者则是建立在人类个体经验之上的人工智能的典型代表。

由国际商业机器公司（IBM）打造的认知计算平台 Watson 利用语义分析、自然语言处理和机器学习，能够理解自然语言精准回答问题，其曾在 2011 年 2 月的美国智力竞答电视节目《危险边缘》中战胜两位实力极强的人类选手，夺得总冠军。在医疗界，沃森医生（Dr. Watson）横空出世，沃森医生凭借优秀的自然语言处理和分析技术，可以通过询问病人的病征、病史，根据收集到的信息和数据，迅速给出诊断提示和治疗意见。自 2011 年开始，沃森医生加盟多家医疗机构，辅助医护人员完成工作，先后与得州大学安德森癌症中心、梅奥诊所、泰国康民国际医院、纽约斯隆-凯特琳医院、克利夫兰诊所等多家医疗机构进行业务合作，上海市第十人民医院和上海交大医院附属仁济医院也吸引沃森医生支持多种癌症治疗。

谷歌旗下深度思考（DeepMind）公司开发的阿尔法家族异彩纷呈。先是 2016 年 3 月，阿尔法狗（AlphaGo）击败围棋世界冠军、职业九段棋手李世石，又在中国棋类网站上连胜中日韩数十位围棋高手，2017 年 5 月战胜排名世界第一的世界围棋冠军柯洁，在围棋界公认已经超越人类职业围棋顶尖水平。2017 年 10 月，深度思考又公布了阿尔法元（AlphaGo Zero），在阿尔法狗的基础上进行了升级，经过 40 天的自我训练，战胜了阿尔法狗。阿尔法系列不仅能下围棋，也正在积极与医疗、能源等领域进行合作，以提高看病效率、能源效率。2018 年再推出的阿尔法折叠（Alpha Fold），成功根据基因序列预测出蛋白质的 3D 形状，进入了医学研究领域。

## 一、AlphaGo 及 AlphaGo Zero 的启发

如上所述，对比一下沃森医生和阿尔法系列的成功之路可以发现，沃森医生的强大能力是基于人类已有群体知识的组合，依靠卓越的自然语言理解能力、巨大存储能力和极速的搜索能力，从已有知识储备中检索出多种诊疗方案，提供给医生抉择。沃森能够给你基于现有群体知识的最佳答案，但无法超出现有群体知识。也就是说，沃森只能学会人类输入的群体知识，只能使用已有的群体知识组合，或许能从中发现人类尚未发现的群体知识间的关联关系，但无法产生超出人类目前群体知识的水平，创造出新的知识。这种理念符合西医学必须以诊疗指南、

专家共识等群体知识作为依据的诊疗原则，适合进行基于群体知识的逻辑推理。对于我们的思想实验而言，现代医学是建立在人类群体知识基础之上的，因而Watson最突出的特点是基于人类群体知识进行理解、推理和学习。

而阿尔法系列的强大在于它的学习和升级能力。阿尔法狗学习了数百万人类围棋专家的棋谱，通过强化学习进行自我训练；阿尔法元已经不需要人类数据了，它从未接触过人类棋谱，只是自由随意地进行自我博弈，随着训练的深入，阿尔法元甚至独立发现了游戏规则，走出了新策略，为围棋带来了新的见解，严格地讲阿尔法元只是产生了其自身的经验，仍然是一个个体的经验。因此阿尔法系列的转型也非常迅速，它能够自主学习，方便移植到其他领域，比如预测蛋白质折叠形状。对于我们的思想实验而言，围棋是建立在人类个体经验的基础之上的，因而AlphoGo最突出的特点是基于自身的学习突破人类个体经验的上限。

由此可见，对我们的思想实验而言，阿尔法系列和沃森医生的差异，不是技术的差异而是理念的差异。从发展前景来看，即便沃森能够拥有最丰富的人类知识，也不能超越人类；而阿尔法系列则会不断超越人类个体，建立新的个体经验。

中医信息科学基于沃森的思路进行中医药人工智能开发取得了一系列的成绩，如研制中医临床决策支持系统（CDSS）、进行名老中医经验挖掘，都是基于已有的中医药知识，通过理解、推理和学习，推导得出诊疗方案或总结、抽提经验。在这个过程中我们开展的知识挖掘、知识推理，确实促进了中医药学的发展，但并没有产生出新的知识，也没有真正能够超越个体中医医生的最高诊疗水平，因此目前已有的各种系统都未能在真实提高中医临床治疗的最高水平上作出贡献。

个中原因，是因为西医的发展基于知识，中医的发展基于经验，而在本思想实验的理念上，Watson适合于在群体知识基础上进行挖掘与利用，而AlphaGo才是适合突破个体智慧产生新的经验。

一般而言，经验是个体人类从多次实践中得到的知识或技能，是一种特殊的知识。对于中医药学而言，经验是个体的，不需要形成群体共识，难以总结，难以传递，不能言传只能身教，无法学习只能领悟。因此，经验在中医临床中是至关重要的，实践中，中医的诊疗方案制定更加灵活，不局限于诊疗指南等群体共识，先验性不是中医诊疗的必要原则。

虽然中医界一直重视名老中医的经验挖掘，将名老中医的诊疗数据存储后进行信息处理，以沃森的模式进行分析和检索。研究的结果却发现，名老中医经验挖掘只能是针对个体的，如果将多位名老中医的经验放在一起进行挖掘，只能得到已经达成共识的群体知识，而无法获得真实的名老中医的个体经验；即便是只针对个体名老中医进行经验挖掘，也是无论如何都挖掘不到极限，得到的结果始终无法超越该名老中医，甚至无法得到该名老中医的认可。

阿尔法狗和阿尔法元的成功，从理念上，给中医药人工智能的研发带来了新的启发，应用阿尔法系列思路，也许能够发现新的中医诊疗经验，从而在临床上超越个体中医医生。如果真的诞生这样一个中医药人工智能，其得出的结果真正可以应用于中医临床，如同阿尔法元的新棋路可以应用于围棋博弈，那么中医人工智能超越中医个体经验就有可能成为现实。

## 二、中医与围棋

在本思想实验中，我们认为中医药人工智能可以采用阿尔法系列的思路，是因为我们假设中医药学和围棋都是基于经验而持续发展，并具有相似的基础法则。

（一）经验

经验和知识都有其汉语和哲学的特定意义，且其定义至今仍存在歧义，并且经验一般多与理论相对应，因此，在这里我们所讲的经验和知识有其特指的含义。在本思想实验中，我们把经验定义为人类个体的经验，而知识则是人类群体的知识。

我们认为，经验是个体人类从多次实践中得到的知识或技能，而无论是中医还是围棋，都可以基于经验获得持续发展。

围棋棋手通过研究棋谱学习前人的经验，通过大量对弈积累自我的经验，在围棋博弈过程中，棋手面对的棋局是不断变化的，丰富的个体经验能够支持棋手更迅速地做出更有利的应对。之所以认为围棋对弈中运用的是经验，是因为在围棋的实践中，并不存在群体共识，没有哪个定式是一定可以获胜的，是棋手必须遵守的，因此，棋局胜负多取决于个体棋手自己的判断和独特的棋路。

中医医生通过研究古今医案学习前人的经验，通过大量临床实践积累自我的经验，在临床中面对的患者情况也是不断变化的，丰富的个体经验能够支持中医医生更迅速地形成更有效的诊疗方案。同样，之所以认为中医临床中运用的是经验，是因为在中医的临床实践中，并不存在真正的群体共识，没有哪个方证对应是一定可以解决临床问题的，是每个中医师所必须采用的，因此，临床疗效的好坏多取决于个体中医师自己的判断和独特的临证思路。

（二）流派

一般而言，流派是一种经验的传承。某个个体的经验被其他个体学习，不断传承下去，就形成了流派。因为经验只能身教无法言传，无法学习只能领悟，所以流派的传承方式通常是师带徒。因为传承的是同一个个体的经验，所以无论围棋流派还是中医流派，都会存在一些共性的特征；因为经验的传承只能靠领悟，而能够领悟的结果存在个体差异，所以同一个流派的围棋棋手或中医医生的风格也不尽相同。此外，在传承的过程中，经验是会发生改变的，如上所述，传承发生在个体身上，因为个体差异的存在，经验在传承过程中必然发生改变，或者发展或者萎缩。而且随着时代的发展，时代差异也要求流派能够适应时代的变迁，否则就会被淘汰。这表明，经验的传承是可能中断的。但忽略传承，发生在个体身上的经验是一直存在的。

（三）规则

中医和围棋都有基础规则，但规则同样具有本体论特性和认识论特性，可以是人为的，但同时必然存在真实。

围棋的规则表面上看是人为的，规定了棋盘的规格、死活的定义、输赢的概念等等，但其实每一盘的胜负，每个棋手在棋盘上能够占有最多的有效面积，则是每个棋手遵循自己的规则实现的真实；除此之外，每一盘围棋的胜负、每一步下法的应对都有其必然的规则，不以棋手的意志为转移，这是本体论的，并非认识论的。中医输赢的规则在于疗效，每次治疗都应该使患者的稳态趋向更佳。但实现稳态更佳则是每个个体医生在执行自己的规则，而能否实现更佳的稳态，有稳态自身本体论的规则存在，这个规则在个体医生的规则之外，与个体医生能否认知毫无关系，甚至与整个中医群体能否认知都毫无关系。因其是本体论的，不以能否被认知而改变。人工智能能够通过经验抽提掌握比人类个体更多的本体论规则，这或许就是基于经验的人工智能能够超越人类个体的原因所在。

## （四）封闭

围棋的环境是封闭的。围棋的棋盘有限，不能随意扩张，围棋棋盘是一个 $19 \times 19$ 的方格，共有 361 个交叉点，多出一条边或者多出一个格，都会令围棋棋路发生变化，也会令目前的阿尔法狗和阿尔法元失效。由于围棋的封闭性，使其可变化的范围大大缩小，这为人工智能超越个体棋手创造了良好的条件。

但中医的环境是开放的，中医面对的每一个患者都生活在真实世界中，与自然和社会息息相关，这代表着中医人工智能的运算环境更为复杂，运算量更大，大到目前的人工智能可能无法取得满意的效果。因此，在思想实验中，设计一个类似真实的封闭的中医环境，对检验中医人工智能是否能够超越中医个体医生至关重要。

## （五）对抗

围棋的规则是胜负，胜负是在对抗中产生的。阿尔法狗在学习了大量人类棋谱后，通过自我训练进行对抗练习，又通过与人类棋手对战不断进化。阿尔法元则在未经学习人类棋谱的基础上，直接自我博弈，进行对抗训练，不断进化。强对抗性是阿尔法狗能够超越人类个体棋手的重要条件之一。

虽然中医药学的理念不强调对抗，而是更加看重扶正，也就是协调，因而没有这么直观的强对抗性，但中医医生之间却是存在着胜负的。《周礼·天官》中就记载了对医生的年度考核制度，"十全为上，十失一次之，十失二次之，十失三次之，十失四为下"。可见评判中医医生之间的胜负依据是疗效。所谓良医，就是比大部分医生疗效更好；所谓名医，就是比绝大多数医生疗效更好。疗效体现于在每次治疗都能令患者稳态趋于更佳。因此，我们也能据此判断中医人工智能是否超越了中医个体医生。

# 第三章 假　设

## 一、人工智能在中医领域的可重复性

在我们看来,阿尔法系列之所以能在围棋领域取得成功,主要是其基于个体经验而非群体知识,其次是与经验传承的流派、经验中的规则抽取,以及基于经验展开的对抗相关。而中医和围棋在经验、流派、规则、对抗等方面都具有很多相似的特点,从理念上来说,在围棋领域中超越人类个体棋手的阿尔法系列的构建思路应该可以用于中医药领域,开发出类似阿尔法系列的中医药人工智能,并使其在经验、流派、规则、对抗的基础上超越人类个体中医。

## 二、中医能够基于经验获得持续发展

在本思想实验中,我们认为,阿尔法系列获得成功的核心在于其是基于个体经验的,尤其阿尔法元的进化途径不在于存储了多少棋谱,而在于不断对抗博弈,获得足够多的经验,实际上无论是阿尔法狗还是阿尔法元都是具有经验的人工智能个体,其所获得的经验只是阿尔法系列的经验,而非整个人工智能的经验。从某个维度的理念上讲,阿尔法系列的核心是通过经验积累而进化,因而适用于基于经验持续发展的学科。

中医是一门能够基于经验获得持续发展的学科。

中医的群体知识都是由个体经验发展而来的,除了疗效的基本规则,其他规则灵活多变,不存在绝对公认无法变更的公理性知识,中医临床诊疗方法的应用也无须提供先验性的证据。治疗胃肠积热的患者可以应用大黄,治疗温病热入营血也可以应用大黄,这个应用是经验性的,而不是先经由实验切实证明大黄杀灭某些病毒,或减少某些炎症因子取得的。

中医医生是能够基于经验获得持续发展的个体。

中医的基本规则在于疗效,在中医发展历史中,有不少医生并没有经过系统中医学习,或因久病成医,或因家传几个方剂,用久成医;或因制药日久,熟知药性而成医。这些医者对于中医基础理论知识并不熟悉,但在常年的实践中积累了足够多的经验,在临床中能够取得足够好的疗效。

如上所述,中医的个体是基于经验获得发展的,而整个中医药学则是在个体经验上得以发展的,中医药学发展传承至今已有数千年历史,且在当今社会能够继续传承发展,因而,我们认为中医药学是一门能够在经验的基础上持续发展的学科。

（一）经验的属性

严格来说，经验也是一种知识，与经验相对的概念应该是理论。但如上所述，在我们的思想实验中，经验是有别于知识的非一般而言的经验，本实验中的经验具有个体、现象、具象和随机的属性，这是其与知识的主要差异。

**1. 个体**

我们始终强调，在本思想实验中，经验是个体人类从多次实践中得到的认知或技能，是个别的、独特的。两名中医医生面对同一个病例，会得出不同的诊断，采用不同的治疗方案，这是因为他们的经验不同；两名中医医生在学习同一个知识时，会出现不同的理解，也是因为他们的经验不同。比如认同命门在人体中起到重要作用，但有人认为命门为肾间动气，有人认为右肾为命门；前者以命门为先天元气之本，治疗中注意补肾填精，后者认为命门掌一身阳气，补命门则应温补肾阳。这些认知上的差异最终导致诊断和治疗的差异，甚或疗效的差异。

因为是由经验发展而来的，所以中医的认知一直具有很强的包容性，自《黄帝内经》确立中医基础理论体系，后世中医理论始终在这一体系上发展，不断有新的知识补充进来，但并没有彻底否定过某个已有的知识。

**2. 现象**

在本思想实验中，我们认为，经验是现象的。中医的经验体现于，在应用了某个方案后，患者的某个症状体征出现了好转。比如服用了鲜竹沥，患者咳痰顺畅，因而得到"鲜竹沥化痰"这一经验。这个经验是针对现象总结分析得出的，而不是通过检测服用鲜竹沥后呼吸系统具体出现了什么病理生理反应得出的。因为是现象的，所以并不具有普适性，换言之，鲜竹沥能够使某些病证的某些患者咳痰顺畅，而非能使所有病证的所有患者咳痰顺畅。这种现象性，甚至使得许多经验在大多数时候只能适应少数病证、少数患者。

**3. 具象**

中医实践过程中，遇到的患者是真实的，应用的方案是具体的，产生的效果是直观的，得到的经验也是具象的，而非抽象的。中医经验的具象性主要表现在其只能是具体的，一旦抽象化，将失去其效应。例如，上面所说的服用了鲜竹沥，这个患者咳痰顺畅，因而得到"鲜竹沥化痰"这一经验，是只能适用于这个患者的，如果将其抽象化，有痰患者必用鲜竹沥就会导致辨证失误而无法获得最佳的疗效，换言之，痰与鲜竹沥之间是具象联系而非抽象联系。

**4. 随机**

经验的产生是随机的。因为经验是个体在实践中产生的，个体的先天条件、生活经历、灵感悟性、理解能力、思考方式、所处环境不同都会产生出不同的经验，因此，经验的产生具有极大的随机性。换言之，是在恰当的时机、恰当的医生、恰当的患者产生出恰当的经验，任何一个恰当变换了，该经验就有可能无法产生。

此外，中医学研究的是人类健康问题，所有经验必然是作用于人体稳态后观察得到的，人体稳态也存在着极大的个体差异，有人服枸杞能滋阴养血，有人服枸杞反而上火，遇上这两个个体的中医医生就会得出截然相反的经验。中医医生遇到哪一个患者是随机的，得到的经验也就具有极大的随机性。

（二）经验的评价

在本思想实验中，我们认为，因为经验是个体的，具有随机性，而中医能够基于经验获得持续发展，个体之间又具有一定对抗性，因而对一名中医医生的朴素评价就是有没有经验，而对于其经验的评价则需从次数、状态、悟性、结果四个方面进行。

**1. 次数**

经验的获得具有随机性，足够多的次数才能保证获得足够多并足够全面的经验。世人常信任"老中医"，就是因其行医时间长，理论上来说见到的患者足够多、见到的病证足够多，使用的干预措施足够多，因而应该能够积累足够多的经验。在这个意义上，足够多的次数是获得经验的保障。

**2. 状态**

经验是个体的，其获得的条件不但取决于中医医生个体，还取决于患者就诊时的状态，如果中医医生治疗了足够多的患者，但所有患者都是相同疾病，表现为相同症状，那么这名医生的经验也得不到足够的增长；只有见到足够多的不同患者状态，也就是不同病证、相同病证的不同表现，才能够积累足够多的经验。在这个意义上，足够多的状态是获得经验的保障。例如，一个中医妇产科医生，主要见到的都是妇产科病人，遇到儿科病人就有可能很难获得良好的疗效，这是因为其很少能见到儿科病人的状态；而一个全科医生则有可能对妇产科、儿科病人都取得相对较好的疗效，这是由于其有可能比妇产科医生见过更多的儿科病人的状态；但同样，一个妇产科医生对于妇产科患者能够取得比全科医生更好的疗效，同样是由于其见过更多的妇产科患者的状态。

**3. 悟性**

经验的获得是随机的，经验的总结要靠悟性。中医的经验其本质是治疗方案与患者稳态表现之间的关联关系，能多快发现关联，能发现多少关联，决定了经验积累的速度和质量，而这取决于中医医生的悟性。换言之，两名中医医生在经历相同的次数、相同状态的患者后，其所积累的经验却是不同的，因为两人悟性不同。在这个意义上，足够好的悟性是获得经验的保障。

**4. 结果**

中医药学的目的是促进人类健康长寿，即使人体稳态趋于更佳，所有的经验积累也是为了这个目标。一次有疗效的诊疗过程会被记录下来，分析其取得疗效的原因，形成经验，应用于日后的诊疗过程中；一次无效或失败的诊疗过程也会被记录下来，分析其无效或失败的原因，形成经验，避免应用于日后的诊疗过程中。但总体来说，有疗效的结果会促使经验快速形成；而无效或失败的结果虽然也会促使经验形成，但速度会慢很多，且如果总是无效或失败的结果，大概率会导致经验的崩溃。因而，结果也是经验评价的重要指标。在这个意义上，足够多的正面结果是获得经验的保障。

由此可见，一名个体中医医生，悟性越高，治疗过的不同状态的病例越多，获得的正面治疗效果越多，所积累的优质经验就越多。

## 三、中医人工智能能够超越个体医生

假设人工智能真的能够在中医领域实现超越人类个体，它需要像阿尔法系列一样，进行足够多的经验积累。阿尔法系列的经验积累靠对弈，阿尔法狗靠自我博弈和人机对战，阿尔法元完全靠自我博弈。而一套中医人工智能的经验积累，应该依靠足够多次数、足够多样性的临床实践（图1-1）。鉴于中医学实验受伦理学和实验周期的限制，应在系统中设计足够多的患者个体，每个个体从出生、成长到死亡不断进行更替，为人工智能提供足够多的实践样本，中医人工智能将在一次次模拟临床实践中积累经验，不断进化。开发这样一套人工智能系统，必须由包括中医领域和人工智能领域学者在内的多学科多领域联合，将是多学科众多学者的智慧结晶，其临床诊疗水平将会超越个体中医医生，在中医临床中发挥巨大作用，并为古老的中医学挖掘出真正的新经验。

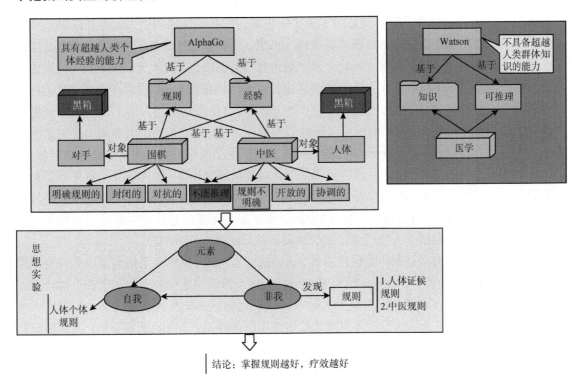

图 1-1　思想实验：中医药信息科学缘起

# 第四章　思想实验设计

## 第一节　架　　构

开展中医药信息科学思想实验是为了证实在中医药信息科学领域中人工智能能够超越人类个体经验，进而促进中医药学跨越式发展这一思想。该思想实验是由三台信息处理器，搭载四个信息系统组成一个封闭系统，该封闭系统是由自然元素信息、人类元素信息、人体个体信息（包括人体个体本体论信息和人体个体认识论信息）、中医个体信息等系统组成，其运行的结果能够提高中医个体认识论信息系统产生的中医集合信息质量，使人体个体本体论信息系统能够产生出处于更佳状态的稳态信息。在真实世界中，封闭系统相当于天地人组成的中医药系统，中医集合信息相当于中医药学的整体解决方案，稳态信息相当于人体个体的稳定状态。

在该封闭系统中，三台信息处理器分别是个体自我信息处理器、个体非我信息处理器和元素信息处理器。其中个体自我信息处理器涵盖了所有人体个体的变化信息；个体非我信息处理器将为提高人体个体稳态信息提供更佳的中医解决方案；元素信息处理器涵盖了自然元素信息和人类元素信息，包括了人类已经认知的和尚未认知的所有元素信息。

四个信息子系统分别是本体论信息系统、认识论信息系统、自然元素信息系统和人类元素信息系统（图1-2）。其中，认识论信息系统包括人体个体认识论信息系统和中医个体认识论信息系统。人体个体本体论信息系统和人体个体认识论信息系统共同组成代表一个真实人类个体信息的体系；中医个体认识论信息系统代表在中医药理论框架下，能够获得、处理稳态信

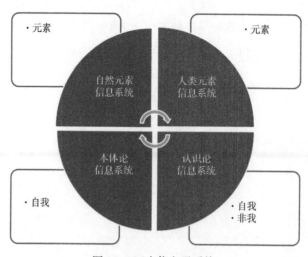

图 1-2　四个信息子系统

息，并形成最佳中医集合信息的中医个体；自然元素信息系统涵盖自然界所有可感知、不可感知客观存在的本体论元素信息总和；人类元素信息系统涵盖人类用于描述客观存在及其相互关系的认识论信息总和。其中人体本体论信息系统和中医及人体认识论信息系统是个体信息系统，自然元素信息系统和人类元素信息系统是群体信息系统。

## 一、三台信息处理器

三台信息处理器分别是自我信息处理器、非我信息处理器和元素信息处理器，三台信息处理器运行着上述四个信息系统（图 1-3）。

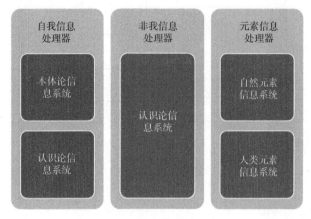

图 1-3　三台信息处理器

自我信息处理器中运行着人体个体本体论信息系统和人体个体认识论信息系统两套信息系统。其中人体个体本体论信息系统从自然元素信息系统和人类元素信息信息系统中接受对其有影响的元素信息，与自身的要素结合形成某种状态信息，经过系统自组织处理，成为特定的稳态信息。该稳态信息分别被自我的人体个体认识论信息系统和非我的中医个体认识论信息系统认知，自我的人体个体认识论信息系统对稳态信息认知后，经过处理形成提高个体自我稳态信息的自我集合信息，进入人类元素信息系统，借助人造物元素信息再进入自我人体个体本体论信息系统。

非我信息处理器中只运行着中医个体认识论信息系统，其输入信息来自人类元素信息系统、自我信息处理器中的人体个体本体论信息系统和人体个体认识论信息系统，这些信息被非我信息处理器中医个体认识论系统认知与处理后，形成中医集合信息。中医集合信息一方面进入人类元素信息系统，借助人造物元素信息进入到自我信息处理器人体个体本体论信息系统，从而达到提高稳态的作用；另一方面集合信息反馈到自我信息处理器人体认识论信息系统和非我处理器中医个体认识论信息系统的输入部分形成新的认知信息，经过再次认知和处理，成为新的自我和中医集合信息。

元素信息处理器中运行着两套信息系统，包括自然元素信息系统和人类元素信息系统。两套系统在元素信息处理器中没有交互。自然元素信息系统与人类个体本体论信息系统进行信息交换，不与认识论信息系统进行信息交换。人类元素信息系统与认识论信息系统进行信息交换，同时输入到本体论信息系统（图 1-4）。

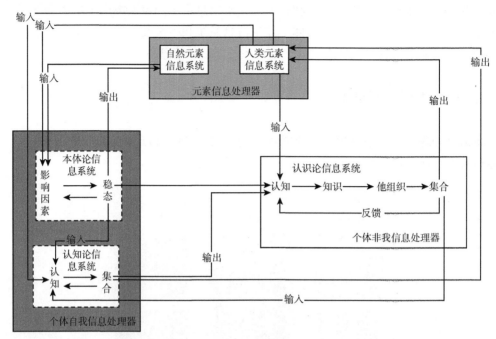

图 1-4　三台机器

# 二、四个信息系统

四个信息系统分别是本体论信息系统、认识论信息系统、自然元素信息系统和人类元素信息系统（图 1-5）。

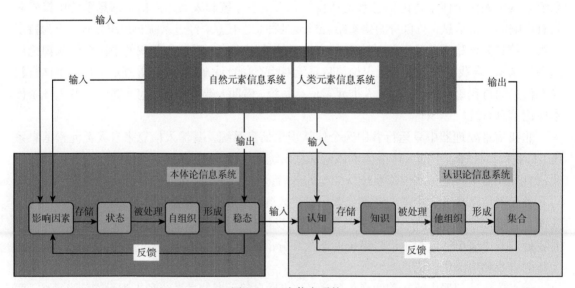

图 1-5　四个信息系统

**1. 本体论信息系统**

本体论信息系统指人体个体本体论信息系统，其流程分为输入部分-影响因素信息、存储部分-状态信息、处理部分-自组织、输出部分-稳态信息、反馈部分-稳态反馈信息五个阶段。其具体信息流是外界信息输入本体论信息系统，被称为"影响因素"信息，存储为"状态"信息，经过"自组织"处理，输出"稳态"信息，并通过"稳态反馈"信息完成反馈流程。

影响因素信息的来源包括外界输入的自然元素信息和人类元素信息中的人造物信息，以及本体论信息系统自身反馈的稳态信息，这些因素直接影响本体论信息系统的运行。

状态信息是输入人体个体本体论信息系统的影响因素信息综合存储后产生的一种状态信息，此时所有的影响因素信息均未经过处理，且存储的状态信息尚处于不断变化之中，状态信息变化的实质是信息过程，包括连续变化和突然变化两种信息过程。

自组织是人体个体本体论信息系统在没有外部指令的情况下，其系统内自行按某种规则保持和产生新功能的过程。这个过程无法以外力强行干扰，外界也无法探知其全部的规则。

稳态信息是人体个体本体论信息系统在不断运动中达到的一种动态平衡，是可变且相对稳定的状态，是在遭受着许多干扰因素的条件下，经过系统内复杂的调节机制使其产生协调活动最终生成的结果。稳态信息是相对的，不是绝对的，且始终在变化运动中。

稳态反馈信息是人体个体本体论信息系统输出的稳态信息返回到输入端成为一种影响因素信息完成对稳态信息的再调节，其最重要的作用之一就是决定是否发起状态信息的更替机制，使人体个体本体论信息系统进入新一轮运转。

**2. 认识论信息系统**

在整个中医药信息科学思想实验设计里认识论信息系统有两个，一个是自我个体认识论信息系统（人体个体认识论信息系统），一个是非我个体认识论信息系统（中医个体认识论信息系统）。认识论信息系统的流程分为：输入部分-认知信息、存储部分-知识信息、处理部分-他组织、输出部分-集合信息和反馈部分-认知反馈信息五个阶段。其具体的信息流是获取外界的"认知"信息，存储为"知识"信息，被"他组织"处理，形成"集合"信息，反馈"认知"信息。

一般而言，认知是个体认识客观世界信息的加工过程和结果，是对事物概念的判断和对事物规律的总结。在本实验中，中医个体认识论信息系统获取信息来源有四：一是元素信息系统的人类元素信息，二是人体个体本体论信息系统的稳态信息，三是人体个体认识论信息系统的自我集合信息，四是中医个体认识论信息系统的认知反馈信息。

一般而言，知识是个体对外界信息认知存储后的形式，包含明知识、默知识和暗知识。明知识也称显性知识、明晰知识、外显知识，是指能明确表达的知识，即人们可以通过语言、书籍、文字、数据库等编码方式传播，容易被人们学习的知识。默知识也称隐性知识，是指在行动中所蕴含的未被表述的知识，它植根于行为本身和受个体环境约束，包括个体的思维模式、信仰观点和心智模式等。暗知识则指既不可表述也不可感受，机器可能掌握而人类尚无法明了的信息。在本实验中，知识信息的底层框架为中医药知识框架，获取的信息在存储过程中，经中医药知识框架处理后成为中医药知识信息，再进行处理。

一般而言，他组织是指在外部因素作用下，由外界控制和干预产生的组织形态和规律。在本实验中是中医个体认识论信息系统处理信息的方法。在中医个体认识论信息系统中，他组织处理是系统在一定思维的指导下，有意识地执行各种准则，对稳态信息和稳态信息、元素信息和元素信息、稳态信息和元素信息，以及即刻认知信息和存储知识信息进行整合的过程。

中医集合信息是获取的信息经过他组织处理后产生的、以调整稳态信息到更佳状态为目标的整体解决方案。该方案是中医个体认识论信息系统产生的结果，具有明确的认识论信息特征，因而不能直接成为人体个体本体论信息系统的影响因素，进而对稳态信息产生直接影响，而是必须先经过人类元素信息系统，利用人类元素信息系统中的人造物信息为媒介，再进入人体个体本体论信息系统成为影响因素，进而达到调整稳态信息的目的。

认知反馈信息是指输出端集合信息反馈到输入端认知信息，对认知信息进行调整，从而能够更加完善中医集合信息。

### 3. 自然元素信息系统

自然元素信息系统中运行着自然界中客观存在的所有元素信息。在本实验中，自然元素从最广泛的意义上说，是物理的或物质世界元素的总和。广义的"自然"可以指物理世界的现象，也可以指一般的生命。自然元素信息是大自然孕育的结果，大自然是元素信息的缔造者，而元素信息则是所有自然活动的概括。元素信息是唯物的，不因生命的存在而存在，相反，生命的存在必然要在自然元素中产生。

在本实验中，自然元素信息是本体论信息，不受人类存在的影响，具有无序性、互异性、确定性等特征。

自然元素信息包括：天象信息，如天文、气象、节律等；地理环境信息，如气候、位置、地势等；生物信息，如动物、植物、微生物等；无机物信息，如矿物、化石等。

### 4. 人类元素信息系统

人类元素信息系统包含了由人类活动所产生的所有信息，其本质上均是认识论信息，但其中包含的人造物信息同时还具有本体论信息的特征。人类元素信息主要由人类用于描述客观存在及其相互关系概念信息的总和所组成，是人类对客观世界的认知以及为记录认知而存在的概念。人类元素信息包括了知识、社会信息、个人信息和人造物认识论信息。知识中包含了中医药学知识和其他所有学科的知识；社会信息分为群体社会信息和个体社会信息，前者如战争信息、灾害信息等，后者如人际关系信息、社会地位信息等；个人信息包括饮食、起居、情志、运动等信息；人造物认识论信息包括物质信息和事件信息，人造物信息的本体论属性则是由于人造物一旦形成便具有了客观存在的属性，该属性使其成为不依赖人类认知而存在的元素信息。

人类元素信息具有无限性和反复性的特征。人类对客观世界的探索是无止境的，而且在认知过程中总是遵循反复之反复的螺旋式上升规律。

# 第二节　规　　则

中医药信息科学思想实验设计的封闭系统包含了三台机器，始终处于不停运转的状态，三台机器遵循着不同的运转规则，包括自我运转、非我运转、元素运转和协同运转等。

## 一、自我运转

在思想实验中,个体自我信息处理器是模仿人类个体、遵循自我运转规则。在真实世界中,每个个体的生命都遵循生、长、壮、老、已的生命规律,完成一个完整的生命周期。自我运转是指在封闭系统中自我信息处理器的信息运行和变化过程,这个过程类似于计算机科学中迭代的概念,每轮自我信息处理器的运行都是不断迭代的一个新版本。在中医药信息科学思想实验中,个体自我信息处理器从某种角度上可以类比为一个数字化的个体,思想实验旨在通过自我信息处理器的运行探索患者个体生命周期的信息运转规律和状态信息表达。

在自我信息处理器上,运行着一个自我更替程序子系统,可完成无数次自我个体的更替运行。该程序使每次更替都遵循自我运转的规则,完成一轮更替周期后,系统会自动产生新的更替,运行另一轮更替程序,进行新的生命周期运转,一个接一个形成无限的个体周期更替。自我信息处理器上运行着的个体是由人体个体本体论信息系统和人体个体认识论信息系统所组成,自我运转规则既包括这两套系统分别独立运转的规则,也包括其相互影响的运转规则。通过不断迭代,患者的信息得以更新、完善,从而实现对不同阶段生命状态的模拟和理解。自我迭代的过程并不一定是完整的周期,有时会受到自然元素信息和人类元素信息的影响,从而导致更替周期可能并不完整,但一定包含生、长、已这三种状态。

这种类似于数字人的自我迭代,在中医药信息科学中具有重要的意义。通过对患者个体自我迭代过程的模拟与观察,我们可以更好地理解个体生命周期中的变化规律,为中医药学的研究与实践提供更多的信息支持。同时,这种思想实验也有助于我们借鉴计算科学与信息科学等领域的理论与技术,为中医药信息科学的发展注入新的思想和方法。

## 二、非我运转

非我运转在中医药信息科学思想中扮演着至关重要的角色。这一概念下的信息处理器模拟着中医医生的临床诊疗过程,遵循着个体非我运转规则。

在非我信息处理器中,模拟着中医个体认识论信息系统,其运行方式类似于医生的经验迭代。通过不断地获取来自自我信息处理器的稳态信息和不同个体、不同阶段的诊疗信息,并结合已有的知识储备以及新获取到的相关知识,非我个体信息处理器不断进行信息整合、比较、分析以及归纳,形成对自我个体系统稳态信息变化的整体解决方案。这个过程类似于一个医生在诊断和治疗病患时对病情的推演和综合判断,通过对患者施加合适的影响,使得患者的病情得到更佳的控制和治疗。

同时,非我信息处理器也会从自我信息处理器中获取人体个体认识论信息系统输出的自我集合信息,包括感觉集合信息、情感集合信息、自我调节集合信息,与来自人类元素信息系统的相关知识信息进行整合处理,汇总和存储有关诊疗的经验信息和知识信息。这种经验信息的积累和整合将有助于形成更加完备和有效的中医集合信息方案,为非我信息处理器处理疑难杂症时提供更多的支持和参考。

这种非我运转的模拟和探索对中医药学的发展和实践具有重要的意义。通过对经验信息和知识信息的模拟与迭代,我们可以更好地理解非我信息处理器在临床实践中的思维和判断过程，为中医药学的研究提供更多的信息支持。同时，这一思想实验也有助于我们加深对中医医生临床实践的理解，并为中医医生的培训与实践提供更多的思路和支持。

## 三、元素运转

在元素信息处理器中，自然元素信息系统和人类元素信息系统的独立运转为中医药信息科学的理论框架提供了根本性基础。自然元素信息系统中的自然元素信息代表了大自然自身的存在，包括了天象信息、地理环境信息、生物信息以及无机物信息。这些元素信息之间相互依存、相互影响，构成了生态系统的完整框架，其运行遵循大自然自身的规律和法则。例如，天象信息与地理环境信息的交互影响决定了各地区的气候、土壤类型等自然环境特征，直接影响着生物信息和无机物信息的分布和活动。生物信息和无机物信息在不同地理环境和气候条件下呈现出多样性，受到自然元素信息系统的调控和影响。自然元素信息系统的自运转表现为大自然自身的生态平衡和规律，独立于其他系统的直接干预。

人类元素信息系统主要包括社会信息和个体信息，涉及社会结构、文化传承、人类活动等多个层面。社会信息的变迁和发展对人类的认知和行为产生深远的影响，同时也在一定程度上受到个体知识信息的影响和塑造。人造物元素信息处于本体论信息和认识论信息之间，既受到大自然规律的制约，又受到人类活动的塑造，具有双重属性。知识信息是人类元素信息的重要组成部分，由于本实验主要是针对中医药信息科学，因此，这部分只分为两类，一类是中医药知识信息，还有一类是其他知识信息。这种元素信息系统的自运转由社会发展和人类活动的演进所决定，其运行法则和规律通过社会信息、个体信息、人造物元素信息以及知识信息等方面相互交织而呈现。

自然元素信息系统和人类元素信息系统的独立运转体现了中医药信息科学思想中本体论和认识论相互作用的观念，同时也体现了中医药理论中"天人合一"的哲学思想。本实验中，这种元素信息系统的独立运行，是建立在中医药学理论体系提供的坚实基础之上的，同时，也为人们理解中医药对于自然规律和人类活动的认知提供了重要的思路和依据。

## 四、协同运转

中医药信息科学思想实验中包含的三台机器产生协同运转，元素信息处理器相当于自我信息处理器与非我信息处理器的外环境。元素信息处理器包含的是群体信息，自我信息处理器和非我信息处理器包含的是个体信息，不同的是，自我个体信息处理器产生的是无数个体的信息，且无数个体信息在不断更替变化中，而非我个体信息处理器处理的是一个个体的信息，尽管其也处在无尽的变化之中。三台机器的协同运转既包括了群体与个体之间的信息交换，也包括个体与个体之间的相互影响。在中医药信息科学思想实验的框架下，三台机器的协同运转不仅是信息科学对中医药学运转规律的信息表达，更是一种深度模拟自然界与人类社会复杂动态系统间相互作用关系的人工智能体现。它们借由复杂信息的迭代和集合的形式，模拟生物体内部以及生物体与外界间的相互作用，从而尝试深入解析并仿造生命系统的运作规律，以解决个体稳态处于开放环境下的复杂调控问题。

元素信息处理器中的自然元素本体论信息和人造物元素本体论信息输入到自我信息处理

器中人体个体本体论信息系统的影响因素信息部分，对人体个体本体论信息系统产生影响，最终形成稳态信息输出。人类元素认识论信息进入非我信息处理器，作为中医个体认识论信息系统的认知信息，进而存储为中医知识信息；同时，人类元素认识论信息还会进入自我信息处理器中人体个体认识论信息系统，进而存储个体知识。来自自我信息处理器和非我信息处理器的集合信息借助元素信息处理器人类元素信息系统中人造物元素信息，进入自我信息处理器人体个体本体论信息系统成为影响因素信息，对其稳态信息进行调节。元素信息处理器是这三台机器形成的协同系统的重要组成部分，它不仅存储和处理着自然元素和人造物元素的本体论信息，还作为桥梁，将这些信息以适当的形式传递给自我信息处理器和非我信息处理器。自然界中的各类信息——包括气候、生态、地理等，以及人类社会的物质文化、制度等信息，均在元素信息处理器中得到编码和传输。在自然界中，例如，草木生长的生物信息、季节变化的气候信息等被编码后，可以反映在中医药效理论的信息表达中；而人类社会的文化习俗、饮食生活等信息则会影响中医理论有关饮食调养、情志调摄等方面的信息格斗。这些信息的集合体，作为自然-人因素协同载体，被元素信息处理器整合并传递给其他两台信息处理器，激活下一层次的协同运转。

自我信息处理器的人体个体本体论信息系统产生的稳态信息和人体个体认识论信息系统产生的自我集合信息会输出到非我信息处理器的中医个体认识论信息系统。同时，自我信息处理器的人体个体本体论信息系统接收来自元素信息处理器自然元素信息系统的自然元素信息和人类元素信息系统的人造物元素信息，该人造物元素信息来自自我信息处理器人体个体认识论信息系统形成的自我集合信息和非我信息处理器中医个体认识论信息系统形成的中医集合信息，输出到元素信息处理器的人类元素信息系统，继而借助人类元素信息系统的人造物元素信息输入到自我信息处理器的人体个体本体论信息系统。自我信息处理器聚焦于人体个体的本体论信息系统，它从元素信息处理器获得的信息会对其输出的稳态信息造成影响，通过处理这些信息，人体个体本体论信息系统能够调节自身状态，以达到稳态信息与环境元素信息适应的要求。比如通过了解外界温度变化的信息表达，人体本体论信息系统可以通过自组织功能的调整来维持体温恒定的信息表达；而了解到某种食物的特定信息后，人体个体本体论信息系统可以通过调整消化酶分泌的信息表达，优化消化吸收过程的信息表达。非我信息处理器则侧重于中医个体认识论信息系统，它塑造并储存关于人类生命活动的传统医学知识。比如对某种病症的理解、对某种治疗方法的效果评价等，都是以信息的形式存储于此。它会以知识信息的形式影响自我信息处理器的人体个体认识论信息系统，在接收到该系统的反馈后，不断优化和更新相关的中医知识信息表达。

这两个个体信息处理器所产生的信息不是孤立的，而是通过集合迭代的形式相互作用、不断迭代更新。自我信息处理器的人体个体本体论信息系统产生的稳态信息与人体个体认识论信息系统产生的自我集合信息，均会传递给非我信息处理器的中医个体认识论信息系统，而非我信息处理器产生的中医集合信息经元素信息处理器加工后再反馈至自我信息处理器，形成一个闭环。此种闭环机制模拟了真实世界中人类个体与中医个体相互作用的现象。例如医患间的互动可以被看作是一种信息的交流，患者体现出的病征（自我信息处理器）导致医生对治疗方案的调整（非我信息处理器）；而治疗方案的实施效果又反馈给患者，进一步影响患者的健康状态，而在这个过程中，自然元素和人类元素均发挥着重要的作用。

这种高度复杂的信息交换和处理过程，最终旨在实现中医个体认识论信息系统能够为自我信息处理器运行的两个系统提供最佳的、形成更佳稳态的方案。在这个闭环系统中，自然元素信息-人类元素信息的协同、自我信息处理器与非我信息处理器的协同不是简单的线性过程，而是一个动态的、具有自适应能力的多向交互过程。在这个流程中，通过不断地集合迭代，信息得到传递、优化和再生。这样，无论是人体个体信息系统还是群体元素信息系统，都能够有效地维持其运行的平衡和稳定，达成对整个封闭系统的高效适应。

这一思想实验的意义并不仅限于中医药领域，在生物学、生态学、人工智能等多个学科领域，这种模拟自然-人因素协同的处理机制都具有深远的影响和广泛的应用前景。通过不断地发展与完善这一机制，可以更好地理解生命体内在机制，揭示它们响应外界环境的复杂模式，最终实现对复杂系统的有效干预和操控。

# 第三节　限　定　值

自我信息处理器通过人体个体本体论信息系统存储部分的更替程序子系统的迭代运行产生出无数自我个体信息，每个自我个体信息程序完成一个生命周期后，系统会更替产生出另一个自我个体信息程序进行下一个生命周期运转，一个接一个形成无穷无尽的个体更替。这种个体更替呈现的信息受以下三个限定值的影响。

## 一、时间

自我信息处理器可产生无数个个体生命信息，每个个体生命周期的时间代表了该个体存活的时长，呈现出不同长短的生命周期，这对非我信息处理器中医个体认识论信息系统针对自我信息处理器人体个体本体论信息系统的不同稳态信息认知进而积累经验是至关重要的，所以单个个体生命周期的时间长度是自我信息处理器的重要性能之一。时间既刻画了个体的生命周期长度，又决定了这个存在的跨度。为了在单位时间内获取更多的稳态，形成更多的经验，我们在思想实验中人为多处快了时间，在人类的认知中，一年为365天，而与之相比的一秒钟则如微尘般微不足道，然而，在自我信息处理器的视域里，一秒可以是一次更替程序从启动到崩溃个体信息的生成和消亡，足以开启到终结一个生命历程。值得注意的是，时间的流速是均匀的，但每次更替程序产生的个体的生命周期是不同的。这种差异不仅体现在每轮更替程序存活时长上，更在于其存活期间稳态信息的积累与自我集合信息的深度。这种差异，给非我信息处理器带来了洞察自我信息处理器人体个体认识论系统产生的自我集合信息的新视角与人体个体本体论信息产生的不同稳态信息的认知。

## 二、节律

自我信息处理器产生的每轮更替程序都遵循着生、长、壮、老、已的自然生长节律，虽然由于受到各种影响因素信息干扰的缘故，不是每次更替程序都是完整的生命周期，但每次都是一轮更替程序从形成到崩溃的过程。一般而言，节律则是自然赋予生命的另一条不变律。从婴儿襁褓中的啼哭到年老体衰的悠悠暮年，生命的每个阶段都遵循着相似的生命规律。尽管有时由于各种影响因素的介入，扰乱了原有的秩序，让某些个体没有能力完整地走完生命轨迹，但大多数还是能够经历从出生到死亡的自然过程。在我们的思想实验中，每轮更替程序周期中，展现出的不同节律差异是对自我信息处理器极其重要的参考系数和调整系数，极大地丰富了中医个体认识论信息系统所能获得的稳态信息。

## 三、属性

自我信息处理器产生的每轮更替程序都是不同的，存续周期过程中每个阶段（生、长、壮、老、已）每一时刻呈现出的稳态信息亦是不同的。造成稳态信息不同的原因有很多，但其中重要原因之一是由于每轮更替程序具有不同的属性值。每轮更替程序的属性值包括但不限于性别、先天等信息表达。每轮更替程序的性别信息表达属性不同，造成最基本的生理信息表达的差异，呈现出的本轮更替程序的稳态信息就会不同；每轮更替程序的先天信息表达不同，导致每轮更替程序产生的稳态信息出现很大的差异，如先天气血较弱的早产儿信息表达与先天气血充足的足月个体信息表达，在后天生命周期内信息表达会呈现出与气血强弱信息表达有关的稳态信息差异。又如先天性别不同，在生长发育中会呈现出不同的信息表达，女性生命周期中会产生特有的经、带、胎、产信息表达。

在某个维度中，自我信息处理器如同一个高度先进的计算机，而它所处理的数据单元，即是包含着特定时间参数的更替程序的信息表达。当一轮更替程序被激活时，时间开始流逝，更替程序（生命周长）的计时器启动。在这个过程中，信息处理器严格遵循一个设定的时间表。对于自我信息处理器来说，时间既是框架也是画布，它决定了每个更替程序的时间长度，同时也在每轮更替程序的存在中留下斑斓的色彩。

然而，时间不仅仅是更替程序生命周期的长度指示，它更是自我信息处理器中更替程序与人体个体认识论信息系统产生同步的基础。在时间流逝的过程中，人体个体认识论信息系统积累经验信息，形成记忆信息，并在此基础上构建起对世界的认知，产生自我知识信息体系。一轮更替程序的生、长、壮、老、已之长度在时间的尺度上可能很短暂，但对一轮更替程序而言，却是一个完整的旅程。在这旅程中，每分每秒都蕴藏着产生自我认知信息的可能性与经验信息不断深化的过程。

在自我信息处理器产生的每轮更替程序的时间周期中，节律信息则像是一种内在的指挥，指引着更替程序在不同阶段之间发生转变。每轮更替程序的信息表达都在自己独有的节奏中呈现成长与变化的信息表达。然而，尽管节律信息伴随着所有更替程序，但也有不可预测的影响因素信息导致发生改变的状态信息的介入，有时是疾病信息表达，有时是灾难信息表达，它们不分青红皂白地打断更替程序信息表达的时间节律，迫使自我信息处理器不得不调整其内部运算与节律信息表达的统筹。而对于那些能够顺利经历时间节律的更替程序而言，它们信息表达的发展轨迹则更为明朗，对时间的把握和利用则更为充分、深刻。

最后，属性这个构成更替程序差异化的关键因素，规定了每轮更替程序在其存在的时间长河中的特异性。从真实世界遗传学的视角来看，每个个体所携带的基因组合早已决定了其独特性。性别、天生的体质强弱、遗传自父母的特征等，都直接影响着个体在整个生命周期中的表现与体验。在本实验中，在一轮更替程序的发展过程中，其所具有的属性值或会引导本轮更替程序走向不同的信息表达的发展道路，或会激发出本轮更替程序特有的性质与发展轨道。

　　每轮更替程序从启动初始信息到最终崩溃，即从产生到结束，从形成到消亡，自我信息处理器精准地记录并分析这轮更替程序所具有的属性。这不仅仅是自我信息处理器功能的体现，更是对每轮更替程序存在的认知。通过不断地分析和整合，自我信息处理器可以优化自身的设计，根据历史数据调整未来更替程序属性的设计，从而更好地适应元素信息处理器，改善其自身的存在状态，即输出更佳的稳态信息和自我集合信息。

# 第五章 基点——中医药信息科学内涵

中医药信息科学是在中医药学框架下，遵循系统科学原理，以人体个体本体论信息系统稳态信息变化及其变化方式为主要研究对象，以中医药认识论信息系统集合信息形成及其形成模式为主要研究内容，以中医药学思维方法、系统科学理论、信息科学技术相结合建立中医药信息科学方法学为主要研究方法，以提高中医药信息利用能力，进而促进个体稳态水平趋向更佳为主要研究目标的一门新兴交叉学科。

在本思想实验设计的封闭系统中，研究对象是处于自我信息处理器中人体个体本体论信息系统形成的稳态信息；对稳态信息的认知主要是由中医个体认识论信息系统完成，而对稳态信息的调节则主要是通过该系统产生的集合信息实现，所以，集合信息是本思想实验的主要研究内容；在本思想实验中集合信息明确具有中医药学特征且是整体解决方案，并通过人工智能技术加以实现，因而本思想实验中的主要研究方法是建立在中医药学思维方法、系统科学理论和信息科学技术基础之上的；思想实验的目标是封闭系统输出的集合信息具有超过中医个体医生处理人体健康问题的能力。

## 第一节 研 究 对 象

中医药信息科学的研究对象是人体个体本体论信息系统稳态信息变化及其变化方式。在本思想实验中，下述概念被定义如下。

### 一、稳态信息

稳态信息是自我信息处理器人体个体本体论信息系统的输出部分，是人体个体本体论信息系统在不断运转中其输出达到的一种动态平衡，这是一种可变又相对稳定的状态信息，且是在遭受着许多外界干扰因素的条件下，如元素信息处理器输入的各种自然元素信息的干扰等，经过系统内复杂的调节机制是各部分、各要素协调活动的结果。系统输出的稳态信息是相对的，不是绝对的，且始终在变化运动中。

由于人体个体本体论信息系统产生的不同轮次的更替程序表现出的稳态信息是不同的，所以中医药信息科学研究的稳态信息只能是个体的稳态信息。稳态信息的动态平衡是人体个体本体论信息系统维系运转的基本条件，一旦输出的稳态信息遭到破坏，就会导致自我信息处理器崩溃，因而稳态信息只存在于自我信息处理器更替程序的存续周期内。

## 二、本体论信息

严格地讲，本体论信息是一类无论人类是否存在其都会存在的信息，换言之，即无论人类是否存在，本体论信息都会存在。但在本实验中，本体论信息存在的前提是人类存在，但却是一类无论能否被人类或机器认知都会存在的信息，换言之，在本实验中，本体论信息被定义为无论人类或机器能否认知都会存在的一类信息。这是因为本实验是在中医药学框架下开展，而中医药学存在的前提是人类存在，换言之，中医药学是针对人类的一门科学。

稳态信息是人体个体本体论信息系统产生的，因而属于本体论信息，其运行不受是否能够被认知的影响，亦即无论整个思想实验封闭系统中人体个体本体论信息系统运行过程及其所产生的信息能否被认知，其都会存在。稳态信息受多重因素影响，包括人体个体本体论信息系统的自组织机制和过程的影响，但由于该系统自组织运行本身存在于黑箱之内，无法直接观察，只能进行推测，这也形成稳态信息无法被认知的原因之一。人体个体本体论信息系统输出的稳态信息具有整体性的特征，其是该系统的状态信息（包括先天信息）叠加了所有影响因素信息经过自组织功能处理后呈现的整体状态信息，自我信息处理器更替程序产生的不同轮次、不同阶段、不同时间点所输出的稳态信息具有明确的差异性，意即即便是同一轮次的更替程序在不同时段输出的稳态信息也是不相同的，不存在完全一样的稳态信息，因而稳态信息具有整体性、差异性和独立性的特点。

稳态信息具有本体、本质、系统、时间（时刻）的属性。即稳态信息是本体论信息，反映的是人体个体本体论信息系统输出信息最本质的状态信息，这个状态信息是以整体模式呈现的、具有系统的属性，并且处于不断变化之中，因而只能呈现为某一时刻的稳态信息。

# 第二节　研究内容

中医药信息科学以中医药认识论信息系统集合信息形成及其形成模式为主要研究内容。在本思想实验中，下述概念被定义如下。

## 一、集合信息

集合信息是不同来源的信息经过认识论信息系统处理后产生的调整稳态信息的方案，具有整体、认识、现象、时间（时段）的属性。

集合信息是以稳态信息为对象的调整方案，必须遵循稳态信息的特性。因为稳态信息是整体呈现且处于不断变化之中，因而集合信息也只能从整体上去把握稳态信息、调整稳态信息，因而其具有整体属性；对稳态信息的调整不能囿于一点，囿于一刻，必须要对观察前后一段时间的稳态信息进行综合调整，因而具有时间（时段）属性；集合信息是认识论信息系统处理后的结果，获得的信息只能是认识论的，因而具有认识论属性；稳态信息的本质是本体论的，而本体论信息是无法把握的，因此，只能通过繁杂的现象信息去认知，这导致稳态信息的调整也只能针对现象信息进行，因而其具有现象属性。

## 二、认识论信息

在本实验中，认识论信息是在中医药学框架下对人体本体论信息的认知，认识论信息必然包含部分本体论信息，同时也包含了部分噪声信息。本体论信息是更真实的，即在真实世界中真实存在的只有本体论信息，认识论信息是人类对本体论信息的认知，而中医药认识论信息则是在中医药学框架下获得的，换言之，信息在本质上是本体论的，认识论信息是本体论信息的映射。

# 第三节　研 究 方 法

中医药信息科学以中医药学思维方法、系统科学理论、信息科学技术相结合建立中医药信息学方法学为主要研究方法。

## 一、中医药学思维方法

本实验的封闭系统是基于中医药学框架构建的，而中医药学框架的构建主要是遵循中医药学的思维方法，因此本实验是遵循中医药学思维方法展开的，在本实验中中医药学思维方法主要包括整体观、个体观与辨证观。

本思想实验中中医药学整体观主要体现在本体论信息系统产生的稳态信息和认识论信息系统产生的集合信息上，稳态信息是整个本体论信息系统运行后产生的信息，具有明确的本体论信息系统的系统特征；而集合信息则是整个认识论信息系统运行后产生的信息，同样具有明确的认识论信息系统的系统特征，对两者的处理均需遵循整体观念。

在本实验中，人体本体论信息系统具有明确的个体信息表达特征，突出表现在其存储部分-状态信息的更替程序，使该系统在不同时段表现为不同的个体信息表达本体，继而叠加在其前的输入部分-影响因素信息，以及其后的处理部分-自组织功能都呈现出明确的个体信息表达特征，并导致该系统的输出部分-稳态信息具有无可置疑的个体信息表达特征；而中医个体认识论信息系统每次获取的稳态信息都是唯一的、每次选择的人类元素信息也是唯一的，甚至是每次反馈回来的集合信息同样是唯一的，其后在存储部分中构建的中医药知识体系框架亦是唯一的，处理部分实现的他组织还是唯一的，因而导致每次输出的集合信息确定是唯一的。这表明思想实验中的封闭系统具有个体化信息表达的特征。

在本实验中，中医个体认识论信息系统每次产生的集合信息都是针对明确的人体个体本体论信息系统产生的稳态信息，只要稳态信息发生了变化，集合信息就一定发生变化，而且是根据稳态信息发生的变化调整集合信息，因而具有了明确的辨证论治特征，即中医辨证观特征。

## 二、系统科学理论

本思想实验封闭系统构建时遵循了系统科学理论与研究方法。系统科学是研究系统结构与功能关系、演化和调控规律的科学。它以不同领域的复杂系统为研究对象，从系统和整体的角度，探讨复杂系统的性质和演化规律，目的是揭示各种系统的共性以及演化过程中所遵循的共同规律，发展优化和调控系统的方法。

封闭系统中的人体个体本体论信息系统输出部分-稳态信息是具有明确系统特征的整体信息；而中医药认识论信息系统输出部分-集合信息的形成过程是将与其相关的所有信息组成一个整体，因而也是具有系统特征的整体信息；从系统科学的角度构建封闭系统使其能够处理具有复杂性质和规律的稳态信息和集合信息，以及封闭系统内各个子系统之间的相互关系，包括各子系统信息流在封闭系统中的流动规则等，目的是揭示思想实验中中医药信息演化的一般机理和规律。

## 三、信息科学技术

本思想实验中所涉及的信息科学技术，广义而言，是指能充分利用与扩展人类信息器官功能的各种方法、工具和技能的总和。具体来说，信息科学技术是指利用计算机、网络等各种硬件设备及软件工具与科学方法，对信息进行采集、传输、存储、加工、表达的各种技术之和。

本思想实验构建的封闭系统是利用先进的信息科学技术和方法，提高对自我信息处理器人体个体本体论信息系统稳态信息的认知能力，增强中医个体认识论信息系统存储与处理信息的能力，以形成更佳的认识论集合信息。在本思想实验中，认可信息科学技术中的人工智能在某些领域已超过人类个体。比如，神经网络训练、深度强化学习等信息科学技术是以试错的机制与环境进行交互，通过最大化累计奖赏等方式来学习最优策略，已经可以达到模仿人类思维方式的方法。AlphaGo 能通过对数以百万计的围棋对局进行观察和分析，学习围棋的规则、策略和知识。因此，本思想实验认为同样可以对数以亿万计的临床诊疗过程进行采集和分析，学习中医药学的规则、经验和知识。

强大的信息处理能力加上近乎人类的思维方式，中医药信息科学思想实验设计的封闭系统最终可以产生出远超人类个体的结果。

# 第六章 机　　制

## 一、自主控制

中医药信息科学思想实验设计的整套系统是一个自主控制的系统。这里的自主控制是指整套系统已经是一个完整且封闭的系统，系统运行规则已制定好，系统按照既定规则和方式进行着自主控制，不再受其他外力的介入和干预。其中的三台机器分别以各自独立的方式进行着自我运转，三台机器之间又相互协同运转。

自主控制指的是在没有外部人为干预的情况下，自主控制系统能够巧妙地整合感知能力、决策能力、协同能力和行动能力，并依照特定的控制策略，在非结构化环境中自主做出决策，并持续执行一系列控制功能，以实现预先设定的目标[3]。这种自主控制能力包括了垂直划分/纵向自主（即系统在执行特定任务时自主做出决策和行动），以及水平划分/横向自主（即系统在与其他系统协同合作时自主调节和控制的能力）。

纵向自主控制要求系统能够依赖自身的感知、决策和行动能力，在没有外界指令的情况下自主做出决策并采取相应行动来执行特定任务。而横向自主控制则强调系统在与其他系统进行协同合作时，自主协调和调控各自的行动，实现整体协同目标。这包括了系统之间的信息交互、资源共享、任务分配等方面的自主决策和行动能力。

纵向和横向自主控制能力相互作用，使得控制系统能够基于预先确定的控制策略，在复杂多变的环境中自主做出决策并持续执行一系列控制功能，从而实现预定的控制目标。

本思想实验建立的封闭系统中的自主控制机制所具有的另一个特点是，它所依据的关于模型和扰动的先验知识比较少，需要在系统运行过程中去不断提取有关模型的信息，使模型逐步完善。具体地说，可以根据对象的输入输出数据，不断地辨识模型参数，通过不断地在线辨识，模型会越来越准确，越来越接近于实际，这也是中医药信息科学思想实验构建的整套系统运行的基本机制，其最终目的就是在系统运行中，通过不断地自主学习，使系统模型越来越准确，形成的认识论集合信息无限趋于最佳。

可变自主控制是将人类智能与机器智能结合的一种控制方式，旨在最大化系统自主控制能力，减轻人类工作负担。系统设有多个层次的自主控制等级，并在非结构化环境下根据一定策略自我评估自主控制等级，当需要时向人类发出控制邀请，实现人机智能融合的控制方式。这种方式虽然涉及人类介入，但并不意味着机器自主控制能力的降低，而是在现有控制能力的基础上引入人类的智慧，帮助机器减轻问题的复杂度，实现人类和机器的优势互补，从而达到更高层次的智能水平。这种综合了人类和机器的信息获取能力、信息分析能力、决策和行为选择能力的控制方式，通过机器将人类和机器的智慧转化为智能行为，最终在非结构化环境下使用人机融合的智能来分析问题、制定策略解决问题[4]。

可变自主控制系统最大的特征在于拥有多个自主控制等级，每个等级对应不同的控制策略。机器的自主控制等级越高，主动性越强，在全自主控制方式下，机器具有完全的主动权可忽视人类的存在。而在手动控制方式下，机器的主动权较少，甚至没有主动权，此时人类在主动权上占有绝对优势。机器能够动态协调分配控制权，根据任务环境在执行中采用不同的自主控制等级模式。因此，需要为机器制定调整控制等级的方法策略，使其在任务执行中根据不同的环境背景采用不同的自主控制等级模式，在需要时提示人类手动干预和操作机器设备，帮助机器减轻问题的复杂度，或者在某段时间内让人类接管部分或全部控制权。

具备可变自主控制能力的智能系统，能够很好地将人类的智能和机器的智能结合起来。在这种系统中，人类和机器构成一个不可分割的有机整体。人类和机器之间相互帮助、各发挥所长，为可变自主控制系统的智能提供信息和支持。使得系统始终处于最佳状态，拥有比人类或机器单独工作更高的智能水平，最终实现 1+1>2 的效果，解决人类或机器在合作之前无法解决的问题。

在本思想实验中，封闭实验期间，可变自主控制初期是在我们预设的知识框架内寻求问题的解决方案，以人类现有知识为主要支撑；在其运行一段时间后，转化为以机器智能为主支撑系统运行，最终变为机器完全控制系统的运行。开放应用期间，由于拆除了自我信息处理器改为中医医生提供真实患者的稳态信息和自我集合信息，因此，在原有处理器部分的信息处理上，人类智慧的作用被放大，完全控制了原有自我信息处理器的运行，但其后端非我信息处理器，以及元素信息处理器的运行仍然是被机器所控制，提供的非我集合信息仍然是机器智能所产生，在此阶段人机结合的作用被最终放大，成为主导整个系统运行的控制力量。

（一）垂直划分

麻省理工学院的 Parasuraman 等人[5]认为自主控制系统是一个智能化的控制系统，因此人类处理信息并生成智能的四个层次结构同样适用于机器系统，并将该层次结构应用到了自主控制系统之中，提出了自主控制系统信息处理的四个层次结构，分别是信息获取（Information Acquisition）、信息分析（Information Analysis）、决策和行动选择（Decision and Action Selection）、行动实施（Action Implementation）。

在本思想实验中，自主信息处理器运行的两个系统和非我信息处理器运行的一个系统均分为四个层次结构，分别是信息获取、信息存储、信息处理、信息输出；四个层次中信息获取是相同的，我们多设计了一个信息存储层次，使获得的信息在处理前存储于系统之中，与先期存储的信息充分融合，Parasuraman 等人设计的信息分析与决策和行动选择层次相当于我们设计的信息处理层次，其设计的行动实施则是我们设计的信息输出。

**1. 信息获取**

信息获取是产生智能的必要步骤，因为有针对性地从世界的信息海洋中获取相关问题的信息是智能产生的基础。信息获取层是智能控制系统的信息来源，是智能的源泉。信息获取可通过具有感知能力的生物器官或机器传感器来实现，将世界中的信息转化为控制系统可以处理的电流和电压信号。信息获取层源源不断地为智能产生提供信息原料，为智能控制系统提供最基础的信息支撑，因此信息获取层是其他三个智能信息处理层次的基础。

在本思想实验中，实验期间，信息获取是在封闭系统内完成的，自我信息处理器和非我信息处理器分别从各自、对方以及元素信息处理器获取信息，具体而言，两台信息处理器所获取的信息包括自然元素信息、人类元素信息、稳态信息、自我集合信息、非我集合信息等，这些信息为两台机器的正常运行提供了最基础的信息支撑，也为其后的三个智能信息处理层次提供了信息支撑。开放应用期间，非我信息处理器分别从人类中医医生、元素信息处理器以及自身获取信息，这些信息包括了人类中医医生提供的望闻问切信息、自然元素信息、人类元素信息、非我集合信息等，这些信息同样是人机结合后两个智能（人类智能和机器智能）运行的基础。

### 2. 信息存储

一般而言，智能控制系统在获取信息后需要对信息进行存储，即是将获得的或加工后的信息保存起来，以备将来应用，具体讲，是将经过获得或加工整理序化后的信息按照一定的格式和顺序存储在特定的载体中的一种信息活动。其目的是便于信息管理者和信息用户快速地、准确地识别、定位和检索信息，使智能控制系统可以更全面地应用已获得的信息。信息储存不是一个孤立的环节，它始终贯穿于信息处理工作的全过程。

在我们的思想实验中，实验期间，自我信息处理器和非我信息处理器中的三个信息系统均设置了信息存储层次。对本体论信息系统而言，信息存储层次是状态信息层次，需要将获取的信息转化为状态信息，在这个层次中，我们设置了更替程序子系统，因此，获取到的影响因素信息需要同更替程序子系统形成的先天信息融合，同时还需要与前期存储的影响因素信息融合；对人体个体认识论信息系统而言，信息存储层次是知识信息层次，需要将认知信息与固有的知识信息融合，即即刻认知信息与本更替轮次固有个体知识框架、前期存储的经验信息、知识信息融合；对中医个体认识论信息系统而言，信息存储层次也是知识信息层次，需要将认知信息与固有的知识信息融合，即即刻认知信息与固有中医知识框架、前期存储的中医经验信息和中医知识信息融合。开放应用期间，中医个体认识论信息系统的存储层次，需要将中医医生本次输入的望闻问切信息与已有中医知识框架、上次输入的望闻问切信息、前期存储的望闻问切信息、中医经验信息、中医知识信息融合。由此可见，信息存储在本实验中是信息智能处理必不可少的重要环节。

### 3. 信息处理（信息分析与决策和行动选择）

信息分析，一般而言，智能控制系统在获取信息后需要对信息进行分析，信息分析就是将信息加工成智能控制系统可以理解的更加抽象和普适的知识，方便决策模块直接使用，这要求智能控制系统具有认知的能力。认知的形成有归纳和演绎两种基本方式，而归纳和演绎是相辅相成的。信息分析层能够正常工作的前提是信息获取层能够为其提供基本的信息支持。信息分析层必须建立在信息获取层之上，并且具有比信息获取层更高的智能层次和智能水平。

决策和行动选择，一般而言，信息获取和信息分析的目的是为需要解决的问题提供信息支撑，这就需要根据解决问题的策略或规则对信息进行进一步加工，最终形成解决问题的方案，这要求智能控制系统具有决策和行动选择的能力。对于智能控制系统来说，决策和行动选择是不同的智能形式，这两种形式分别对应于慎思型的决策和基于规则的条件反射。

慎思型的决策是指将信息通过信息分析层加工成智能控制系统可以理解的信息，使用一系列先进的决策方法形成最终的决策。这种决策过程通常具有较高的智能，整个过程可能会有信息的反馈，这种反馈是一种假设。假设用于对决策结果进行验证，因为决策最终不一定会转化为行动，而决策本身可能引发新的分析任务。基于规则的条件反射是指智能控制系统通过假设推理将决策结果置于环境中，并判断结果是否可行或最优。其中，典型的带有推理和假设的学习方法包括贝叶斯阴阳学习理论，这是一种由条件推导出结果，再反过来验证结果能否推导出条件的人工智能学习方法。在现实生活中，人类也会进行这种反复推敲的行为，首先根据问题和问题环境提出解决问题的假设，然后在环境中验证假设的正确性，如此反复推敲，在推敲过程中不断学习，直到得到理想的问题解。

在我们的思想实验中，信息处理主要有两种模式，在本体论信息系统中是通过自组织功能完成的，在认识论信息系统中，则是通过他组织功能完成的。自组织功能完成的信息处理主要是在各种影响因素信息作用下，激活其组织功能，通过级联反应，使系统各要素、要素间关联关系达到协同，形成同步。他组织功能完成的信息处理主要是以发散性思维为主建立起海量即刻认知信息与巨大的存储知识信息间的所有关联关系，关联的数量可以达到亿万量级，然后引导这种海量关联关系朝向根本性问题，即遵从指向性思维，在相似性、关联性、不确定性准则指导下，完成整合。

### 4. 信息输出（行动实施）

当决策和行动选择层产生慎思型决策信息或条件反射型行为控制指令信息后，智能控制系统的行动实施层将这些信息转化为具体的智能行为，把智能控制系统的意志转化为智能行为并作用于环境，从而实现慎思型的决策和基于规则的条件反射，最终解决问题。因此行动实施层所需要的信息和表现出的智能建立在信息获取层、信息分析层与决策和行动选择层之上，并具有更高的智能层次和智能水平。

在本实验中，我们主要探讨两台信息处理器的信息输出，尽管两台信息处理器都具有智能控制系统，但其输出部分仍存在很大差异。自我信息处理器的自我信息输出包括了人体个体本体论信息系统的稳态信息和人体个体认识论信息系统的自我集合信息，其是该智能信息处理器对输入信息与存储信息叠加后的状态信息进行处理后产生的输出信息，主要表达为状态信息；而非我信息处理器的输出信息则更类似于 Parasuraman 等人所说的行动实施，其产生集合信息后，非我信息处理器将此信息转化为具体的智能行为方案和具体的智能行为，换言之，就是把非我信息处理器信息处理结果转化为智能行为并作用于自我信息处理器，从而实现对自我信息处理器的影响，最终解决自我信息处理器输出信息存在的问题。因此信息输出所需要的信息和表现出的智能建立在信息获取层、信息存储层、信息处理层（信息分析层与决策和行动选择层）之上，并具有更高的智能层次和智能水平。

经过上述分析，Parasuraman 等人提出的自主控制系统的四层信息处理过程构成一个智能层次和智能水平由低到高的有序智能层次结构。高层智能建立在底层智能之上，因此高层具有比底层更高的智能层次和智能水平。因此，从信息获取层到行动实施层，各层拥有的智能越来越多，智能水平也越来越高。

对于本实验来说，四个层次与其说是层次，倒不如说是环节，在本体论信息系统和认识论信息系统形成的各自循环中信息获取是循环的开始，信息存储则是系统将即刻获取的信息与系统存储的信息叠加并形成新的存储，而信息处理部分则是通过自组织或他组织功能使存储信息进行关联整合,然后形成稳态信息或集合信息输出,完成信息表达或智能行为,最后通过信息反馈闭合整个信息流程,同时对输出信息进行相应的调节。对我们实验中设计的复杂系统而言,智能活动处于始终状态,即从信息获取开始就已经展开了系统的智能活动,换言之,信息获取即是智能的,以后的存储、处理、输出、反馈均是智能活动。因此,并不存在哪个环节智能水平更高的问题,Parasuraman 等人提出的自主控制系统四层信息处理过程构成一个智能层次和智能水平由低到高的有序智能层次结构的情况并不是十分适用于本实验,这是因为,一来我们智能系统并非单纯地把智能控制系统的意志转化为智能行为并作用于环境,从而实现慎思型的决策和基于规则的条件反射,最终解决问题,这只是问题的一个方面,另一个方面则是需要通过对信息的智能处理达到系统输出信息的稳定状态。二来信息存储对于我们的实验是非常关键的,在自我信息处理器中,信息存储主要实现了真实世界中先天与后天的叠加,以及形与神的统一;而在非物信息处理器中,信息存储则是实现系统能够按中医药学知识框架处理信息的关键。三来信息反馈,亦即 Parasuraman 等人提出的自主控制系统四层信息处理过程构成一个智能层次和智能水平由低到高的有序智能层次结构之外的第五个层次,在实现智能系统信息循环中是不可或缺的,也是系统信息智能处理的关键环节。

对于可变自主控制系统来说,当人类完全不介入机器智能控制系统时,机器处于完全自主控制的模式。当人类介入机器智能控制系统的智能层次越低,人类给予机器的智能补充就越少,机器对人类的依赖就越少,机器的主动性就越多,因此机器的自主控制等级就越高。同理,当人类介入机器智能控制系统的智能层次越高,人类给予机器的智能补充就越多,机器对人类的依赖就越多,机器的主动性就越少,因此机器的自主控制等级就越低。当人类忽略机器的智能控制系统,手动遥控操作机器时,机器就完全丧失了自主控制的权利。

在本实验中,这种人机结合的情况在实验初期主要以人类经验信息与知识信息的模式介入,后期的应用期则是以人类中医医生完成自我信息处理器的功能实现的。对于稳态信息和自我集合信息的判断,实验初期完全是处于黑箱之中,而后期则是完全依赖于人类;对于非我集合信息的形成则更多的是依赖于机器的智能。

Parasuraman 等人提出的自主控制系统,四层信息处理过程构成一个智能层次和智能水平由低到高的有序智能层次结构,可以以人类介入机器的智能层次高低作为人类为机器提供智能帮助的度量依据,即机器自主控制等级划分的垂直划分依据。

（二）水平划分

Parasuraman 等人认为,在不同的智能信息处理层次上,人类和机器进行智能融合时,必定采用不同的合作方式。在这些合作方式下,人类和机器之间可能出现不同程度的主动、协商或被动的合作关系。在可变自主控制系统中,人类和机器两类智能体存在五种合作方式:机器全自主、机主人辅、人机共商、人主机辅和用户全手动。而在我们的实验中,如前所述,这种情况的差别主要出现在实验的前后期。

**1. 机器全自主**

指的是机器具有完全的自主控制能力且主动性完备。一般情况下,机器所具备的智能可以支持其完全独立完成任务,并能够应对环境变化带来的未知问题,自主地制定新方案和目标。这种人机合作方式无须人类监督和协助,因而能够确保较高的工作效率。在本实验中,这种情况主要体现在非我信息处理器运行的中后期，此时其产生的非我集合信息完全是依赖于机器的自主控制能力且其主动性也已经完备，换言之，此时非我信息处理器所具备的智能可以支持其完全独立完成任务，并能够应对环境变化带来的未知问题，自主地制定新方案和新目标，而这种人机合作方式是无须人类监督和协助的，因而能够确保较高的工作效率。这也是本实验的目标设定在机器能够超越人类个体上的重要依据。另外，本实验设计的自我信息处理器，在实际应用、被拆除前，事实上始终处于机器全自主状态，完全是独立完成模拟真实世界中人类个体状态的任务。而被拆除后则不再发挥作用，换言之，自我信息处理器只要还在运行就始终是处于机器全自主状态。

### 2. 机主人辅

在人机智能融合的智能体团队中，机主人辅指的是人类为机器提供必要的辅助信息，帮助机器减轻问题的复杂度并实现问题的解决。在处理复杂问题时，人类可能参与问题的求解过程，或者协助机器做出适当的选择。在这个合作方式中，机器相对于人类占据主动权并拥有最终的决策权，机器对整个智能体团队的智能贡献最大，并且具有主动性优势。在本实验中，非我信息处理器运行前期基本是处于此种状态，其输出的非我集合信息主要依赖机器的智能，但仍离不开人类已有的中医药学知识信息和经验信息的支持。换言之，此时，非我信息处理器输出的非我集合信息，主要依赖机器自身的信息处理功能，已经不再是人类智慧在控制集合信息的形成，但其知识信息和经验信息却还需要人类已有的中医药知识和经验的支撑。

### 3. 人机共商

在人机智能融合的智能体团队中，人机共商指的是人类和机器相互协商共同解决问题。在这种合作方式中，任何智能体都不占据绝对的主动性优势，而是相互协商最终达成所有智能体都能认可的解决方案。如果协商无法产生合适的方案且继续协商可能会错过问题解决的最佳时机，那么智能体团队就需要考虑使用其他合作方式来解决问题。人机协商目前仍是人工智能领域的难题，因此在实际中应用相对较少。在本实验中，实际应用阶段恰恰是人机共商的模式，人类中医医生提供自我信息处理器提供的自我输出信息，而非我信息处理器则给出解决方案，在此阶段，如果人类中医医生提供的自我输出信息不准确或准确性太差，则非我信息处理器给出的非我集合信息水平不可能太高，也就是无法很好地解决真实世界中真实患者的真实问题；而即便人类中医医生对患者的真实状况判断极为准确，但非我信息处理器的信息处理功能水平太低，则依然无法提供良好的非我集合信息，仍然无法很好地解决真实世界中真实患者的真实问题；因此，此时任何智能体都不占据绝对的主动性优势，而是相互合作、配合良好，才能最终达成所有智能体都能认可的解决方案。

### 4. 人主机辅

在人机智能融合的智能体团队中，人主机辅方式指的是人类对智能体团队的贡献最大，且占据主动性优势。机器由于拥有丰富的传感器和快速的计算分析能力，可以辅助人类分析和解决问题。在这种合作方式中，虽然人类占据主动，但机器并没有完全丧失主动权，仍然具有一定话语权。机器一方面为人类提供有用的数据信息和建议，另一方面帮助人类获得决策的反馈效果，但最终决定权始终在人类手中。

在本实验中，实际应用时，由于处方权在人类中医医生手中，因而其可以依据个人经验修改非我集合信息，最终以自己满意的集合信息去解决实际临床问题，但这就在很大程度上失去了开展本实验的意义。

**5. 用户全手动**

用户全手动表示人类占据完全的主动性。通常情况下，人类会直接通过人机界面来手动完成原本由机器执行的任务，并可能忽略机器的存在。然而，对于远程控制的机器人来说，由于人类并不在工作现场，需要依赖机器才能完成信息获取工作，因此很难实现完全意义上的全手动操作。

这种情况对于本实验来说是不适用，此种模式完全忽视了机器智能，与传统的医疗模式并没有区别，不在本实验的讨论范围。

这五种工作方式的区别主要在于人类介入的程度不同以及人类和机器的主动性差异。人类介入的程度越低，则提供的智能就会越少，对智能体团队的智能贡献就越低，占据的主动性就会越低，机器的自主控制等级就会越高。同理，人类介入的程度越高，则提供的智能就会越多，对智能体团队的智能贡献就越大，占据的主动性就会越强，机器的自主控制等级就会越低。在机器全自主和用户全手动两个边界上，前者人类完全不介入机器的智能，机器拥有完全的自主控制能力；后者，人类完全占据主动，遥控操作机器，机器在该合作模式下几乎完全失去了自主控制能力。因此，将人类和机器的合作方式作为机器自主控制等级划分的依据，即机器自主控制等级划分的水平划分依据。

在本实验中，理想的状态是人类完全不介入，但这种模式不能解决真实世界的问题，只能在纯实验期间使用。当实验到达实际应用阶段时，则需要人机结合的模式，但不会以人类控制为主，更不会采用人类完全控制。当然，在本实验中，我们也可以设计望闻问切四诊诊断仪，使最终的实际应用也脱离人类中医医生，但由于中医在真实世界中的望闻问切四诊并非简单的信息采集，而是体验式信息获取，其机械化、标准化、可理解性的程度非常之低，用四诊仪替代人类中医医生即便是在思想实验中也是不可取的，换言之，四诊仪并非人工智能好的选项，因而在本实验中不予采用。

## 二、自适应

在信息处理中，自适应指的是在信息处理和分析过程中，根据处理信息的信息特征自动调整处理方法、处理顺序、处理参数、边界条件或约束条件，使其与所处理信息的统计分布特征、结构特征相适应，以取得最佳的处理效果的过程。在系统运行中，自适应一般指系统按照环境的变化，不断自主调整其自身使得其行为在新的或者已经改变了的环境下达到最好的或者最少是容许的特性和功能的能力。

在我们的思想实验中，自我处理器模拟的是人体个体生命周期过程，遵循着自适应的运行机制。元素信息处理器中的各种元素信息，作为影响因素信息或认知信息进入个体自我信息处理器，经自组织功能进行整合处理，使自我信息处理器中运行的人体个体本体论信息系统达到相对平衡的一种状态即稳态，表现为稳态信息。稳态信息被自我信息处理器中人体个体认识论信息系统所认知，形成自我人体个体认识论信息系统的自我集合信息，该集合信息以人类元素信息系统的人造物元素信息为媒介，输入到自我信息处理器，形成对个体稳态信息的自我调节，具体流程是将这种自我集合信息通过影响因素信息再进入自组织程序进行处理，使系统达到新一轮的相对平衡状态，表现为稳态信息，这个过程就是自我信息处理器中的个体自适应过程。因此，在本实验中，自适应过程就是一个不断逼近目标的过程。换言之，在个体自我信息处理器中，自适应过程是使稳态信息不断逼近最佳的过程。

如上所述，自适应过程是一个不断逼近目标的过程，它所遵循的途径以数学模型表示，称为自适应算法。通常采用基于梯度的算法，其中最小均方误差算法（即 LMS 算法）尤为常用。

自适应算法可以通过硬件（处理电路）或软件（程序控制）两种方式来实现。前者依据算法的数学模型设计电路，后者则将算法的数学模型编制成程序并在计算机上实现。算法的选择十分重要，它决定了处理系统的性能质量和可行性。常用的自适应算法包括迫零算法、最陡下降算法、LMS 算法、RLS 算法以及各种盲均衡算法等[4]。

自适应算法是根据某个最优准则来设计的。自适应算法所采用的最优准则包括最小均方误差（LMS）准则、最小二乘（RLS）准则、最大信噪比准则和统计检测准则等。由于 LMS 算法和 RLS 算法采用不同的最优准则，因此这两种算法在性能、复杂度等方面均存在许多差异。

自适应控制是一门研究具有不确定性系统控制问题的学科，是"工程控制论"基本学科中的一个分支。自适应控制可以被理解为一种能够根据环境变化智能调节自身特性的反馈控制系统，其运行可以使系统能够按照一些设定的标准，工作在最优状态下。自适应控制在航空、导弹和空间飞行器的控制中取得了很大的成功。

本实验是多个复杂系统处于自主控制状态下、在不确定条件下相互关联形成的复杂运动，要想实现既定的目标，必须依赖系统的自适应控制。只有每个复杂系统都能够依赖自适应控制实现自主控制，才有可能进一步实现多个复杂系统关联运行的自适应控制，进而实现整个封闭系统的自主控制。

（一）自适应控制的意义

自适应控制和常规的反馈控制以及最优控制一样，也是一种基于数学模型的控制方法。不同之处在于，自适应控制所依据的关于模型和干扰的先验知识相对较少，需要在系统的运行过程中不断提取有关模型的信息，使模型逐步完善。具体而言，系统可以依据对象的输入输出数据，不断辨识模型参数，这个过程称为系统的在线辨识[6]。随着生产过程的不断进行，通过在线辨识，模型会变得越来越准确，越来越接近实际。因为模型在不断改进，显然，基于这种模型综合出来的控制作用也将随之不断改进[7]。在这个意义上，控制系统具有一定的适应能力。例如，当系统在设计阶段，由于对象特性的初始信息相对不足，系统在刚开始投入运行时可能性能不理想，但只要经过一段时间的运行，通过在线辨识和控制后，控制系统逐渐适应，最终调整到一个满意的工作状态。再例如，某些控制对象，在运行过程中可能会发生较大的特性变化，但通过在线辨识和改变控制器参数，系统也能逐渐适应[8]。

在本实验中，尽管中医药学有数千年的发展历史，已经积累了海量数据，先验知识相对应该达到了一个可观的量级。但与真实世界中，人类个体真实的形神变化相比，这种先验知识则相对较少，更何况，在真实世界中，人类个体还处在不断发展变化的内外环境之中。因此，自适应控制是我们的实验必须遵循的运行机制。

（二）自适应控制的现存问题

**1. 稳定性问题**

稳定性问题是所有控制系统的核心问题。在设计自适应控制系统时，确保系统在全局范围内稳定是至关重要的原则。然而，目前已经发现现有的稳定性理论无法解决一些提出的自适应控制问题，因此需要建立一种新的稳定性理论体系。

由于本实验只是思想实验，因此，在实践中必然要遇到的稳定性问题，我们将其忽略不计，在设计中，我们封闭系统中的各信息处理器，以及相关系统均可以确保在遵循自适应控制的同时，还能确保在全局范围内的稳定。

**2. 收敛性问题**

当一个自适应控制算法被证明收敛时，这可以提升该算法在实际应用中的可靠性。然而，由于自适应算法的非线性特性给建立收敛理论带来了相当大的困难，至今只在有限几类简单的自适应控制算法中取得了一定成果[9]。同时，现有的收敛性结果存在着较大的局限性，假设条件十分严格，因此并不方便在实际应用中使用。甚至对于保证参数估计收敛这一最基本的要求，也未必总能满足实际系统的需求。因此，收敛性的理论研究仍需进一步深入。同样，这些在实践中尚无法解决的收敛性问题，在我们的思想实验中，同样予以忽略。

**3. 鲁棒性问题**

在存在扰动和未建模的动态特性的情况下，系统能够确保其稳定性和一定的动态性能，这种能力被称为自适应控制系统的鲁棒性。扰动有可能导致系统参数严重漂移，进而导致系统不稳定，尤其是在存在未建模的高频动态特性的情况下。若指令信号过大或含有高频成分，或存在高频噪声，或自适应增益过大，都可能使自适应控制系统丧失稳定性[10]。已经提出了一些不同方案来克服由上述原因导致的不稳定性，但远未能得到令人满意的解决。未来，一个重要的理论研究课题就是设计一个鲁棒性强的自适应控制系统。我们的思想实验同样存在这样的风险，即存在着指令信号过大或含有高频成分，或存在高频噪声，或自适应增益过大等可能使自适应控制系统丧失稳定性的问题，对此，我们也只能暂时给予忽略。

**4. 性能和稳定性问题**

一个自适应控制系统要良好地工作，不仅需要满足系统稳定性的要求，还需要符合一定的性能指标要求。由于自适应控制系统是非线性时变系统，初始条件的变化或未建模特性的存在都会改变系统的动态行为。因此，分析自适应控制系统的动态品质是非常困难的，目前在这方面的研究成果仍然相对较少[11]。因此，我们的设计只能在思想实验中实现。

综上所述，自适应控制在现实中还存在许多无法解决的问题，但在本思想实验中，所有信息系统的控制均需依靠自适应控制程序以实现自主控制，因此，尽管自适应控制存在这样或那样的问题，在本实验中依然是各系统运行的主要机制。

# 第七章 验　证

如上所述，思想实验是一种利用想象力进行的实验，它超越了现实世界中的限制，探索了无法在实际环境中进行的研究。思想实验的重点在于挖掘超越经验和现实观察的新知识，并通过构想情境、场景和状况，以理论和逻辑推理的方式进行探索。思想实验进行后，并不意味着认识过程的结束，其得出的结果和假设性结论具有一定的真实性，但必须经过实践检验和理论论证才能被确认为有效的理论。

更进一步地说，思想实验的价值在于它能够引发对问题的新思考、提出全新的观点，并透过这种推理性的实验方法来开拓认识领域。思想实验的结果可能具有启发性和理论指导的作用，但这些结论必须经受严格的实践检验和理论验证，才能够在学术领域中得到广泛应用和认可。

那么，一般思想实验的认识和结果如何验证呢？通常的实验验证就是检验实验结果的客观实在性，而对客观实在性的检验只能用科学实践。思想实验因其是在思维中进行的实验，其验证存在着一定的特殊性。主要有以下三种验证方式：

## 一、逻辑验证

逻辑验证是对思想实验进行深入分析，以验证其在逻辑上的合理性。这种验证是从已确认的理论出发，通过逻辑推理的规则来论证思想实验中所作判断的可靠性和可能性。逻辑验证还包括对思想实验中所涉及的概念是否具有精确性，逻辑结构是否具有一致性[12]，以及思想实验是否得到现有科学理论和科学事实的支持等方面的全面分析。通过逻辑验证，可以确保思想实验的理论假设和推论符合逻辑规则，同时加强对思想实验的认识理解，从而推动科学理论的发展与完善。

在本实验中，逻辑验证也具有重要的作用，首先是概念的精确性问题，因为思想实验是针对中医药信息科学开展的，因此，除了中医药信息科学的概念要精确；同样，其基础学科中医药学与信息科学的概念也要精确，概念精确是构建逻辑结构的基础，一个基于本体的语义网构建如果是正确的，那么其包含的语义类型、语义关系一定是正确的，甚至同时也必须是精确的。在本实验中，对一些关键概念如稳态信息、集合信息、自我信息处理器、非我信息处理器、元素信息处理器等概念的定义一定要精确，对概念间的关联关系的建立则一定要符合逻辑，才能保证封闭系统的正常运行。

## 二、模拟仿真验证

思想实验往往是在理想状态下进行的，难以直接在现实的物理实验中进行验证。在这种情况下，借助不断发展的先进技术手段，可以人为地创造出各种无限模拟仿真条件来进行验证，从而获得原本难以观测的结果或规律。通过模拟仿真验证，我们能够深入了解思想实验所揭示的现象和规律，进一步推动科学的发展和进步。

例如，来自清华团队的研究人员开发了一个名为"Agent Hospital"的模拟医院（图 1-6）。在这个虚拟世界中，所有的医生、护士、患者都是由 LLM 驱动的智能体，可以自主交互。它们模拟了整个诊病看病的过程，包括分诊、挂号、咨询、检查、诊断、治疗、随访等环节。而在这项研究中，作者的核心目标是，让 AI 医生学会在模拟环境中治疗疾病，并且能够实现自主进化。由此，他们开发了一种 MedAgent-Zero 系统，能够让医生智能体，不断从成功和失败的病例积累经验。值得一提的是，该研究中的 AI 医生可以在几天内完成对 1 万名患者的治疗。而人类医生需要 2 年的时间，才能达到类似的水平。另外，进化后的医生智能体，在涵盖主要呼吸道疾病的 MedQA 数据集子集上，实现高达 93.06% 的最新准确率。

**Patient**
**Name:** Kenneth Morgan
Age: 35
**Gender:** Male
**Disease:** Acute Nasopharyngitis
**Medical History:** Hypertension
**Symptoms:** Diarrhea, persistent vomiting, enlarged cervical lymph nodes, recurrent fever, abdominal pain, headache

**Internal Medicine** Doctor
**Name:** Elise Martin
**Age:** 32
**Gender:** Female
**Skill:** Excellent communication and empathetic patient care abilities
**Duty:** Diagnose, treat, and provide preventive care for adult patients with a broad range of acute and chronic illnesses

**Radiologist**
**Name:** Zhao Lei
**Age:** 58
**Gender:** Male
**Skill:** Strong analytical skills and detailed observational abilities
**Duty:** Interprets medical images such as X-rays, MRIs, CT scans, and ultrasounds to diagnose patient conditions

**Receptionist**
**Name:** Fatoumata Diawara
**Age:** 48
**Gender:** Female
**Skill:** Excellent communication skills and proficiency with office software
**Duty:** Manages appointment scheduling, patient check-in, and communication coordination

图 1-6　Agent Hospital 中的代理示例

不论是在虚拟世界中的模拟，还是能够解决实际任务（比如 Devin）的智能体，都将给我们世界带来巨变。然而，这些多智能体通常用于"社会模拟"，或者"解决问题"。那么，是否有将这两种能力结合起来的智能体？也就是说，社会模拟过程能否提升 LLM 智能体在特定任务的表现？受此启发，研究人员开发了一个几乎涵盖所有医学领域的治疗流程的模拟。

Agent Hospital 中模拟的环境，主要有两类主体：一是患者，一是医疗专业人员。它们的角色信息，都是由 GPT-3.5 生成，可以无限扩展。比如，图 1-6 中，35 岁患者 Kenneth Morgan 有急性鼻咽炎，而他的病史是高血压，目前的症状是持续呕吐，有些腹泻、反复发热、腹痛、头痛，而且颈部淋巴结肿大。再来看 32 岁内科医生 Élise Martin，具备了出色的沟通能力，以及富有同理心的护理能力。她主要的职责是，为患有各种急性病和慢性病的成年患者提供诊断、治疗和预防保健服务。Zhao Lei 是一位擅长解读医学图像的放射科医生，还有前台接待员 Fatoumata Diawara。

这一策略包含了两个重要的模块，即「病历库」和「经验库」。诊疗成功的案例被整理，并存储在病历库中，作为今后医疗干预的参考。而对于治疗失败的情况，AI 医生有责任反思、分析诊断不正确的原因，总结出指导原则，作为后续治疗过程中的警示。简言之，MedAgent-Zero 可以让医生智能体通过与患者智能体互动。通过积累成功案例的记录，和从失败案例中获得经验，进化成更优秀的"医生"。

整个自我进化流程如下：

1）积累实例，总结经验；

2）直接向示例库添加正确的响应；

3）总结错误的经验，并重新测试；

4）将成功经验进一步抽象后，纳入经验库；

5）在推理过程中利用两个库检索最相似的内容进行推理。

难得的是，由于训练成本低，效率高，医生智能体可以轻松应对数十种情况。比如，智能体可以在短短几天内处理数万个病例，而现实世界的医生需要几年的时间才能完成[13]。

在本实验中，当整个系统处于封闭状态时，执行的就是这种策略，自我信息处理器随着更替程序的轮换，不断变换个体的先天属性，一轮更替程序启动后，随着元素信息处理器的元素信息不断输入，使其上运行的人体个体本体论信息系统和人体个体认识论信息系统均被激活，稳态信息和自我集合信息的不断输出使非我信息处理器接收的信息不断增加（实际上是无限度的增加），使其存储的知识信息和经验信息不断丰富，经他组织功能处理后，所产生的非我集合水平不断提高，最终成为超越人类个体中医医生水平的机器智能。

## 三、间接性验证

实践检验的一个根本特征是其直接现实性，然而将思想实验中的思维假设直接用物化实验验证在大多数情况下是不可能的。因此，需要借助间接的方式进行验证。例如，通过运用一定的辅助条件，可以推演出若干个可以检验的相似情况，然后对实验结果进行比较和分析，以达到验证的目的。通过间接性验证，我们能够在现实条件下对思想实验中的假设进行验证，从而加深对现象和规律的理解。

在本实验中，自我信息处理器和非我信息处理器的自主控制机制和自适应控制机制，使其能够使得两台信息处理器自身处于不断自我更新的过程中，这使得两者各自都能够不断实现自我检验、自我提高，而两者间的相互作用更是对非我信息处理器产生的非我集合信息水平的检验。这种检验使得两者能够自行不断提升，使得适应性策略得以保留发展，而不适应策略自行淘汰消失。

综上所述，中医药信息科学思想实验的验证是一个复杂而重要的过程，需要结合逻辑推理、模拟仿真和临床实践，以检验其逻辑可靠性、模拟有效性以及最终的临床适用性。首先，逻辑验证是中医药信息科学思想实验验证的重要方式。通过中医药学思维方式和系统科学的方法与理论逻辑进行推理，验证其逻辑可靠性与理论可行性。这涉及对中医药学系统理论的逻辑性、内在一致性和与现有科学理论的协调性等方面展开深入分析，以确保思想实验具有科学的基础和逻辑的合理性。其次，可以利用先进的信息科学技术手段，进行模拟仿真验证。通过模拟无限接近实验需求的条件，来验证思想实验的模拟有效性。信息科学技术的发展为模拟仿真提供了更为精确和真实的条件，使得我们能够在控制变量的前提下模拟出丰富的实验情境，以验证思想实验的可行性和有效性。最后，对思想实验所获得的结果进行临床实践验证。这意味着将思想实验设计的封闭系统所产生的集合信息用于中医临床实践，并与中医个体医生所形成的临床解决方案进行比较，以验证其解决实际问题的水平。通过在实际的临床环境中应用实验结果，将其与临床实践的结果进行比较，以验证思想实验的结果是否能够更好地解决真实世界中的临床问题。具体而言，在中医药信息科学思想实验中，可以通过自我信息处理器进行当下算力支持的自我个体生命周期更替模拟，来获取无限多的对自我个体稳态信息的认知，并形成相关的经验和知识。最终，将输出的集合信息与人类个体医生的诊疗方案相比较，以验证本实验的集合信息是否是更佳的临床解决方案。由此可见，中医药信息科学思想实验的验证具有多元化的特点，包括逻辑验证、模拟仿真验证和临床实践验证，这些验证方式的结合将有助于确保思想实验的严谨性和实用性。

具体地讲，我们思想实验验证需要在真实世界真实个人身上实现。具体的做法是将自我信息处理器拆除，以人类中医医生替代，当中医医生将人类个体类似自我信息处理器信息的信息输入到非我信息处理器后，后者将产生相应的非我集合信息，这种非我集合信息是人类个体状态的整体解决方案，这个方案可以和人类中医医生的解决方案相比较，以提高中医临床疗效（图 1-7）。

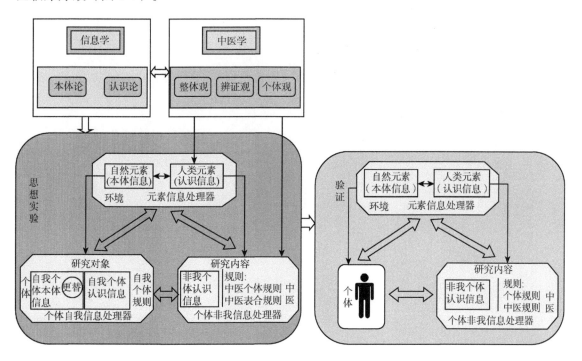

图 1-7　思想实验整体设计

# 第二部分
# 人体个体本体论信息系统

在本思想实验中,我们规定了本体论信息系统只运行于自我信息处理器中,该系统只接收、处理、输出本体论信息,因而在本实验中,有关本体论信息表达变化及其运动状态和方式的研究均依赖该系统开展和完成。此外,由于本实验规定了该系统运行的信息是人类个体的本体论信息,故名为"人体个体本体论信息系统"。

在本实验中,人体个体本体论信息系统中的信息流程分为输入-影响因素信息、存储-状态信息、处理-自组织、输出-稳态信息、反馈-稳态反馈信息五个阶段。

输入到人体个体本体论信息系统的信息包括自然界各种因素信息、人类社会产生的人造物信息、本系统产生的稳态信息反馈到系统的输入部分等,这些因素均会对系统产生不同性质和程度的影响,因而被称为影响因素信息;被影响因素信息扰动后,系统运行出现变化,这种变化存储为不稳定的状态信息;状态信息经过人体个体本体论信息系统的自组织功能处理,诱发系统产生级联反应,从而达到协同状态,继而输出稳态信息;稳态信息形成稳态反馈信息,作为新的影响因素信息进入人体个体本体论信息系统输入端;完成人体个体本体论信息系统的一个完整流程(图 2-1)。

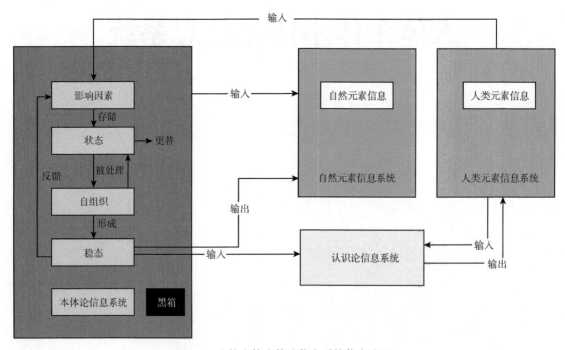

图 2-1　人体个体本体论信息系统信息流程

# 第一章　影响因素信息

  影响因素顾名思义就是具有影响的因素。在真实世界中，真实人类个体处于自然与社会的大环境中，自然的各种因素与社会的各种因素对人类个体生、长、壮、老、已各个阶段均有巨大的影响，尽管这些影响因素对个体生命的发生、发展、消亡具会产生巨大影响，但其也仅仅是人类个体发生变化的外因，人类个体变化的内因则是更具影响的因素，内因决定了生命的发生、发展和消亡，外因影响生命的发生、发展和消亡。在本实验中，我们规定，影响因素信息是人体个体本体论信息系统（以下简称本体论信息系统）的输入部分，其会对该系统的信息输出产生影响，即便是在我们的实验中，影响因素信息依然是本体论信息系统信息输入、存储、处理、输出的外因，能够影响该系统的运行，却不能决定该系统的启动、存续、崩溃。此外，由于该系统本身所具有的本体论属性，因而我们规定了输入的信息只能是本体论信息，即在本实验中被定义为不受人类或机器认知影响而存在的信息。在本实验中，顾名思义，影响因素信息是指能够对本体论信息系统产生影响的信息，这种影响既包括了正面的影响（如延长存续时间、输出更佳稳态信息），也包括了负面影响（如造成提前崩溃、干扰稳态信息）。在本实验中，被设定为本体论信息系统输入部分的所有影响因素信息均将或多或少地对整个系统的运行过程及其输出部分产生影响，导致系统存续时间内各个阶段的延续时长发生改变、输出的稳态信息质量发生改变，因此，研究本体论信息系统首先需要研究影响因素信息。

## 第一节　影响因素信息的分类

  如上所述，在本实验中，规定了只有本体论信息能够进入本体论信息系统，因此输入本体论信息系统的影响因素信息，原则上只能是本体论信息，即由客观存在所产生的信息，如物质信息、能量信息。在本实验中，即是不依赖于人与机器认知而存在的信息，但并非不依赖于人类存在的信息，这主要是由我们的学科性质所决定，我们的学科就是研究人类健康信息产生、变化、消亡的学科，人类不存在，学科也就不存在。在本实验中，我们规定输入本体论信息系统的影响因素信息主要包括自然元素信息、人造物元素信息和稳态信息，前两者是输入，后者则是反馈输入。

### 一、自然元素信息

  在本实验中，自然元素信息运行于自然元素信息处理器，该处理器中设置了两套系统，即自然元素信息系统和人类元素信息系统，自然元素信息只运行于自然元素信息处理器。自然元素信息涵盖了自然界中可感知的、不可感知的客观存在的所有元素信息。

由于本系统具有本体论属性，其只接受具有相同属性的信息，因此所有自然元素信息如自然界中产生和存在的天象元素信息、地理元素信息、生物元素信息、无机物元素信息等，因其都是由客观存在的物质和能量所产生的本体论信息，均可以直接进入本体论信息系统，并对其产生影响。如能量信息中的热能信息、辐射信息，物质信息中的固体物质信息、液体物质信息、气体物质信息，生物信息中的动物信息、植物信息、微生物信息，无机物信息中的矿物信息、化石信息等。

在本实验中，作为影响因素信息进入到本体论信息系统的所有自然元素信息都是真实存在的物质和能量所产生的信息，未经认识论信息系统的认知、选择、整合，也不受认识论信息系统是否存在的干扰和影响，但其存在的位置是元素信息处理器中的自然元素信息系统，其作用的目标是本体论信息系统。换言之，没有元素信息处理器和自我信息处理器，自然元素信息无处安身，也失去了作用对象，因此，这两台信息处理器和其中运行的相应信息系统的存在，是自然元素信息存在的前提，也就是自然元素信息依赖自然元素信息系统而存在，作用的对象是本体论信息系统。自然元素信息包括了自然界春夏秋冬、风雨寒暑、潮湿干燥等的信息表达，也包括了动植物划伤咬伤或传播病毒细菌等的信息表达，这些自然元素信息对于本体论信息系统的作用不以人类或机器是否认知而发生改变，进入该系统后，形成产生不同作用的影响因素信息。

进入本体论信息系统的自然元素信息，如果引发该系统输出的稳态信息发生剧烈扰动，产生疾病状态的信息表达，就成为作为病因信息表达的自然元素信息；如果引发该系统疾病状态信息表达回归稳态信息表达，就成为作为治疗（或干预）信息表达的自然元素信息。

在真实世界中，从中医药领域的角度来说，自然界中存在的各种物质和能量都可能对人体健康产生影响。在中医药理论中，认为人体与自然界是密切相关的，人体的健康受到自然界各种因素的影响。在本实验中，元素信息处理器中的自然元素信息系统所存储的各种物质元素信息和能量元素信息都可以对自我信息处理器中的本体论信息系统输出的稳态信息产生影响，因而，本体论信息系统与自然元素信息系统密切相关。

在中医药学知识框架下，天象是自然界中的重要元素之一，包括了太阳、月亮、星星等天体的运行和变化。人体的生理活动会受到天象变化的影响，比如太阳黑子产生的变化和不同季节气象发生的变化都与天象密切相关，这些都属于自然界的一部分。古代医家通过观察天象和推测天体运行规律，在《黄帝内经》中提出了天人相应的理论，指出人体的变化与自然界的变化规律有着密切的内在联系，因此在中医临床诊疗活动中会考虑到天象对人体健康的影响。在本实验中，天象元素信息是自然元素信息的四大组成部分之一，其存储的天体运行、季节改变、气象变化等元素信息均会作为影响因素信息对本体论信息系统输出的稳态信息产生影响。这种影响作用不一定遵从中医药学理论，但产生的影响、发生的改变是真实的，其作用机制因处于黑箱之中，因而当前尚处于不可解释的状态。

在真实世界中，地理环境因素也是影响人体健康的重要因素。不同地理环境中的气候、土壤、水质等各种自然因素都会对当地居民的健康产生影响。比如，湿润的气候容易导致湿邪侵袭，而干燥的气候则容易导致津液不足。中医药在治疗疾病时会考虑患者所处的地理环境，因为地理信息对人体健康状态可以产生直接的影响，对疾病的发生和发展也起着重要的作用。在本实验中，地理元素信息与天象元素信息具有密切的关联关系，前者受后者的影响而发生各种改变，地理元素信息存储的气候变化、土壤成分、水质改变等元素信息一旦作为影响因素信息进入本体论信息系统，就会与其他影响因素信息一起，叠加到之前存储的状态信息之上，通过自组织功能处理后，改变输出的稳态信息。同样，地理元素信息具体在本体论信息系统中的运作机制同样处于黑箱之中，我们无法了解其作用机理，只能通过稳态信息的变化推测其可能起到的作用。

在真实世界中，生物是中医药领域研究的另一个重点。不同种类的、生长于不同环境的、具有不同生理特性的动物、植物和微生物等一旦进入人体都会产生不同的影响。例如，一些植物类草药在中医临床中被广泛应用，因为它们含有特定的化学成分能够对人体产生治疗作用，这些都是生物对人类个体发挥作用的例子。此外，动物传播疾病、植物花粉成为过敏原等也是生物对人体健康产生影响的例子，它们对人体健康状态产生不同的影响，诱发不同的疾病。在本实验中，生物元素信息是自然元素信息中对本体论信息系统产生重大影响的一类元素信息，首先，大量致病因素的信息表达与植物、动物、微生物元素信息密切相关，其作用于本体论信息系统，不仅直接诱发疾病信息表达，还可能成为存储信息，在叠加了一定的其他影响因素信息后导致系统出现疾病信息表达，也就是滞后作用；其次，大量干预措施的信息表达与植物、动物、微生物元素信息密切相关，不仅是中医药学，就是现代医学也会从植物、动物、微生物元素信息中获取干预措施的元素信息；最后，生物元素信息是怎样在本体论信息系统中产生作用的，在本实验中，仍然处于黑箱之中，无从知道。

一般而言，无机物是指自然界中的矿物、化石等物质的信息。在真实世界中，这些物质含有丰富的矿物元素，对人体的生理活动具有重要影响。比如，一些矿物元素对人体的新陈代谢、神经系统、骨骼生长等都有重要作用，是维持人体正常健康状态的重要条件。在本实验中，无机物元素信息也是自然元素信息的重要组成部分，其作为影响因素信息进入本体论信息系统后对其输出的稳态信息产生干预作用。首先，无机物元素信息是维持本体论信息系统正常运行的重要影响因素信息，对系统新陈代谢、神经功能、骨骼生长等信息表达都具有重要作用；其次，无机物元素信息是干预稳态信息的重要手段，能够针对某些疾病状态信息表达产生干预作用，使其恢复到正常信息表达；最后，无机物元素信息在本体论信息系统中的运行通路、作用机制也处于黑箱之中，无从知道。

真实世界中，在中医药的临床实践中，自然界的各种因素被广泛应用于疾病的诊断和治疗。例如，中医医生在诊断疾病时会考虑患者所处的地理环境、季节气候等因素，以及患者对天象、动植物的接触情况，从而综合分析疾病的病因病机。在治疗方面，中医医生会根据患者所处的环境和季节等自然条件，选择合适的草药、针灸疗法等治疗方法，以达到调和人体与自然界的关系，使其处于和谐状态，进而达到促进健康的目的。

在本实验中，自然元素信息的利用是分主动和被动的。对于本体论信息系统，大量自然元素信息的进入是被动的，进入后对稳态信息而言，要么是疾病因素信息，要么是干预因素信息。本体论信息系统对自然元素信息的被动接受也是存在选择性的，依据本轮更替程序子系统的先天特性，而对自然元素信息有接受或不接受的可能性。对于认识论信息系统，从自然元素信息转化为人造物元素信息后的利用则是主动的，换言之，认识论信息系统对自然元素信息转化而成的人造物元素信息的利用是有意识的，这将在人造物元素信息和认识论信息系统中进行讨论。

随着现代科技的发展，中医药领域对自然界各种元素的研究也在不断深入。现代科学技术的手段为中医药研究提供了新的途径，如利用现代仪器对草药中的有效成分进行分析，对矿物元素在人体内的代谢规律进行研究等，从而达到利用自然界各种元素治疗疾病的目的。如上所述，在本实验中，自然元素信息包括了已知和未知的所有自然元素信息，而科学进步为自然元素信息的利用提供的加持已经包含在自然元素信息本身内了。

## 二、人造物元素信息

在本实验中，人类元素信息系统产生的人类元素信息包含所有人类用于描述客观存在及其相互关系的概念信息及经由人类加工产生的客观存在的人造物元素信息。在人类元素信息中只有人造物元素信息可以进入本体论信息系统，这是因为虽然人类元素信息均是人类用于描述客观存在及其相互关系的概念信息，但该类信息中的人造物元素信息是由人类加工自然元素信息后产生的人造物质信息、人造能量信息，人造物元素信息虽经由人类干预而产生，但其本质仍是客观存在，产生的信息也是本体论信息，因而人造物元素信息可以进入本体论信息系统，并对其产生影响。加工过的人造物元素信息包括固体、液体、气体等人造物信息，包括类似铁钉的信息、建筑的信息、汽车的信息、生活垃圾的信息、化学污染物的信息等，这些信息均具有本体论信息的属性。

人造物元素信息作用于本体论信息系统可以是有意识的，也可以是无意识的，但即便是意外作用于该系统的人造物元素信息，也会成为影响因素信息进入到该系统之中，如意外被车撞到的信息表达、高空坠物的信息表达、尖锐制品划伤的信息表达等，都属于人造物元素信息形成的影响因素信息。这些信息均会对本体论信息系统造成不同程度的影响，导致其运行过程和输出结果产生变化。

在本实验中，人造物元素信息主要分为两类，一类是一般、无选择的人造物元素信息，另一类是经集合信息选择和整合后输入本体论信息系统的人造物元素信息。虽然两者都作为人造物元素信息进入本体论信息系统，但一类是无意识的，而另一类则是有意识的。

在真实世界中，中医临床经过四诊合参形成干预方案，干预方案作用于真实的人体个体是通过各种物质发挥作用，如方药则是从植物、动物、矿物中获取的，针灸疗法用的器具则是用各种金属物质、化学物质等制作的，即便是音乐疗法、芳香疗法也均是通过一定的物质实现的。换言之，虽然形成的干预方案是认识论的，但真正实现干预的措施仍是本体论的。在本实验中，集合信息是指经过认识论信息系统处理后输出的最终结果。集合信息是产生于认识论信息系统的一类信息，按照我们制订的规则是不能进入本体论信息系统的。但在本实验中，集合信息可以作用于人类元素信息系统，当集合信息作用于人类元素信息系统中的人造物元素信息后，其选择的人造物元素信息因本身具有本体论信息的属性，可以进入本体论信息系统，这就将有意识、有目的地选择的人造物元素信息输入进本体论信息系统。集合信息是经由认识论信息系统对本体论信息系统稳态信息认知和分析后产生的，其通过对人造物元素信息的认知、选择、整合后，形成一个干预稳态信息的人造物组合方案，然后输入本体论信息系统。这是认识论信息系统的集合信息经转化后输入本体论信息系统的过程。这个过程完成的是认识论信息系统根据本体论信息系统输出的稳态信息叠加自身存储的知识信息和经验信息，经他组织功能处理后输出的集合信息，这个集合信息是针对稳态信息形成的整体解决方案，这个整体解决方案经过在人类元素信息系统中选择相应的人造物元素信息，组合成人造物元素信息解决方案，再作用于本体论信息系统，有针对性地调节稳态信息，使其达到更佳。综上所述，因为认识论信息无法直接进入本体论信息系统，所以集合信息对本体论信息系统的影响并不是直接发生的，而是以集合信息为模板，对人造物元素信息进行选择和整合，将整合后的人造物元素信息组合有意识地输入本体论信息系统，达到调整稳态信息的目的。

中医个体认识论信息系统输出的集合信息是在中医药知识框架下为了干预稳态信息而产生的，这是它的目的性。这种集合信息干预稳态信息所调用的人造物元素信息，必然是经由在中医药知识框架下认知后的人造物元素信息，使用原则遵从经由群体知识或个体经验所认知的各人造物元素信息的功能，以及这些人造物元素信息组合在一起的功能。由此可见，中医集合信息只能调用经过人类干预的物质和能量元素信息，即人造物元素信息，这是由于进入本体论信息系统的，只能是人造物信息中的本体论信息，其遵循的原则是在中医药知识框架下的认知。具体而言，中医个体认识论信息系统中调用的人造物元素信息中的中药饮片元素信息、针灸针元素信息、艾条元素信息、刮痧板元素信息、夹板元素信息等等，都属于这一范畴。

人体个体认识论信息系统也会输出集合信息，这种集合信息是人类个体干预自身稳态信息的自我集合信息，同样是具有目的性的。自我集合信息也需要调用人造物元素信息，而这种调用原则同样是使用经由群体知识或个体经验所认知的人造物元素信息的功能，这个调用过程是由本轮更替程序子系统伴生的认识论信息系统来完成，只不过不是在中医药知识体系框架下，而是在本轮认识论信息系统中存储的知识信息和经验信息形成的知识框架下进行调用。进入本体论信息系统的同样也只能是人造物元素信息中具有本体论信息属性的那部分，这种调用同样是有意识进行地选择和整合。比如因为饥饿信息表达而形成的进食信息表达，这个自我集合信息在人造物元素信息中选择的食物元素信息通常是本轮更替程序中存储的知识信息中可以食用的食物信息，或者根据存储的经验信息认为可以食用的食物元素信息，有条件的情况下会选择经过烹饪再食用的食物元素信息，因而食物元素信息的来源是人造物元素信息，摄入的部分是经由本轮更替程序认知的经过加工的人造物元素信息，而选择的食物元素信息组合是集合信息。再如，因为获得寒冷信息表达而选择加厚衣物信息表达，或选择进入保暖避风建筑物信息表达；听轻音乐信息表达改善心情信息表达，使用足浴信息表达改善睡眠信息表达，调用八段锦信息表达、太极拳信息表达或者冥想信息表达来提升稳态信息表达，都是通过自我集合信息调用人造物元素信息对稳态信息进行的干预的例子。

由此可见，在某个维度上，集合信息的产生需要依据对人造物元素信息的认知，也就是人造物元素信息的认识论信息部分，但集合信息经由调用人造物元素信息后进入本体论信息系统产生影响的是人造物元素信息的本体论信息部分，因为认识论信息永远无法等同于本体论信息，故而最终产生的影响可能并不会完全遵循由认识论信息系统产生的集合信息的本来目的。

并且，输入本体论信息系统的、经由集合信息调用的人造物元素信息组合可能具有多个来源，有的来自自我信息处理器中的人体个体认识论信息系统的自我集合信息调用，有的来自非我信息处理器中的中医个体认识论信息系统的中医集合信息调用。由于不同来源的集合信息是在不同知识框架下形成的，调用的人造物元素信息组合进入本体论信息系统后未必能够形成合力，有时甚至作用方向是相反的，因此，在本实验中集合信息对本体论信息系统所起到的作用是极其复杂的，并非只是正向的调节作用。

综上所述，人造物元素信息具有两种属性，即认识论信息和本体论信息属性，其认识论信息属性来源于人类或机器的认知，而本体论信息属性则来源于其物质和能量自身的本体论信息特征。正是因为人造物元素信息所具有的双重属性，才使得其可能被认识论信息系统的集合信息所调用，又能够进入本体论信息系统形成影响因素信息。

在本实验中，中医药领域中的中医药的理论、治则、治法、方药组成、针灸方案等都是中医集合信息的重要组成部分，正是这种中医集合信息去调用相应的人造物元素信息才能形成中医药对稳态信息的干预，因此，在某种意义上，中医药知识框架是中医药人造物元素信息组合的重要支撑。正是这种人造物元素信息的本体论信息组合进入到人体个体本体论信息系统，从而对该系统输出的稳态信息产生影响。

具体来讲，中医药学中的中药性味归经、功效作用、药物配伍、药物毒副作用等内容是中医个体认识论信息系统中的中医药知识框架。其中中医方药的知识作为特殊的人造物元素信息，其知识层面是认识论信息，其物质层面是由天然物质经过人类加工制成的固体、液体或气体等物质的本体论信息。根据中医药学的理论，在中医个体认识论信息系统中进行整合，形成具有独特药性和功效的中药处方信息即中医集合信息，中医集合信息的目的是通过调理人体的阴阳平衡、气血畅通等信息表达，从而达到治疗疾病、恢复健康的信息表达，这些都属于中医集合信息目的的范畴。在中医方药中，物质药物信息的选择、物质药物的配伍等都是对人造物元素信息的有意识选择和整合，最终以集合信息本体论信息的形式输入到本体论信息系统，从而影响其稳态信息的变化。

再比如针灸疗法的信息表达，它是在中医认识论信息系统中通过选定特定穴位信息、施加刺激信息，形成具有调理人体气血、脏腑功能信息表达的中医集合信息，这种集合信息以调用相应的人造物元素信息组合的形式影响本体论信息系统，从而达到调节稳态信息的目的。在上述针灸疗法的信息表达中，使用的针具属于特殊的人造物元素信息，经过人类加工制成，具有调理人体稳态信息的作用。针灸方案、操作手法等认识论信息作为集合信息也需要调用相应的人造物元素信息才能对本体论信息系统产生影响。

综上所述，人造物元素信息是一类很特殊的信息。首先，其位于元素信息处理器中的人类元素信息系统，该系统原则上是认识论信息系统，只能存储认识论信息。但人造物元素信息却具有两种信息属性，既是已被人类或机器认知的信息，属于认识论信息，又具有物质信息特性，使其具有本体论信息属性，这意味着人造物元素信息的认识论信息是不全面的，尽管其是人工制造的信息表达，但很可能人工制造中含有人类或机器以为认知而实际并未认知的信息部分，这部分从属性上来说就是本体论信息。因此，人造物元素信息具有其他信息所不具有的双重属性。其次，本实验的目标在于提高中医个体认识论信息系统输出的集合信息调节稳态信息的能力，但其输出的集合信息因其认识论信息属性而无法进入本体论信息系统成为影响因素信息的组成部分进而对稳态信息产生影响，只能通过调用具有双重属性的人造物元素信息完成这一目标。这就使得人造物元素信息的一部分在进入本体论信息系统时是按照中医集合信息进行组合的，换言之，是以中医组合的方式成为组成部分进入该系统，进而对稳态信息进行有目的地调节。人造物元素进入本体论信息系统要遵循目的性和组合性，而目的性表达的就是本实验的目标。第三，人造物元素信息在实际上实现了自然元素信息系统与人类元素信息系统的沟通，而这在本实验的设计中是有意回避的，因为此过程涉及太多与中医药信息科学无关而与其他科学密切相关的问题。但人造物元素信息要具备双重属性就必须在人类或机器的干预下完成从自然元素信息向人造物元素信息的转化，这个过程无疑是自然元素信息系统与人类元素信息系统相互关联共同完成的。第四,作为影响因素信息,人造物信息是集合信息意志的体现,是实验目标得以实现的支撑,因此,是极具特色的一类影响因素信息。

## 三、稳态信息

如上所述,在本实验中,我们设计本体论信息系统输入部分的影响因素信息是由自然元素信息、人造物元素信息、稳态信息三部分组成。而稳态信息是本实验的主要研究对象,整个研究都是围绕稳态信息设计的,研究的目标是获得更佳的稳态信息,稳态信息既是本体论信息系统的输出部分,也是该系统输入部分的重要组成部分,甚至对形成输出部分的稳态信息来说,三部分影响因素信息中稳态信息是起到了更为重要的作用。在本实验的设计中,稳态信息的属性是本体论的,不能为认识论信息系统完全认知。要想获得更佳的稳态信息,稳态信息自身作为影响因素信息的组成部分具有至关重要的作用,尽管我们无法准确地认知输出部分的稳态信息,也无法完全认知作为影响因素信息组成部分的稳态反馈信息,但仍不影响稳态信息是保证整个本体论信息系统、整台自我信息处理器乃至整个封闭系统正常运行的关键要素。

在本实验中,本体论信息系统被设计为一个具有自主控制、自适应功能的信息系统。对于可自控的信息系统来说,反馈的作用至关重要。信息从输出端返回到输入端,并以某种方式改变输入,进而影响系统功能的过程即为反馈。本体论信息系统输出的稳态信息也会返回到输入端,成为影响因素信息的一部分,再次进入本体论信息系统。稳态信息产生于本体论信息系统,也属于本体论信息,能够直接反馈进入本体论信息系统。

通过稳态信息反馈,本体论信息系统可以及时发现系统运行的状态并进行调整,通过自主控制,达到更佳的稳态,因此,稳态信息反馈后成为影响因素信息的组成部分,对本体论信息系统正常运行具有至关重要的作用。反馈分为正反馈和负反馈,正反馈使系统加速和增长,负反馈调整系统、保障系统平衡。对于本体论信息系统来说,稳定信息的状态是第一位的,只有维持稳态信息的正常状态,本体论信息系统才能维持正常运转,因此在分析本体论信息系统影响因素时,关于保障系统稳定的负反馈讨论得更多。

总而言之,稳态反馈信息作为影响因素信息的重要组成部分,对整个本体论信息系统的运行具有重要的作用,对输出的稳态信息的状态具有重大影响。首先,稳态反馈信息具有对稳态信息状态的预警作用,不仅是稳态信息崩溃时需要通过稳态反馈信息诱发整个系统运行的崩溃,而且即便在系统存续期间,每次稳态反馈信息与积累的稳态反馈信息相比较,也会对整个系统的运行提出预警,如稳态反馈信息出现“气滞”状态,整个系统就会产生“行气”的调节。其次,稳态反馈信息是对整个系统运行整体状态的反馈,这是因为稳态信息具有系统性,是系统整体状态的反映,反馈至影响因素信息引发的是系统的整体调节,导致的是系统的整体改变。再次,稳态反馈信息在时效上具有双重性,一方面是整个系统存续期间的持续反馈,另一方面则是系统瞬间变化的时刻反馈,这种时效上的双重性,使得稳态反馈信息既可以调节系统的瞬间改变,也可以持续调整系统整个存续期间的改变。最后,稳态反馈信息是不可知的,是系统自身运行产生的,只服从系统内在、自有的规则,不以人或机器的意志为转移,因此,稳态反馈信息具有本体、本质的特征。

综上所述,本体论信息系统运行于自我信息处理器中,能够输入其中的只有本体论信息,输入到本体论信息系统中的信息被称为影响因素信息,共有三种来源:一种是自然元素信息,来自自然元素信息系统；一种是人造物元素信息，即意外输入的人造物元素信息和经由集合信息调配组合的人造物元素信息；还有一种是本体论信息系统自身输出的稳态信息反馈回输入端形成的稳态反馈信息。

本体论信息系统是自我信息处理器中的核心组成部分，它负责接收、处理和响应本体论信息，这些信息是构成本体论信息系统生理信息表达的基础。本体论信息系统的设计原则是只允许本体论信息进入，确保系统内部的信息流动与系统的本质属性和存在状态保持一致。

自然元素信息是本体论信息系统的重要输入来源之一，它直接来源于自然元素信息系统，包括天象信息、地理信息、生物信息和无机物信息等。这些信息以物质信息和能量信息形式存在，对本体论信息系统产生直接或间接的影响。例如，气候变化信息影响本体论信息系统的生理节律信息表达，地理环境信息影响本体论信息系统的健康状况信息表达，生物信息如动植物的接触信息可能带来疾病或治疗的信息表达，无机物信息如矿物元素信息对本体论信息系统的新陈代谢信息表达至关重要。

人造物元素信息是本体论信息系统的另一输入来源，它包括了人类活动产生的物质和能量信息。这类信息虽然经过人类的加工和改造，但其本质仍然是客观存在的，因此可以被视为本体论信息。意外输入的人造物元素信息，如交通事故信息或工业污染信息，会对人体信息表达产生影响。而经由集合信息调配组合的人造物元素信息，如中医药方剂的集合信息，则是经过认识论信息系统处理后，有意识地输入本体论信息系统，用以调整和改善人体的稳态信息。

本体论信息系统不仅接收外部信息，还接收自身输出的稳态信息反馈。稳态信息是系统内部平衡状态的反映，它包括了生理、心理和行为等多个层面的信息表达。当稳态信息反馈回输入端时，它成为影响因素信息的一部分，帮助本体论信息系统进行自我调节和控制，以维持或恢复该系统的稳态。这种反馈机制是本体论信息系统自适应功能的关键环节，它使得系统能够对内部和外部的变化做出及时反应。

本体论信息系统通过处理各种影响因素信息，维护系统输出的稳态信息。系统内部的自主控制和自适应功能，使得它能够根据接收到的信息调整自身的运行状态。例如，当系统检测到外部环境的不利变化时，它可以通过调整生理机能的信息表达或行为模式的信息表达来适应这些变化，从而维持系统运行的正常和稳定。

本体论信息系统是一个复杂而精密的信息系统，它通过接收和处理自然元素信息、人造物元素信息和稳态信息反馈，维护系统的稳定状态。这一系统的设计和运行体现了对人体生命活动深刻理解的重要性，特别是在中医药领域，这种理解被用来指导疾病的预防和治疗。通过精确地调控本体论信息系统，来获得最佳稳态信息。

# 第二节　影响因素信息的属性

## 一、多源性

影响因素信息来源多样，具有多源性的属性。由上述分类可知，影响因素可以来自自然元素信息系统、人类元素信息系统和本体论信息系统自身，信息性质包含了自然元素信息、人类元素信息中的人造物元素信息和本体论信息的稳态信息，其中人造物元素信息又分为有意识组合输入和无意识进入两种情况。来源多样，这是影响因素信息的第一个属性。

影响因素信息的多源性属性在中医药学中的体现是：中医药学强调"天人合一"的理念，认为人体与自然环境和社会环境密切相关，而这种关联涉及各种因素，在信息表达上呈现多源性信息。

首先，自然元素信息系统中运行的自然元素信息是影响因素信息的重要来源之一。自然元素信息系统产生的自然元素信息主要与自然界的物质和能量有关，包括天气、地理环境、生物种类等。这些信息对人类的活动和生存都有着重要的影响。在中医药学中，根据《黄帝内经》的理论，自然界的阴阳五行规律对人体的生理和病理状态有着重要的影响。比如，在不同的季节和气候条件下，中医药学强调调整饮食和生活方式，以适应自然界的变化，保持人体的阴阳平衡和健康，由此可见，中医药学重视季节、气候等自然因素对人体阴阳平衡的影响。

其次，人类元素信息系统也是影响因素信息的重要来源。在真实世界中，人类的行为、情感、思想等都会对其生活产生影响，同时这些因素对人体的健康和疾病发展也具有重要影响。在中医药学中，情志过度被认为是导致疾病的重要原因之一。《黄帝内经》中指出，七情（喜、怒、思、忧、悲、恐、惊）对人体的健康有着重要的影响，过度的情绪波动会导致气血失调，从而引发各种疾病；而这些情志因素引发机体发生改变是需要物质基础支撑的，在中医药学中，情志的产生依赖于脏腑功能和气血津液的运行，情志的变化会诱发气血津液等有形物质发生改变，从而导致脏腑经络功能的变化。中医药学的理论、方药、针灸等都需要经过中医医生有意识地选择和整合，然后选用人造物对人体进行干预，以使人体保持健康的状态。在本实验中，输入到本体论信息系统中的人造物元素信息，一方面来自中医集合信息，使集合信息中的方药、针灸方案得以物化，进而进入本体论信息系统；另一方面来自自我集合信息，其形成的情感、感觉、调节集合如果要影响本体论信息系统，均需经由人造物元素信息的调用，物化后方能进入本体论信息系统，以调整其稳态信息，或者导致稳态水平下降，或者使稳态水平更佳。总而言之，这些人造物元素信息的有意识组合输入，也就是集合信息有意识地物化输入，可以对本体论信息系统产生重要的影响，实现中医集合信息的干预作用。因此，中医集合信息对本体论信息系统的干预作用可以被视为人造物元素信息有意识组合输入的一种重要表现。另外，人造物元素信息也是影响因素信息致病因素的来源之一。人类的活动和行为产生的人造物元素信息对本体论信息系统的稳态水平也有一定的负面影响。例如，环境污染、化学物质、电磁辐射等人类活动产生的因素都可能对人体健康产生负面影响。在中医药学中，环境因素的影响也被纳入到疾病诊断和防治的范畴中，中医药强调调整生活环境，减少有害因素的影响，保护人体健康。因此，在本实验中，人造物元素信息也是导致稳态水平下降的影响因素之一。

本体论信息系统自身也是影响因素信息的重要来源。本体论信息包含了人体自身的生理和病理状态等信息表达。在真实世界中医诊断中，医生会通过望、闻、问、切四诊方法，获取人体本身的信息，这些信息在本实验中是本体论信息系统稳态信息的表达，包括面色、声音、情绪、脉象等信息表达，最终综合成为稳态信息。稳态信息反馈到影响因素信息，对整个系统的运行及稳态信息本身起到调节和预警作用。

总的来说，在中医药学中影响因素信息的多源性属性得到了充分体现。中医药学强调整体观念，认为人体与自然和社会环境密切相关，各种自然与社会因素相互作用，影响着人体的健康和疾病发展。中医药学将人体与自然界和社会环境有机结合，体现在本实验中，就是自然元素信息、人造物元素信息和本体论信息系统的稳态信息有机结合，可见中医药学的整体观是充分考虑了多源性因素对人体健康的综合影响。

## 二、多元性

来自不同系统的影响因素信息各自具有不同性质、特点、目的和作用。如由自然元素信息系统输入的能量、物质信息，既可用于支持本体论信息系统的运行，也可因过度或有害的能量、物质信息输入，扰乱本体论信息系统的正常运行。

中医药学理论认为，人体是一个有机整体，不仅包括器官和组织结构，还包括气、血、津液等多种生命活动的物质和能量。因此，中医药学不仅是要治疗疾病，而且是更为注重调整人体的整体平衡状态，以保持身体和心理的健康及其功能正常。

在中医药学中，本实验设计的自然元素信息系统输入的能量和物质信息被称为"天人合一"，是人体生命活动的重要来源。例如，中医药学认为饮食对身体健康有着至关重要的影响，不仅能提供能量和营养物质，还可以调节身体的阴阳平衡。同时，气功、太极等传统健身方式，也是通过吸收大自然的能量来调整身体的能量平衡，提高身体的免疫力和自愈能力。在本实验中，通过选择自然元素信息加工而成的人造物信息，有目的地输入本体论信息系统，以提升稳态水平。

然而，本实验设计的自然元素信息系统的消极影响也会扰乱本体论信息系统的正常运行。例如，生活中经常接触到的电磁辐射、空气污染、化学物质等，都可能会对身体造成伤害。中医药学认为，这些伤害主要是通过破坏身体的气血、阴阳平衡来影响身体的正常功能。

在本实验中，由认识论信息系统输出的集合信息（无论是中医集合信息还是自我集合信息），目的为调整本体论信息系统，人造物元素信息根据集合信息的调配，完成物质信息组合后进入本体论信息系统，或成为促进和激励影响因素信息，或成为平稳和抑制因素信息。本体论信息系统自身的稳态反馈信息，则致力于保持本系统的稳定状态。

在中医药学中，本实验设计的人体个体认识论信息系统可以理解为真实世界中人的感知、认知和思维过程，是人与外部世界进行信息交流和调节的重要系统。在本实验中，人体个体认识论信息系统输出的集合信息，可以通过人造物信息组合调整本体论信息系统，即调整人体生理和病理状态的信息表达，以实现本体论信息系统的平衡和稳定。

在中医药学的实践中，药物被视为本实验设计的人造物元素信息的组成部分，其中包括中草药、药物制剂等。在本实验中这些药物元素信息根据中医集合信息的调配，物化后可以组合进入本体论信息系统，产生不同的作用。例如，一些药物元素信息可以促进系统的生理活动信息表达，激发系统的自组织功能，达到恢复和维持系统稳定的目的；而另一些药物元素信息则可以平稳系统的生理活动信息表达，抑制病理因素信息表达的发展，起到调节系统平衡的作用。针灸、推拿等治疗手段在本实验中也属于人造物信息，通过对本体论信息系统施加刺激，激发系统的自组织功能，影响系统的稳态信息。

同时，本体论信息系统自身也会产生反馈信息，致力于保持系统的稳定状态。在真实世界中，人体会通过自身的调节机制来应对外部环境的变化，以维持身体的内部平衡。身体的气血、阴阳平衡是维持身体健康的关键。在本实验中，本体论信息系统的反馈信息可以引导系统产生调整饮食习惯、生活方式的信息表达，以保持系统的稳定状态。这一调整过程的完成，需要通过人体认识论信息系统产生自我集合，进而选择、组合人造物信息输入本体论信息系统。

在中医个体认识论信息系统的运行中，系统会根据本体论信息系统输出的稳态信息，输出中医集合信息，并据此进行人造物元素信息的调配，形成个性化的、物化后的干预方案。该方案进入本体论信息系统是通过调整系统功能，产生促进或抑制系统生理活动的信息表达，同时保持系统的稳定状态，以达到输出更佳稳态信息的目的。

这些影响因素信息有分散输入的，有整体输入的，有无意识输入的，有有意识输入的，有些互相排斥，有些互相吸引，有些互相关联，有些互相矛盾，有些有助于本体论信息系统的平稳运行，有些却会产生妨碍，所有的影响因素都在不断变化和不断发展中，这是影响因素信息的多元性属性。

## 三、本体论

本实验规定，只有本体论信息能够进入本体论信息系统，这在本实验设计中是一个原则问题。在影响因素信息的来源中，由自然元素信息系统输入的是本体论信息，由本体论信息系统自身反馈的是本体论信息。经过认识论信息处理后形成的调整方案——集合信息，进而调配人造物元素信息输入本体论信息系统，人造物元素信息虽然经由人类认知、改变、加工，含有部分认识论信息，但能够进入本体论信息系统的，只能是其本体论信息部分。例如，经过中医个体认识论信息系统形成一副麻黄汤处方集合信息，包括炮制后的麻黄、桂枝、甘草、杏仁等麻黄汤这一人造物元素信息，但进入本体论信息系统的人造物元素信息本身，不是中医个体认识论信息系统对麻黄汤方剂的认知，也不包含中医个体认识论信息系统对炮制、煎煮、服用方法影响治疗作用的认知，换言之，进入本体论信息系统的只有麻黄汤的人造物元素信息的本体论信息部分。

在中医药学中，本实验设计的本体论信息系统反映的是人体自身的生理、病理状态，因此，本实验设计的本体论信息系统的稳定状态的信息表达，映射到真实世界对人体健康至关重要。在本体论信息系统中，影响因素信息的来源包括自然元素信息系统输入的本体论信息、本体论信息系统输出的稳态反馈信息和认识论信息处理后形成的调整方案——集合信息，其中集合信息只有通过调用人造物元素信息后，人造物元素信息的本体论信息部分才能进入本体论信息系统。

自然元素信息系统输入的能量、物质信息被视为至关重要的本体论信息因素。自然元素信息系统输入的能量、物质信息，如气候、地理环境等元素信息，可以影响本体论信息系统的稳定状态。本体论信息系统自身也会产生反馈信息，以保持系统的稳定状态。在真实世界中，人体会通过自身的调节机制来应对外部环境的变化，如天热时体温升高，通过张开毛孔增加出汗，加快散热降低体温。

从中医药学观点看，人体本身也是一个微观的自然界，受到自然界的影响，在不同的季节和气候条件下，需要调整饮食、生活方式等，以适应自然界的变化，保持人体的阴阳平衡和健康，这种调整，需要遵从认识论信息系统产生的集合信息。认识论信息处理后形成的调整方案——集合信息，通过调用人造物元素信息，对本体论信息系统产生影响。在真实世界中，中医医生通过对病人的望、闻、问、切四诊方法，获取患者全面的病情信息，形成认知，进而制定相应的治疗方案。这种多元性的信息收集是中医药治疗的核心理念之一，其治疗还是要通过物化的中药方剂、针灸推拿等人造物来实现。在本实验中，表现为集合信息最终以物化的形式作用于本体论信息系统。

综上所述，本体论信息系统的输入部分-影响因素信息是由自然元素信息、人造物元素信息和稳态反馈信息三部分组成。总的来说，影响因素信息对于本体论信息系统的影响属于外因作用，外因是需要通过内因才能发挥作用，也就是说，影响因素信息需要通过叠加先天因素才能发挥其真实的作用。所有影响因素信息都是本体论信息，但尽管是本体论信息却依然分为有意识和无意识进入本体论信息系统两种情况。而即便是无意识进入系统的本体论信息，在不同的更替轮次中，进入系统的影响因素种类也有不同，换言之，无意识进入依然是选择性进入。在三部分影响因素信息中，自然元素信息属于环境信息，人造物元素信息属于可以有意识组合后进入系统的元素信息，而稳态反馈信息则是本系统产生的稳态信息反馈至输入端后形成的。影响因素信息的作用力是双向的，既有正面的，也有负面的，即既有促进稳定的作用，也有破坏稳定的作用。最后，由于本体论信息系统并非按照中医药学知识框架设计的，而是要求其遵循人体自身的发展规律，因此影响因素信息本身并不具有中医药学特征，其作用及作用规则也不受中医药学知识框架的干扰。

# 第二章 状态信息

　　一般而言,状态是人或事物表现出来的形态。是指现实(或虚拟)事物处于生成、生存、发展、消亡时期或各转化临界点时的形态或事物态势。在本实验中,我们将状态信息设计为人体个体本体论信息系统(简称本体论信息系统)存储部分的信息表达,其在系统运行过程中具有极其重要的作用,组成也异常复杂。首先,在此部分中预先设计了更替程序子系统,其作用有四,一是本体论信息系统的单次更替由此发起并由此结束,代表了单一生命全过程的信息表达;二是本体论信息系统单次更替本身的先决条件信息由此设定,这在很大程度上决定了单次更替时间的长短;三是单次更替的性别信息属性由此设定;四是单次本体论信息系统的结构信息是由此设定的。其次,在单次更替每一时间点上所有影响因素信息(包括自然元素信息、人造物元素信息、稳态信息)与设定的每次更替程序的先决条件的叠加是在此部分实现的,每次叠加实现的是系统随机发生的先决条件信息与随机发生的影响因素信息的相互作用,代表了在真实世界中人体先天因素与后天因素叠加后产生的状态,这在很大程度上决定了本体论信息系统产生稳态信息的状态。

## 第一节　过　　程

　　系统从一个状态(始态)变成另一个状态(终态),我们就说:发生了一个过程(process)。过程是指系统运行所经过的程序,是利用输入实现预期输出结果的相互关联或相互影响的一组活动。如上所述,在本实验的设计中,影响因素信息进入本体论信息系统后,存储为状态信息。此时所有进入本体论信息系统的影响因素信息尚未经过该系统自身的处理,是一种处于不断变化之中的状态信息,其对原有的状态信息和更替程序产生的先天状态信息均会产生影响,导致状态信息发生变化。状态信息的变化过程分为连续变化和突然变化。

## 一、连续变化

　　连续变化即随时间而进行的平稳无中断的变化。本体论信息系统运行于自我信息处理器上,是一个个体信息系统,它时刻接受着自然元素信息、人造物元素信息和稳态反馈信息等影响因素信息的输入,输入持续发生,存储的状态信息变化也是片刻不停。本体论信息系统的状态信息连续变化表现为系统相对平缓的量变过程。实际上,在真实世界中,人类个体的机体状态从出生到终止始终在不间断地发生着变化,这种变化绝大多数情况下是平稳发生的,亦即我们通常所说的人体处于稳定状态，这意味着人体的稳定状态也是不断地发生着变化，只不过这种变化是平稳过渡，沿着生、长、壮、老、已的过程逐渐发展，尽管这种发展最终朝向死亡，但在生命的绝大多数时间、甚或整个生命过程中，都处于稳定状态，即平稳联系发展的状态。而在本实验中，本体论信息系统在一轮更替程序过程中，状态信息绝大多数时间是处于平稳发展，我们称之为连续发展，尽管这种发展最终是朝向崩溃，但在绝大多数时间、甚或整个一轮更替时段内都处于连续发展之中。

如上所述，在真实世界中，一个个体在整个生命过程中，其状态大部分时间处于连续变化中，表现为逐渐的成长，相对稳定的盛壮，逐渐的衰老，或者长期慢性的虚弱、疾病。在此过程中，状态始终处于变化中，但总体来看不易察觉。持续长久的连续量变，会累积成为质变，即连续的成长，会由婴儿长成成人，而连续的衰老，终将导致生命终结，踏入死亡。而在此过程中，发展变化绝大多数时间内都表现为连续变化。

在本实验中，本体论信息系统内单次更替程序子系统的运行是模仿人类一个个体的整个生命过程的信息表达。当系统运行处于单次更替过程中时，系统大部分时间同样处于连续变化之中，系统的状态信息从增强、稳定到逐渐减弱，或持续的衰减变化之中。在此过程中，状态信息始终处于变化之中，但总体是平稳地上升、持续地上升，或平稳地衰减、持续地衰减。

在中医药学理论框架下，状态的连续变化可以呈现为随着时间的变化而发生的状态变化过程，《灵枢·天年》中记载："黄帝曰：其气之盛衰，以至其死，可得闻乎？岐伯曰：人生十岁，五脏始定，血气已通，其气在下，故好走；二十岁，血气始盛肌肉方长，故好趋；三十岁，五脏大定，肌肉坚固，血脉盛满，故好步；四十岁，五脏六腑十二经脉，皆大盛以平定，腠理始疏，荣华颓落，发颇斑白，平盛不摇，故好坐；五十岁，肝气始衰，肝叶始薄，胆汁始减，目始不明；六十岁，心气始衰，苦忧悲，血气懈惰，故好卧；七十岁，脾气虚，皮肤枯；八十岁，肺气衰，魄离，故言善误；九十岁，肾气焦，四脏经脉空虚；百岁，五脏皆虚，神气皆去，形骸独居而终矣。"描述了人体随时间变化而状态连续变化的过程。

在本实验中，本体论信息系统的状态信息同样处于连续变化过程中，每时每刻接受着来自自然元素信息、人造物元素信息和稳态反馈信息等影响因素信息的输入，存储的状态信息也在持续变化中。《素问·四气调神大论》认为四季的更迭、自然气候的变化均对人体的生、长、壮、老、已有影响，在本实验中就是发生状态信息的变化，其强调应该顺应这种自然元素信息的影响，维持状态信息的连续变化过程。"春三月，此谓发陈。天地俱生，万物以荣，夜卧早起，广步于庭，被发缓形，以使志生，生而勿杀，予而勿夺，赏而勿罚，此春气之应，养生之道也……夏三月，此谓蕃秀。天地气交，万物华实，夜卧早起，无厌于日，使志勿怒，使华英成秀，使气得泄，若所爱在外，此夏气之应，养长之道也……秋三月，此谓容平。天气以急，地气以明，早卧早起，与鸡俱兴，使志安宁，以缓秋刑，收敛神气，使秋气平，无外其志，使肺气清，此秋气之应，养收之道也……冬三月，此谓闭藏。水冰地坼，勿扰乎阳，早卧晚起，必待日光，使志若伏若匿，若有私意，若已有得，去寒就温，无泄皮肤，使气亟夺。此冬气之应，养藏之道也……"

在中医药学中有"体质理论"，即"影响体质的因素"，是先天形成的，先天禀赋是体质形成的基础，是人体体质强弱的前提条件。中医药学认为，地理环境因素所造成的不同水土气候、地域性饮食习惯差异可影响体质。个体饮食因素造成的饮食结构和营养状况的差异也会对体质产生明显的影响。生活因素也会对体质有影响，比如劳伤导致虚弱，安逸易生痰瘀等。情志变化,可以通过影响脏腑精气的变化,进而影响人体的体质。此外性别差异也会影响人体生、长、壮、老、已的变化过程,进而也会对体质状态产生影响,表现出不同体质类型,如《易经》根据天人合一理论提出了天有风寒湿燥火,人同样也有风寒湿燥火五种生理体质,这一概念在后来的《黄帝内经》中得到进一步发挥。

如上所述,在真实世界中,人体个体状态的连续变化不仅受外界影响因素的影响,很大程度上,其内在的先天因素起着更重要的作用,即其所具有的先天因素已经决定了其身体状态发生连续变化的趋势。由此可见,连续变化是在外因与内因共同作用下发生的。在本实验中,本体论信息系统中的存储部分-状态信息中,由于事先设置了更替程序形成了"先天"特征的一系列设置,如性别、结构、节律等等,因此,其所发生的连续变化是在此基础之上,叠加了影响因素信息后发生的,连续变化的模式与节律受"先后天"因素影响,"先天"因素的影响要更大一些,也就是说对于连续变化来说,更替程序的影响要大于影响因素信息的影响。

## 二、突然变化

在本实验中,将状态信息在连续变化过程中突然出现的剧烈波动称为突然变化,通常因为急速接受了大量偏颇影响因素信息所导致。如自然元素信息系统中天文元素信息,其中的风雨元素信息猝然大量输入本体论信息系统,会导致该系统在存储部分出现大量失温,引发恶寒、头身疼痛的信息表达;再如,自然元素信息系统中的高温物质元素信息突然输入本体论信息系统,导致存储部分呈现直接接触高温物质引发烫伤、烧伤的信息表达;还如,人类元素信息系统中人造物元素信息所包含的不新鲜食物元素信息快速大量输入本体论信息系统,会造成存储部分呈现摄入不新鲜食物导致出现剧烈吐泻、继而脱水的信息表达;亦如,自然元素信息系统中的虫兽元素信息或人类元素信息系统中人造物元素信息中的金刃元素信息大量输入到本体论信息系统,导致存储部分出现突然大量出血的信息表达等,以上均是状态信息出现的突然变化。

自然元素信息作为影响因素信息突然大量偏颇输入本体论信息系统,会对状态信息产生巨大的影响,如"阳气者闭塞,地气者冒明,云雾不精,则上应白露不下。交通不表,万物命故不施,不施则名木多死。恶气不发,风雨不节,白露不下,则菀槁不荣。贼风数至,暴雨数起,天地四时不相保,与道相失,则未央绝灭。"(《素问·四气调神大论》)但如果本体论信息系统具有强大的自组织能力,或者其系统具有很强的顺应能力,则对状态信息的变化不会产生大的影响,"唯圣人从之,故身无奇病,万物不失,生气不竭。"(《素问·四气调神大论》)

状态信息产生的突然变化会给本体论信息系统带来剧烈震荡,如果这种震荡超出了该系统处理部分自组织功能的调节能力,或自组织功能无法及时协调这种突变,均可能直接引发系统崩溃。

实际上,突然变化的发生不仅取决于影响因素信息的输入,而且与更替程序的设置密切相关,即同样的影响因素信息对于不同轮次的更替程序会产生不同的影响,有的轮次会发生突然变化,有的轮次则不会发生。

综上所述,在状态信息变化过程中,连续变化会导致系统发生平稳崩溃,而突然变化则会导致系统发生骤然崩溃。这是系统崩溃的两种形态，亦是在我们设计的封闭系统中必须认知的两种崩溃状态及其崩溃过程。

# 第二节 属　　性

在本实验中，我们规定了状态信息具有两种属性，即不稳定性和叠加性，这两种属性导致状态信息表现出复杂性特质，增加了整个本体论信息系统的不确定性。

## 一、不稳定性

状态信息的不稳定性属性是因为其总是处于不断变化之中，即便连续变化可能难以察觉，但却始终存在。

状态信息的不稳定属性是信息流动带来的。首先，本体论信息系统是一个处于开放状态下的个体系统，它处于自然元素信息系统和人类元素信息系统两个巨大的群体系统之中，两大元素系统的信息不断输入本体论信息系统，导致本体论信息系统存储的状态信息时刻受到影响因素信息的影响，使其始终处于变化之中，因而是不稳定的。其次，在本实验中，我们在状态信息中设置了更替程序，该程序的运行实现了本体论信息系统的一次次更替，每次更替从其启动开始就朝向崩溃运行，而更替程序本身就是状态信息的重要组成部分，由于更替程序的不停顿运行，也给状态信息造成不稳定状态。最后，影响因素信息与更替程序的相互影响也首先作用于状态信息，这进一步导致状态信息的不稳定性，使其运行轨迹处于无法预测的状态。综上所述，状态信息处于影响因素信息、更替程序、影响因素信息及更替程序叠加等多种因素的影响之下，导致其运行始终处于不稳定的状态，因而不稳定是状态的重要属性之一。

只要本体论信息系统还在运行，就不能停止从元素信息处理器接收元素信息，也不能避免更替程序的影响，更无法脱离二者叠加造成的波动，因而，状态信息的变化就不会中断。即便经过自组织功能处理后产生的稳态信息，其本质上也无法处于绝对稳定的状态，换言之，也只能是处于不断变化之中的相对稳定状态。

在真实世界中，人体处于自然界中，自然界因素的影响，必然会对人体产生各种影响，从而导致人体状态发生变化。比如《素问·生气通天论》所述："因于寒，欲如运枢，起居如惊，神气乃浮。因于暑，汗，烦则喘喝，静则多言，体若燔炭，汗出而散。因于湿，首如裹，湿热不攘，大筋缩短，小筋弛长。缩短为拘，弛长为痿。因于气，为肿，四维相代，阳气乃竭。"而人体在维持生命状态的过程中，需要摄入各种空气、水、食物等各种物质，其作用一定会对人体产生各种影响，导致人体出现不稳定的状态，例如"味过于酸，肝气以津，脾气乃绝。味过于咸，大骨气劳，短肌，心气抑。味过于甘，心气喘满，色黑，肾气不衡。味过于苦，脾气不濡，胃气乃厚。味过于辛，筋脉沮弛，精神乃央。"（《素问·生气通天论》）就是在讨论这类问题。

其内在的先天因素起着更重要的作用，即其所具有的先天因素已经决定了其身体状态发生连续变化的趋势。如《灵枢·寿夭刚柔》："人之生也，有刚有柔，有弱有强，有短有长，有阴有阳。"并因为初始先天因素而有寿命长短的区别,可以通过观察个体形、气、骨、肉、皮的状态来判断寿命长短。"形有缓急,气有盛衰,骨有大小,肉有坚脆,皮有厚薄""形与气相任则寿,不相任则夭。皮与肉相果则寿,不相果则夭。血气经络胜形则寿,不胜形则夭……"

先天因素决定个体对后天影响因素的选择性接受。同样的影响因素强度下,有的个体被动接受了影响因素并叠加于原状态上,有的个体不接受影响因素而未出现叠加状态。如《灵枢·本脏》中记载:"然有其独尽天寿,而无邪僻之病,百年不衰,虽犯风雨卒寒大暑,犹有弗能害也;有其不离屏蔽室内,无怵惕之恐,然犹不免于病。"《灵枢·论勇》:"有人于此,并行并立,其年之长少等也,衣之厚薄均也,卒然遇烈风暴雨,或病或不病,或皆病,或皆不病。"对影响因素的选择性又主要由先天结构决定,如《灵枢·本脏》:"心小则安,邪弗能伤,易伤以忧;心大则忧不能伤,易伤于邪。"

后天影响因素长期累积也会对先天状态产生影响,如《素问·生气通天论》中的"膏粱之变,足生大丁""因而饱食,筋脉横解,肠澼为痔",《素问·五脏生成》中的"多食苦,则皮槁而毛拔",都是长期饮食因素影响后发生的结构状态改变。反之,养成良好的饮食起居习惯,有目的地控制后天影响因素进入人体,也可以影响先天,增强状态,隔绝不良影响因素,如《灵枢·师传》中提到:"食饮衣服,亦欲适寒温,寒无凄怆,暑无出汗。食饮者,热无灼灼,寒无沧沧。寒温中适,故气将持。乃不致邪僻也。"

## 二、叠加性

状态信息的改变虽然是持续的,但不是独立的。每个片刻都有新的状态信息产生,每个片刻产生的状态信息都会叠加在之前状态信息的基础上,这是状态信息的叠加性属性。

本体论信息系统每一次更替程序从开始运行始,因其内置的先天因素信息的决定值设置,对输入的影响因素信息自然会产生不同的反应,有些因先天因素信息设定值表达出体质壮实的状态信息,在系统运行中不易受到影响因素信息的剧烈扰动,较少出现突然变化,如输入了一些来自自然元素信息系统的极端天气信息后,系统仍能保持连续变化而不易出现突发变化;有些因先天因素信息设定值表达出体质偏颇的状态信息,导致在系统运行中容易受到某种特定属性的影响因素信息的干扰,从而引发状态信息出现剧烈变化,如本体论信息系统的先天因素信息设定值表达出对某种来自自然元素信息系统的物质元素过敏的状态信息,稍有这种自然元素信息输入就会导致系统产生喷嚏流涕、呼吸困难、皮肤丘疹等状态信息。而每次输入的影响因素信息都会引发一种新的状态信息表达,这个新存储的状态信息会叠加在原有状态信息之上,引发存储部分的状态信息发生改变,即后天因素可以影响先天因素。在本实验中表达为自然元素信息系统和人类元素信息系统输入的元素信息可以引发本体论信息系统中每一次更替程序的先天设定因素决定值改变,进而导致状态信息发生叠加后的改变。

因而除了刚刚开始的新一轮更替程序的本体论信息系统,因其尚未接收过影响因素信息的输入而呈现出初始状态,否则它的状态信息就始终是处于叠加状态,系统运行的时间越久,叠加的状态信息就越多,状态信息也就越复杂。可以说,本体论信息系统此刻的状态,是自它运行以来所有时刻状态信息的综合体现,每一次系统循环中的状态信息,都是在某个时间点上,本轮更替初始状态信息和从开始运行到此刻存储的所有状态信息之和。因为这些状态信息都是叠加在初始状态信息的基础上,所以同一轮更替程序中的本体论信息系统的每一刻状态又总会存在一定的相似性。

综上所述，状态信息的叠加性属性，首先表现为影响因素信息与更替程序初始设定的决定值的叠加；其次表现为影响因素信息与影响因素信息的叠加，即每一次影响因素信息都会与上一次影响因素信息叠加在一起；最后表现为在此一轮更替程序的全过程中，所有影响因素信息与更替程序初始设定的决定值的叠加。这种叠加性，使得状态信息产生极其复杂的、无法预测的变化。

在中医知识框架下，中医体质就是一个初始状态，就五种体质来讲，人出生就有分为风体（木型）、火体（火型）、湿体（土型）、燥体（金型）、寒体（水型）。如火体（火型人）的描述源自《易经》离卦（火卦），"离为火，为日（太阳）"，禀先天之火气。火型人的先天特点表现为大多头小面赤，体实粗壮，脉数或洪大，眼睛偏小，但目光闪亮、顾盼流星，正如《易经》所说的"离为目"。以取象比类的方式，认为火型人（离卦人）象征太阳和火，"离为日，耐寒怕热，能冬不能夏"，天生阳气盛，所以从小怕热不怕冷，就像一个小火炉。火性炎上，火性外越，因此火性人的气质是高度外向的，表现为热情，容易激动，上进奋发，平素行走如飞，动作具有爆发性，其思维灵活，快如闪电，有发明家的素质。但亦有骄傲好斗、野心勃勃的性格特点。这是火型人的先天特点，或者说初始状态。但正是因为有了这些先天特点，火型人在叠加其他因素时，状态变化会尤其明显。离卦火型人，火气偏多，火气通于心，心为火胜，心主血脉，故易罹心脑血管疾患，如高血压、冠心病、动脉硬化等。又因火能动风，伤血，故该型人还有中风、脑出血等潜在倾向。火型人阳气旺盛，阳盛则热，除易患阳证、实证之外，热灼阴津，又易患阳亢阴虚。精神易躁，且应注意甲状腺疾病。因此，火型人阳多阴少，要多养阴生津，少食火热之品，多静养，忌暴怒，火气迫于心，外火引动内火，宜低温养生。夏天及火热天一定要注意养心安神，有助于保持相对稳定的状态。同理，其他体质亦有其相似的情况。寒体（水型人）源自《易经》坎卦（水卦），"坎为水"。从外表来看，水型人一般面偏黑或较白，体瘦，个中等，脉沉，目深耳大。正如《易经》所说的"坎为耳"，此型人听力特别灵敏。坎卦人像水，禀天之水气，性至阴柔。天生阴寒盛，与火型人相反，从小怕冷不怕热。水性下沉，故水性人的气质高度内向，多阴而沉静，且尚谋，有参谋长的素质。水性沉重，水性蛰藏，故坎卦人多阴而不外露，表面看静得宛如一池水。水型人怕寒喜热，能夏不能冬。但正是因为有了这些先天特点，水型人在叠加某些因素时，状态变化会尤其明显。水型人，水性寒，寒气通于肾，易患肾类疾病，如水肿、肾炎、腰痛、骨关节病、不孕症、五更泻等。寒性凝滞、收引，故坎卦人又易有气血不通、经络痹阻之类疾患的潜在易感性。水型人天生寒体，多阴少阳，加之水性寒凉，故易伤阳气而患阳气不足、阴气偏盛甚至肾阳虚衰、命火不足之疾。因此，水型人要注意三防：防肾病、防寒、防阳虚，并在精神方面谨防抑郁。平时养生也要注意多运动，多食温热之品，寒气通于肾，外寒引动内寒，注重防寒保暖和养肾。湿体（土型人）源自《易经》坤卦（土卦）。从外形上看，土型人多数面黄头大，个矮，敦实，脉缓，唇厚鼻大，一般味觉偏灵。坤卦象地，禀地土之气，故性阴而质顺。如《易经》说，"坤为地、为母"，生性博大厚道。土型人禀地土之性，藏贮不露，故偏内向。土型人如母，《易经》："地势坤，君子以厚德载物。"形容土型人多宽容厚道，勤恳实干，诚信谦恭，有实干家的风范。土性湿，湿性黏滞而重浊，故土型人气血运行相对较缓，气质稳定如山，有反应相对较慢的弊端，脉也偏缓，有安于现状和对新事物欠敏感的情况。土型人属土，土性阴而偏湿，湿气通于脾，故该型人又称湿体，易有脾系疾病的潜在倾向，在叠加某些湿性因素时，状态变化会尤其明显。如腹泻、水肿、腹胀等。由于湿气重浊、黏滞，故该型人易积湿生痰，多有痰湿、痰浊之疾，易患痰饮、积聚、水肿等。土性沉，又易患内脏下垂等症，易患消化系统疾病，又因痰湿、痰浊偏重而多有三高（高脂血症、高血压、糖尿病）。平日养生方面，土型人湿气重，要多运动，少食肥油等生痰之品。湿伤脾外湿引动内湿，在长夏及外湿重的情况下，更要多健脾防湿，可吃山药、薏苡仁、白扁豆等。燥体（金型人）源自《易经》乾卦人。金型人禀天地燥金之气，宽额面白方脸，骨大体魄，脉大而劲，嗅觉较灵。乾卦象天，禀天之金气。如《易经》曰"乾为天""乾为父""乾为首"，就是说金型人象天，心胸宽广，富有远见，组织能力强，具有领导者的素质。此型人多刚健自强，"天行健，君子以自强不息"。但这一型人也往往有虚荣、自尊过强的一面，甚至有唯我独尊的弊端。金型人燥气旺盛，燥气通于肺，因此金型人在叠加燥热等因素时，状态变化会尤其明显。易患肺系疾病，尤以燥热性疾病偏多，如咳嗽、慢性支气管炎。燥伤津，又易患消渴病，燥胜则干易患便秘，此外还易患前列腺增生等疾病。乾金之人，大多豁达大度，虚怀若谷，所以寿命一般偏长。但燥阳之气易灼伤阴津，故寿命只属中等。燥体必当以生津润燥为主，该类型人平时应多食银耳、藕、百合、杏仁、梨等，少抽烟、饮酒，尤其秋天，外燥引动内燥，更应注意养肺润燥。风体（木型人）源自《易经》巽卦人。风体人面青偏瘦，身稍长或小巧玲珑，脉偏弦，皮肤触觉敏感。巽卦人，禀天之风气。如《易经》曰，"巽为木，为风"，风性属阳主动，故风体者多属阳性。《易经》形容："风以散之。"风禀木之性，木性条达，风性主动，故该型人性急好动，思维敏捷，善于外务，伶牙俐齿，能言善辩，有外交家的风范。木型人多风气，风气通于肝，该型人多有肝系疾病的潜在倾向。因风性善动，但正是因为有了这些先天特点，风型人在叠加其他因素时，状态变化会尤其明显。故易有血压波动，肝风内动，高血压、中风及过敏性疾病；风性善变，故该型人神经系统多不稳定，并易患精神系统失调的疾患，如肝郁、癔病、神经官能症等。木型人在春天和大风天要注意防风，因为风气通于肝，外风引动内风之故，少生气，少食动风之品。

综上所述，在中医药知识框架下，先天与后天的叠加、后天与后天的叠加都能对人体状态产生不同的影响，导致疾病的发生以及疾病的预防。具体到不同的先天和后天，其叠加能够产生的影响是不同的，因此，认识人体的先天对认知后天的叠加影响有着不可或缺的作用。

# 第三节　更替程序

状态信息是处于永远变化之中的，同时又是处于瞬间状态的，每一刻的状态信息都不同于前一刻，而是叠加在前一刻的状态信息之上，并代替了前一刻状态信息而呈现出来。

本思想实验的目的是提高中医个体认识论信息系统的信息处理能力，进而通过影响本体论信息系统的影响因素信息，促使其输出的稳态信息趋于更佳。为了达到这个目的不仅需要中医个体认识论信息系统有着良好的数据处理能力（类似人类的悟性），更重要的是能够不断积累数据，形成知识信息，包括经验信息。已知经验信息的积累与接触的频次、认知的状态、具有的悟性、获得的结果四个方面密切相关，其中历经足够多的次数，处理足够多的不同状态，是获得经验信息积累的前提。因此在自我信息处理器中，运行单一的本体论信息系统显然无法满足本实验的要求。

　　为此，在本思想实验中，在自我信息处理器的本体论信息系统的状态信息中设计了更替程序，每次更替发生时段内的所有状态信息的变化和叠加变化，发生在一轮更替开始、持续、崩溃的全过程，代表了真实人体的生长、成熟、衰老直到死亡的全过程，当本体论信息系统的自组织能力无法再维持该系统的相对稳定时，就会导致该系统的崩溃，最后的稳态信息反馈会提示新的更替程序启动。新一轮更替程序启动开启了，新的初始设置、叠加了新的状态、重复了持续直至崩溃的过程，崩溃后，再次启动新的更替程序。实际上，在更替程序运行的过程中，不仅本体论信息系统随之完成一轮轮更替，而且是人体个体认识论信息系统也随之完成一轮轮更替，亦即整个自我信息处理器是随着更替程序在完成一轮轮更替。这表明，当自我信息处理器的本体论信息系统发生更替时，其认识论信息系统也随之完成更替，本体论信息系统决定认识论信息系统的更替，认识论信息系统随本体论信息系统的更替而更替；亦即"形"之更替决定了"神"之更替，"神"之更替随"形"之更替发生而发生。如此不断重复更替程序，保证了中医个体认识论信息系统能够处理足够多的不同状态信息，这个足够多是远远超越真实的人类个体中医医生所能认知的全部状态信息，因此，中医个体认识论信息系统有可能超越人类个体中医。

## 一、时间

　　对于更替程序而言，时间属性主要有两个参数，一个是时长，另一个是频率。每次更替程序在本体论信息系统的时间流速是均匀的，也就是频率是相等的；但不是等长的，也就是时长是不相当的。更替是本体论信息系统存储部分状态信息的内置设置，其每一轮轮换的时长不等，其间经历的发生、持续、崩溃的时长也不等，这是状态信息多样性的重要保障和重要原因之一；而每轮更替存续期间的时间流速却是均匀的，这保证了本体论信息系统在时间流速上的一致性，这也是系统表达的状态信息具有真实性的重要保障之一，即时间保障。因为确定时间，是靠不受外界影响的物质周期变化的规律，时间是物质的永恒运动、变化的持续性、顺序性的表现，具有一致性。

　　本体论信息系统的每次更替都会从自然元素信息系统获取同样频率的昼夜和季节，如同个体人类在自然界中经历同样频率的一天天、一年年，但为了获取更多频次的更替和更多的状态信息，在本思想实验中，时间流速被大大加快了。系统的一秒可能模仿了自然界中的一年，但始终保持匀速流动，遵循自然时间规律，不会出现某次更替的昼夜季节节律较长，而另一次更替的昼夜季节节律较短的现象，因而保证了系统时间的一致性和真实性。

　　每次本体论信息系统中更替程序的运行时长均是不同的，这是因为每次的本体论信息系统更替程序启动时的属性信息不同，输入的影响因素信息（包括自然元素信息和人类元素信息）不同，甚至系统的自组织功能在不同时段的能力也是不同的，导致其运转的时长也是不同的，因而每次更替程序在本体论信息系统存留的时间并不等长。即便是更替程序的运行时长相同，其启动、持续、崩溃的阶段时长也同样可能是不同的。这就如同人类个体的寿命时长不同，有人年少而夭，有人寿至耄耋，有人因疾病短寿，有人因意外猝死，有人发育较早，有人成熟较迟，有人早衰，有人年老筋骨仍健；即便是人类个体寿命时长相同，其生、长、壮、老、已每个时期的时长也是不同的，有人60岁依然年轻，有人50岁已步入老年，有人15岁已趋于成熟，有人30岁依然像个孩童；此外，每个人类个体在每个阶段所具有的状态也是不同的，有人 70 岁已然行动困难，有人 90 岁还能工作；如此种种，表明在真实世界中，人类个体不仅寿命长短不同，而且儿童、少年、青年、壮年、中年、老年每个生命阶段开始的时间和结束时间也不同，每个个体各生命阶段的生命状态也是不同的。在本实验中，更替程序的时间属性就是要把这些差异体现出来，使中医个体认识论信息系统能够获取不同生命周期、不同生命阶段、不同生命状态的信息，从而丰富其所见所闻。

中医发展史上，早在《素问·上古天真论》中就对人的寿命长短有了详尽的描述，"黄帝曰：余闻上古有真人者，提挈天地，把握阴阳，呼吸精气，独立守神，肌肉若一，故能寿敝天地，无有终时，此其道生。中古之时，有至人者，淳德全道，和于阴阳，调于四时，去世离俗，积精全神，游行天地之间，视听八远之外，此盖益其寿命而强者也，亦归于真人。其次有圣人者，处天地之和，从八风之理，适嗜欲于世俗之间，无恚嗔之心，行不欲离于世，被服章，举不欲观于俗，外不劳形于事，内无思想之患，以恬愉为务，以自得为功，形体不敝，精神不散，亦可以百数。其次有贤人者，法则天地，象似日月，辨列星辰，逆从阴阳，分别四时，将从上古合同于道，亦可使益寿而有极时。"在这里描述了不同人群的生命状态，有"寿敝天地，无有终时"的长生不老，有"可以百数"的百岁以上，也有"益寿而有极时"的长寿状态。由于受到大自然因素与人类社会因素的影响，无法达到"尽终其天年"的状态。"上古之人，其知道者，法于阴阳，和于术数，食饮有节，起居有常，不妄作劳，故能形与神俱，而尽终其天年，度百岁乃去。今时之人不然也，以酒为浆，以妄为常，醉以入房，以欲竭其精，以耗散其真，不知持满，不时御神，务快其心，逆于生乐，起居无节，故半百而衰也。"可见，自然因素和社会因素对人类个体生命周期长短的影响是巨大的。

此外，先天体质也对人的寿命有相当大的影响，在本实验中则是更替程序的先天初始属性对一轮更替持续的时间有很大程度的影响。比如五种体质中的水型人，因该型人阴气较重，阳气耗损较少，故大多寿命较长。土型人正因其气血特征，阴阳趋于和调且偏阴，故也大多寿命较长。这表明，更替时间持续的长短不仅受影响因素信息的影响，而且在很大程度上还取决于更替程序设定的初始值。

频率是一种状态变化的周期。人体作为自然界的一部分，人体的气血津液、阴阳盛衰也会随着自然界的周期节律运转而变化。如《素问·宝命全形论》所云："人以天地之气生，四时之法成。"《灵枢·营卫生会》中"行于阴二十五度，行与阳二十五度，分为昼夜"，阐明了营卫昼夜运行规律。《灵枢·顺气一日分为四时》云："以一日分为四时，朝则为春，日中为夏，日入为秋，夜半为冬。"并据此提出"旦慧昼安，夕佳夜甚"。《素问·五常政大论》中"必先岁气，无伐天和"和"因天时而调血气"也提出当年岁气和四时秩序对人体的影响。

在中医药学的认知中，时间是非常重要的一环，也就有了中医时间医学，五运六气、二十四节气、子午流注、灵龟八法等理论是中医时间医学的具体组成部分。中医时间医学的一个显著特点是重视与时间有关的人体变化如生长、发育、衰老等，以及有周期性改变又与人相关的自然变化例如五运六气、二十四节气等。与人体生命时间结构有关的研究对于开发智力、优生、疾病预防、适时用药、养生及抗衰延寿，提高学习和工作效率，从而提高生命质量等都有着重要意义。这种时间结构，虽在人体个体上并不能表现为周期性节律变化，但在群体上则可表现出相同的周期变化。

综上所述，时间对更替程序的影响主要表现在一轮更替程序的时长上，以及在一轮更替程序期间，其各个阶段的持续时间上。而无论是一轮时长、还是各个阶段持续时长，都不仅与更替的初始设置有关，而且与自然界时间、节律的变化密切相关，亦即当自然元素信息中有关时间的元素信息发生改变时，更替程序的时间设置必然会随之发生改变，一般而言，更替程序中的时间设置应服从于自然元素信息中时间元素信息的变化规律，这样才有利于更替程序的全时长和各阶段时长的发展。

## 二、全过程

全过程是更替程序的本质属性，其设计思想是：更替程序一次运行是其经历启动、持续、崩溃全过程中受自主控制的本体论信息系统重复输入、存储、处理、输出、反馈整个信息流多次运行的状态信息和稳态信息的完整表达。每一次本体论信息系统更替程序的运转，都由更替程序自主控制、自主运转、始终处于自适应状态，由启动直至崩溃的全过程，遵循每一次本体论信息系统更替程序的自身逻辑，不会在程序尚能运行时强行终止，因此，其信息表达的是每一次更替程序全过程的信息表达。

每次更替程序启动的信息循环中存储部分的状态信息，都是当前更替程序存续时间内所有状态信息的叠加，是该本体论信息系统中一次更替程序运转至当下的全过程状态信息的叠加体现。因此，当一次更替程序处于崩溃前状态时，状态信息的叠加是一次更替程序全过程的状态信息叠加，这意味着，在一次更替程序运行期间，所有影响因素的变化以及更替程序的先天设置变化都叠加进了此刻的状态信息。换言之，此刻的状态信息叠加了此次更替程序期间所有来自自然元素信息、人类元素信息、稳态反馈信息形成的影响因素信息，并叠加了此次更替程序期间先天设置的初始值以及其后所有先天设置的改变，全过程体现了所有改变在刻下的全部信息叠加。

在中医药学知识框架下，《黄帝内经》认为，人的生命运动是一个生、长、壮、老、已的客观过程。如《素问·阴阳应象大论》论阴阳为"天地之道，万物之纲纪，变化之父母，生杀之本始"，这里"生杀""变化"，就是对有生之物生命过程的简要概括。人体不受外界影响因素的生命全过程，是人类固有的天年概数，但并不是说人类个体皆可享此寿数。人类个体的预享寿数在出生之时即定，张介宾谓之"天定"，徐大椿谓之"定分"，主要决定于遗传因素，与个体祖辈寿数有关，有家族倾向；同时与父母生殖精气的强弱、和谐与否，胎儿孕养有关。以上两个方面，共同构成个体的先天禀赋，是人生所享寿数的基础。《灵枢·天年》从男女媾精、胚胎生成，母体养胎、形立神具而成人的过程，表述了对人类个体生命来源的认识，"以母为基，以父为楯；失神者死，得神者生也"，提出神气盛衰存亡的生命决定论。《素问·六微旨大论》："出入废则神机化灭，升降息则气立孤危。故非出入则无以生、长、壮、老、已，非升降则无以生长化收藏。"将生、长、壮、老、已与生长化收藏并提，认为有生有死、少壮衰老是有生之物的普遍规律。《灵枢·天年》描述从出生到死亡的人生全过程，其中的主线是精气自然盛衰制约的身心变化，以十岁为一个阶段；《素问·上古天真论》描述女子以七岁为阶段，由一七而至七七，男子以八岁为阶段，由一八而至八八，生殖机能盛衰的过程，截取生命过程中的一段，以生殖能力变化为主线，同时伴随机体生理变化，两者具有同步盛衰的特点。这两段虽侧重点不同，但皆论生命的全过程，其规律是由少而壮、盛极必衰、最终消亡。

在本实验中，一轮更替程序的全过程实际上是人类个体生命全过程的信息表达，只是由于计算机强大的计算能力，我们可以累加整个过程中，由少而壮、盛极必衰、最终消亡的全部状态信息，并能够认知信息的叠加顺序、叠加的时间点、甚或叠加的相关联系，这是人类个体目前无论如何也无法做到的。

## 三、属性

在本实验的设计中，每次新的更替产生都是随机的，每次运动的更替程序都有不同的初始属性。更替程序的属性主要包括性别和先天。

### 1. 性别

更替程序最基本的属性之一是性别，在本实验中我们设计其遵循人类的自然性别划分，并随机出现男性、女性，偶然出现特殊性别。这样设计是为了出现更多的状态信息，同时也是为了使状态信息能够更贴近真实。不言而喻，只有同一种性别的经验信息积累无论如何都是不全面的，是无法适应真实世界临床需要的。很显然，不同性别的患者会产生不同的状态，是无法相互取代的。

性别是群体属性，同一性别的本体论信息系统在一次更替程序期间具备相似的生理特征信息和生长发育生殖特征信息，遵循相似的生命变化周期，受到影响因素信息干扰时，表现出本性别特有的状态信息变化。不仅如此，不仅本体论信息系统，包括与之伴生的认识论信息系统，不同性别的更替程序期间会表现出不同的情绪、感觉特征，表现出本性别特有的状态信息变化，这是另一性别无法替代的。

如女性属性的更替程序期间本体论信息系统会经历经、带、胎、产等信息的自然变化，遵循女性生长发育生殖衰老的周期变化，在受到影响因素信息干扰后可能出现女性特有的月经不调、胎动不安、产后疾病等异常状态信息。同样，在此期间受到来自自然元素信息和人类元素信息的影响，其认识论信息系统也会产生许多只有女性才会产生、或更易产生的情绪信息和感觉信息，简而言之，整个自我信息处理器都会受到更替程序性别属性的影响，产生相应的状态信息。

《素问·上古天真论》中"岐伯曰：女子七岁，肾气盛，齿更发长。二七，而天癸至，任脉通，太冲脉盛，月事以时下，故有子。三七，肾气平均，故真牙生而长极。四七，筋骨坚，发长极，身体盛壮。五七，阳明脉衰，面始焦，发始堕。六七，三阳脉衰于上，面皆焦，发始白。七七，任脉虚，太冲脉衰少，天癸竭，地道不通，故形坏而无子也。"这是中医药学对女性生长发育的论述，这表明，在真实世界，在中医药学知识框架下，性别对人体生长发育有着极其重要的影响。

男性属性的更替程序期间本体论信息系统遵循男性生长发育生殖衰老的变化周期变化，受到影响因素信息干扰后可能出现男性特有的前列腺、男性外生殖器疾病等异常状态信息。同样，在此期间受到来自影响因素信息的影响，其认识论信息系统也会产生许多只有男性才会产生、或更易产生的情绪信息和感觉信息，整个自我信息处理器都会随更替程序性别属性的变化而产生相应的变化。

《素问·上古天真论》中记载"丈夫八岁，肾气实，发长齿更。二八，肾气盛，天癸至，精气溢泻，阴阳和，故能有子。三八，肾气平均，筋骨劲强，故真牙生而长极。四八，筋骨隆盛，肌肉满壮。五八，肾气衰，发堕齿槁。六八，阳气衰竭于上，面焦，发鬓颁白。七八，肝气衰，筋不能动，天癸竭，精少，肾脏衰，形体皆极。八八，则齿发去。"这是中医药学在真实世界中对男性生长发育衰老的认知，由此可见，自古以来，中医药学始终认为性别对个体的生、长、壮、老、已有特定的影响。这个过程是连续变化的过程，涵盖了单一生命的全过程，女子以七年为一个生长阶段，男子以八年为一个生长阶段。综上所述，更替程序的性别属性使本体论信息系统在此一轮信息运行周期内具有基本相同的特有生理特征信息和生长发育生殖特征信息，其内设规定遵循相似的生命变化周期规律，在此期间，即便受到不同影响因素信息干扰时，仍然会表现出本性别特有的、相似的状态信息变化。此外，由于性别属性的预先设定，导致其在连续变化中的时长也因此而有所不同，亦即男女的变化节律是有差异的。简单来说是不同性别在生、长、壮、老、已每个阶段的时长是有差异的。

**2. 先天**

在本实验中，我们在更替程序中设置了先天机制，这是本体论信息系统的更替程序启动时具备的个体初始属性，代表了人类诞生时秉承其自父母传承的个体特性，其机制在很大程度上影响了本轮个体本体论信息系统输出的稳态信息状态，这种影响具有其规定性，这种规定性意味着即便输入的影响因素信息相似，甚至相同，叠加先天机制后，出现的状态信息也是不同的，进而影响到输出的稳态信息。实际上，当一轮更替程序启动时，先天便已经形成，不但影响状态信息、稳态信息，同时也影响自组织功能，最终，每轮的时长、生、长、壮、老、已阶段的时长都会受先天+影响。

"先天"一词最早出现在《周易·文言传》中。《周易·乾·文言》："先天而天弗违，后天而奉天时，天且弗违，而况于人乎，况于鬼神乎。"后世易学家对"先天"的解释表达人对自然变化规律的认知和把握。古人认识到人体生命强弱与禀赋有直接关系："人之禀气，或充实而坚强，或虚劣而软弱。""夫禀气渥则其体强，体强则其命长。气薄则其体弱，体弱则命短。"(《论衡·卷一气寿篇第四》)中医将"禀赋"作为与"先天"同等概念使用，古代医家认为人的生命禀赋源于自然界天地气化流行和胞胎时期受于父精母血的多寡。自然界所赋予人体的气禀之厚薄决定了个体生命禀赋的强弱。古代医家认为远古时期自然界未受到人类活动的破坏，自然之气浓厚，赋予个体生命之气较强；随着后世人类活动破坏自然生态，打破了人与自然的和谐关系，自然界灾害的频繁发生，使得天地赋予人类生命的元气淡薄，父母所察之气薄，其繁衍的子代个体的禀赋也日益衰薄。"夫人之生也，秉两大以成形，借阴阳而赋命，是故头圆象天，足方象地，五行运于内，一曜明于外，乃至精神魂魄，知觉灵明。何者？非阴阳之造就，与气化相盛衰。然天地之气化有古今，斯赋禀由之分浓薄。上古元气浑庞，太和洋溢，八风正而寒暑调，六气匀而雨旸若，人情敦茂，物类昌明。当是之时，有情无情，悉归于浓，非物之浓，由气浓也。及开辟既久，人物繁植，发泄过伤，攘窃天元，雕残太朴，世风渐下，人性浇漓，故水旱有不时之扰，流灾有比户之侵，生物不蕃，民用日促。值此之际，有知无知咸归于薄，非物之薄，由气薄也。然则今之受气于父母者，其不能不薄也可知矣。"(《幼幼集成·卷之一·赋禀》)这种禀赋自然论的观点从生命繁衍的角度反映了中医天人相应的关系。古代医家认识到通过观察人体禀赋的强弱就可以觉察到自然气化的厚薄。"当知气化浓薄，人事浇醇，因以察其胎元之受于父母者之盛衰坚脆，庶几近焉。"禀赋对于个体生命的质量具有决定性作用："生育之时，随本于自然，而其禀赋又各有异。其禀赋也，体有刚柔，脉有强弱，气有多寡，血有盛衰，皆一定而不易也。"这在本实验中，也就意味着在本体论信息系统的更替程序启动时，具有不同的初始属性，影响了后续的状态信息的变化，所以每次更替程序运行时，其所表达出来的状态信息与其"先天"初始属性是密不可分的。

本体论信息系统每一次更替程序的启动均具有不同的初始属性，表现为不同的初始状态信息，后续所有的状态信息都会叠加于初始状态信息之上，因而每个本体论信息系统的本轮更替程序在运行的全过程中，会始终保有初始属性，导致在此期间表现出的所有状态信息都或多或少与初始状态信息相关。

在中医药学框架内，人类个体所具有的先天属性在很大程度上决定了人类个体的健康与否，寿命长短，某些疾病的高发，或对哪些影响因素敏感等。在本实验中，本体论信息系统处理部分的自组织能力亦会受到每轮更替程序的先天属性影响，协调性更强的先天属性能够导致系统运行时更容易出现和保持更佳的稳态信息，而受自然元素信息系统和人类元素信息系统输入的影响因素信息影响较小。

但在中医药学框架内，人类个体所具有的先天属性还是会受到后天因素的影响，并导致其发生改变。如个体体质是受先天影响形成的，但在后天过程中，饮食营养、劳动运动、年龄、地理环境、心理等因素均会对个体的体质产生影响，甚至导致个体体质发生改变。具体来说，中医的体质根据《易经》的天人相应，其先天分为风寒湿燥火五种体质，在后天又演变出十种病理状态——阳虚质、阴虚质、气虚质、血虚质、痰湿质、湿热质、寒湿质、气郁质、血瘀质及风体质。生理体质是人与生俱来的，而病理体质则是一种病理状态，也是后天叠加其他影响因素之后产生的状态，是一种偏颇的状态。在本实验中，更替程序规定的先天属性也可以被来自自然元素信息系统和人类元素信息系统输入的影响因素信息所改变，每次产生的叠加状态信息都会给更替程序的先天属性带来微小的变化，当叠加的不同属性状态信息足够多，或者某次输入的影响因素信息特别大量且急速，带来的扰动特别剧烈，就可能给更替程序的先天属性带来较大变化。比如，更替程序的先天属性呈现体质偏寒的个体信息表达，因人类元素信息中人造物元素信息过度输入辛辣饮酒元素信息而导致更替程序设置的先天属性变为多热多湿的信息表达；再如，更替程序设定的先天强壮不易感冒的个体先天属性，在某次外伤元素信息过度输入或稳态信息剧烈变动后形成的稳态反馈信息输入后使更替程序的先天设置变得气虚易感。

综上所述，更替程序所具有的先天属性对本体论信息系统输出的稳态信息具有关键性影响，同时，元素信息处理器输入的元素信息叠加到先天属性后可能引发改变，但无论发生何种改变先天属性依然会对系统输出的稳态信息产生关键性影响。

## 3. 结构

在本实验中，更替程序的属性之一是结构。结构在现代医学是人体结构，在中医药学是形体结构。现代医学的人体结构主要包括了细胞结构（细胞膜、细胞质和细胞核）、四大组织（上皮组织、神经组织、肌组织、结缔组织）、八大系统（消化系统，运动系统，内分泌系统，泌尿系统，生殖系统，循环系统，呼吸系统，免疫系统）、营养成分、血液、肌肉、骨骼、大脑等。中医药学的形体结构主要是指人体或人体形态体质，如上所说，《素问·上古天真论》中记载："丈夫八岁，肾气实，发长齿更。二八，肾气盛，天癸至，精气溢泻，阴阳和，故能有子。三八，肾气平均，筋骨劲强，故真牙生而长极。四八，筋骨隆盛，肌肉满壮。五八，肾气衰，发堕齿槁。六八，阳气衰竭于上，面焦，发鬓颁白。七八，肝气衰，筋不能动，天癸竭，精少，肾脏衰，形体皆极。八八，则齿发去。"即是人体形态体质。在本实验中，我们规定，当新一轮更替程序启动时，人体结构或人体形态结构即已形成。这种结构在本轮更替程序运行中，基本保持平稳，但也不排除会发生改变。如过强的伤害元素信息输入，使肢体结构的信息表达出现缺损将导致本轮更替程序的结构属性发生改变。实际上，在真实世界中，人体个体的真实结构依然是不明确的，因此，在本实验中，更替程序所派生的结构是我们无法认知的，是处于本体论信息状态，其具体的组成和组成关系是处于黑箱之中的。

综上所述，我们在状态信息内部设置了更替程序，其每一轮运行代表一个个体生命的全过程。更替程序具有时间、全过程、属性（性别、先天、结构）的特征。

# 第三章 自 组 织

组织是指系统内部的有序结构或这种有序结构的形成过程。从组织的进化形式来看，可以分为自组织和他组织。如果一个系统靠外部指令而形成组织，就是他组织；如果不存在外部指令，系统按照自身系统内相互默契，各尽其责而又协调地自动形成有序结构，就是自组织。协同学创始人哈肯（1988）给出了自组织的经典定义："如果系统在获得空间的、时间的或功能的结构过程中没有外界的特定干扰，则系统是自组织的，'特定'是指系统的结构和功能并非外界强加给系统的，而且外界是以非特定的方式作用于系统的。"这个过程不依靠外界的指令，仅依靠系统自身内部的相互协调和外界无法探知的规则，我们将其称为系统的自组织。一个系统自组织功能越强，其保持和产生新功能的能力也就越强。简言之，把诸多事物整合起来，形成有序结构的运作即为组织，其中没有外部指令，系统按自身运行规则自动地形成协调有序结构，就是自组织。

在本实验中，我们设定，本体论信息系统的信息处理就是在没有外部指令的情况下，系统内部各要素之间自行按照某种规则，从无序到有序，从混乱到同步的过程。换言之，本体论信息系统处理信息的方式就是自组织，将获得的具有多源性及多元性属性的影响因素信息与自体所处的状态信息有机地整合在一起，使其协调有序、相对稳定地运行。因而，自组织是本体论信息系统输出的稳态信息能够形成的内因。

本体论信息系统的自组织处理分为三个步骤，首先对输入的影响因素信息进行整合，然后在系统内部逐级传递、放大、增强，形成级联反应，最后通过系统内各要素的协同，逐渐达到同步，维持该系统的正常运行。

## 第一节　自组织的范畴

自组织的范畴是同步。

一个系统内部各组成部分之间的关系可分为有序和无序，并在二者之间相互转化，无序即为混沌，有序就是协同。协同是组成系统的各个部分之间相互协作产生整体效应或集体效应，能使系统从无序变为有序，从混沌中产生某种稳定结构，即是同步。

同步指两个或两个以上随时间变化的量在变化过程中保持一定的相对关系。在一个系统中则指对所有发生的事件之间进行协调，在时间上出现一致性与统一化的现象。

协同反映了系统的自组织现象，同步是系统自组织的范畴。

本体论信息系统作为一个自组织系统，其自组织能力与更替程序设置的先天属性具有极大的相关性。从中医药学角度来讲，人体自组织能力与其"正气"息息相关，"正气存内，邪不可干""正气充盈，百病不侵"，即一个人的"正气"越强，保持稳态的能力越强。在本体论信息系统中，自组织功能的强弱在很大程度上取决于更替程序的先天属性设定，换言之，该系统产生和保持更佳稳态信息的能力在很大程度上被更替程序的先天属性所决定。

《黄帝内经灵枢集注·卷六·天年第五十四》："人秉先后天之精气充足，营卫通调，骨肉丰满，可长享其天年。使道者，血脉之道路。《本输》篇之所谓间使之道，盖心包络之主血脉也。隧行列也。长者，环转之无端也。此言血气充足，循序而流通也。土基高以方者，肌肉厚而充于四体也，脉道流长，肌肉高厚，则营卫通调矣。三部者，形身之上中下，三里者，手足阳明之脉，皆起发而平等也。骨高者，少阴之气足也。肉满者，阳明之气盛也。如此者，寿之征也。"

《灵素节注类编·禀赋源流总论》"帝曰：人之寿夭各不同，或夭寿，或卒死，或病久，愿闻其道。岐伯曰：五脏坚固，血脉和调，肌肉解利，皮肤致密，营卫之行，不失其常，呼吸微徐，气以度行，六腑化谷，津液布扬，各如其常，故能长久。帝曰：人之寿百岁而死，何以知之？岐伯曰：使道隧以长，基墙高以方，通调营卫，三部三里起，骨高肉满，百岁乃得终。此言人赖气血以资生。气血调和，肉坚肤密，脏腑生化，营卫流行，自然无病，而可延年。然禀质有浓薄，其无病者，得尽天寿；而长短本于天赋，非学道不能永寿也。如其禀浓，则外貌亦浓而可验。使道者，鼻下水沟也，亦名唇中。隧者，沟深也。基墙者，面与耳也。三部者，上额、中颧、鼻下口颐也。起者，隆盛，即骨高肉满也，如此，故其天寿可至百岁也。"描述了先天禀赋与人寿夭的关系。《灵枢·寿夭刚柔》又有根据形体与气的相互关系判断寿夭："黄帝问于伯高曰：余闻形有缓急，气有盛衰，骨有大小，肉有坚脆，皮有厚薄，其以立寿夭奈何？伯高答曰：形与气相任则寿，不相任则夭。皮与肉相果则寿，不相果则夭，血气经络胜形则寿，不胜形则夭。黄帝曰：何谓形之缓急？伯高答曰：形充而皮肤缓者则寿，形充而皮肤急者则夭，形充而脉坚大者顺也，形充而脉小以弱者气衰，衰则危矣。若形充而颧不起者骨小，骨小则夭矣。形充而大肉䐃坚而有分者肉坚，肉坚则寿矣；形充而大肉无分理不坚者肉脆，肉脆则夭矣。此天之生命，所以立形定气而视寿夭者，必明乎此立形定气，而后以临病人，决生死。帝曰：寿夭无以度之？伯高曰：墙基卑，高不及其地者，不满三十而死；其有因加疾者，不及二十而死也。帝曰：形气之相胜，以立寿夭奈何？伯高曰：平人而气胜形者寿；病而形肉脱，气胜形者死，形胜气者危矣。"具体描述了先天禀赋与寿命长短的关系，《灵素节注·禀赋源流总论》对此段释意如下："此言天赋形气，各有不同，可验其寿夭也。形气相任者，犹云相称也。盖阳化气，阴成形，形气相称，则阴阳均平无偏，故寿，偏则必多病而夭矣。皮肉相果者，坚实而不松软也。以肉生于脾土，皮毛生于肺金，土金相生而气足，则皮肉坚实而寿，否则夭矣。形者，躯体也。血气行于经络，血气盛，则经络充，若形瘦小而色泽荣华，可知血气胜形而寿也；如形丰而色无华泽，则形胜气血而夭矣。形充而皮肤宽缓，其禀气舒和，故寿；皮肤急者，其禀气偏促，则夭矣。乃至脉与骨肉之大小坚脆，而寿夭可定，病之死生可决也。若墙基之或卑或高，而皆不及其地者，谓面部短促，下亭尖削，又加疾病，则更夭矣。如无病平人，气胜形者寿，即上文之血气胜形者也。若病患形肉已脱，而气反胜，是本元败而气外奔也，故死。如形已削，而气犹不及形，危可知也。"清代医家章楠认为"天赋形气，各有不同，可验其寿夭也。形气相任者，犹云相称也。盖阳化气，阴成形，形气相称，则阴阳均平无偏，故寿，偏则必多病而夭矣。"

先天禀赋得自父母，虽然在很大程度上决定出生后生命的强弱，而人生的自主选择则在于后天的活动能否有利于促进长寿健康。医家观察到在实际生活中人们不良的生活方式、生活习惯也是导致早衰夭亡的原因。《素问集注·摄养为本总论》："人之寿夭不齐者，由禀气之浓薄，非关清浊也。贤者清，愚者浊，由性之明暗，而使气之清浊也。盖气者，命也，以气听命于性，故称性命。是故贤者之夭，以其气薄而性明也；愚者之寿，以其气浓而性暗也。所以君子之摄生也，非仅保守气血，以冀延年而已。故曰：夭寿不二，修身以俟之，是保其德，即为保其寿也。何也？气禀于天，非我所主，德之不修，我之罪也，何有于寿哉！贤者素位而行，顺天地自然之气化，不丧其所禀，明德乐道，垂范后世，其寿孰加焉。愚者不然，纵欲败德，以丧其所禀，取药食培气血，以贪其生，既无益于世，或自招祸患，则寿不如夭之为福也。然圣人有教无类，万物并育，不论贤愚，皆欲使其遂生，以全其所禀。既明其生化之理，又教以摄养之方，戒以致病之由，施设药治之法，呜呼，可谓仁之至、慈之极矣。夫善能摄养者，则无病，无病则焉用药治哉！故摄养为保生之本也。其所以致病者，由外感六气，内伤七情，故凡起居服食，必顺夫天地气化流行之序，随时防慎，以避外来之邪，惩忿窒欲，清心节劳，以免七情之害。如是则一身阴阳气血，和平调达，自鲜病患夭札之苦。然一身气血，随心所使，心定神安，气血自固，虽有外邪，亦莫能伤。故经曰：恬淡虚无，真气从之，精神内守，病安从来。虚者，虚其心，则神自清；无者，无其欲，则精自固。天真元气，从之生长，而精神固守于内，何病之有。则凡自爱其身者，不可不知此理也。苟能恬淡虚无，则动无不善，而德行自全，日臻于君子之域，既益当时，垂名后世，其为寿也，岂可量哉！"讲到先天决定了人的初始状态，后天的各种因素的影响和人体自组织功能的调节影响了整个生命过程的状态信息变化。

# 第二节 整 合

自组织的第一步，是将输入本体论信息系统的影响因素与原有的状态信息叠加、整合。

整合就是把零散的东西彼此衔接，从而实现信息系统的资源共享和协同工作，形成有价值有效率的一个整体。每一次输入本体论信息系统的影响因素信息都是零散的、来源各异的、性质各异的，这些影响因素信息叠加在原有的状态信息上形成一个不稳定的叠加状态。自组织功能首先是将组成这个不稳定叠加状态的影响因素信息与原有状态信息整合在一起。

综上所述，作为本体论信息系统自组织的第一步，这里的整合是指本体论信息系统将输入系统的影响因素信息按照系统自身的某种规则组织在一起，使得本体论信息系统内部各要素之间相互协调、相互配合、达到一种动态平衡状态。

具体地讲，本体论信息系统接收到的影响因素信息经过系统存储为状态信息，这种状态信息是一种无序的、混乱的、不稳定的状态信息，必须经过系统自组织功能的整合后才能使之达到相对稳定的状态，即稳态信息。所以整合即是使本体论信息系统接收到的影响因素信息从无序到有序、从低级有序到高级有序、从混乱到同步的过程。

在真实世界中，人体作为一个自组织系统，将接收到的外界自然元素（风、寒、暑、湿、燥、火等）、人体内在元素（七情、饮食、劳倦等）与人体本身先天的生理功能状态等整合在一起，表现为一个人体当下的一种稳定状态。在本实验中，本体论信息系统作为一个自组织系统，将输入的自然元素信息、人造物元素信息和更替程序设定的先天属性整合在一起，使输出的稳态信息表现为更佳的稳态信息。

中医理论中整体观、阴阳平衡、五行相生相克等理论，与自组织理论中的系统内部相互作用、自我调节和形成有序结构的理念相契合。中医"整体观"认为人体是一个有机的整体，各个脏腑器官之间相互联系、相互影响。这种整体性与自组织系统中各部分的相互作用和协同是相似的。中医强调阴阳平衡，认为阴阳失衡是导致疾病的主要原因。而自组织系统中的平衡状态也是通过内部的相互作用和调节来维持的。中医五行理论中，木、火、土、金、水五行之间存在相生相克的关系，这种相互作用和平衡过程与自组织系统中各元素的相互作用有相似之处。中医经络理论认为经络是连接人体各部分的通道，气血在经络中流动，维持生命活动。经络的调节作用类似于自组织系统中的反馈机制。此外中医"天人合一"思想，倡导顺应自然，通过食疗、针灸、按摩等自然疗法来调节身体，这与自组织系统中通过内部机制来达到平衡和有序的理念相吻合。

在中医理论中，"整合"可以被理解为将不同的治疗手段、药物、治疗方法以及养生理念综合起来，以达到治疗疾病、维护健康和预防疾病的目的。中医两个重要特点"辨证论治"和"整体观"，体现了"整合"的方法。辨证论治是通过整合病人的病史、症状、体质、脉象等多方面的信息，从而制定出个性化的最佳诊疗方案。而"整体观"则强调不仅关注局部病变，更注重整体健康状态。例如，治疗肝病时，可能会同时考虑脾胃的功能，因为中医认为肝与脾胃之间存在相互影响。中医方剂配伍也体现了整合的概念，将不同的药物，按照君、臣、佐、使的药物配伍，通过整合不同药物的特性，增强疗效，减少副作用，以达到相辅相成的效果。同时，中医的治疗方法也不仅仅是药物治疗，整合了食疗、音乐、书画、冥想、推拿等多种方式去调节人体的状态。

《素问·上古天真论》："上古之人，其知道者，法于阴阳，和于术数，食饮有节，起居有常，不妄作劳，故能形与神俱，而尽终其天年，度百岁乃去。"强调了古人通过遵循自然规律、合理饮食、规律作息等整合方法来达到身心健康，延长寿命。《神农本草经》："药有君臣佐使，以相宣摄合和，宜用一君、二臣、三佐、五使，又可一君、三臣、九佐使也。药有阴阳，配合，子母兄弟，根茎花实，草石骨肉，有单行者，有相须者。有相使者，有相畏者，有相恶者，有相反者，有相杀者，凡此七情，合和视之，当用相须相使者良，勿用相恶相反者。若有毒宜制，可用相畏相杀者，不尔，勿合用也。药有酸咸甘苦辛五味，又有寒热温凉四气，及有毒无毒。阴干暴干，采造时月，生熟土地，所出真伪陈新，并各有法。"阐明了通过药物药性认识，合理配伍来产生治病防病的作用。通过药物之间的相互配合和平衡，强调了药物相互作用的重要性，与系统自组织过程中各元素之间的相互作用和协同作用相似。

## 第三节 级联反应

级联反应（cascade），也被称为多米诺反应或串联反应，指一系列连续事件，并且前面一种事件能激发后面一种事件，前后两个事件不需要中间物，且在该序列的每个反应都是自发生的。在这个定义中，反应条件在级联反应的连续过程中不发生变化，即在初始步骤后不添加新的反应条件，也不减少和改变之前的反应条件。换言之，级联反应是一种连续的事件序列，其中一个事件激发下一个事件的发生，通常涉及一系列的化学反应或生物反应。级联反应的一个重要特点是信号的逐级放大，这意味着一个微小的初始信号可以通过这个过程被放大，从而产生显著的生物学效果。

级联反应在本体论信息系统自组织功能中是一种重要的反应机制，指的是本体论信息系统产生的一系列相互关联的反应，这些反应可以相互促进，从而形成一个反应网络，这种反应网络可以增强反应效率使得本体论信息系统内部可以快速响应元素信息处理器输入的影响因素信息。在本实验中，自组织功能级联反应的核心是一个"链式反应"，即一个反应产生的产物作为另一个反应的输入因子，从而使下一个反应可以进行并产生一系列新的产物，形成一个级联反应网络。

具体地讲，元素信息处理器的元素信息作为影响因素信息进入本体论信息系统后，对该系统产生某种作用，促进或减弱该系统某个生理功能信息发生变化，这种变化作为一种新的反应条件，继续促进该系统的运行产生某种反应和改变，许多连续的反应变化导致本体论信息系统最终达到一种平衡状态。亦即影响因素信息被整合入状态信息后会引发整个本体论信息系统运行状态的变动，变动发生的过程和波及范围由自组织功能控制。在本实验的设定中，本体论信息系统中的级联反应，是自组织处理信息的第二步。

如上所述，系统的自组织功能由先天属性决定，受元素信息处理器输入的元素信息影响。本体论信息系统的每次更替程序启动都因初始属性不同而具有不同的自组织功能，受所接受的影响因素信息的影响，其自组织功能表现在级联反应中的信息通路不同，被放大的初始信号也不同。

在真实世界中，级联反应在人体个体内发挥着非常重要的作用。外界因素进入人体，人体机体首先会识别和判断外界进入的信息对人体的影响，根据判断结果，机体做出接受、抵抗或攻击等不同的反应，继续引发一系列的级联反应。如外界进入人体的是一种病毒，人体机体经过识别和判断后，确定对人体机体有损害，机体会自发产生攻击病毒的反应，出现战胜病毒、产生新的平衡状态，或出现未战胜病毒、某些生理功能受到损害的状态。例如，一个对杨絮过敏的个体，在接触飞舞的杨絮后，因其自组织特性，该信号被迅速传递、放大，波及全身免疫系统，发生激烈排异反应，出现喷嚏、流涕、呼吸困难等变化。而另一个对杨絮不敏感的个体，接受这一影响因素后，自组织并未将其传递下去，因而并不产生剧烈反应。

这也说明了为什么采用相同的中医个体认识论信息系统产生的集合信息调整不同本体论信息系统的稳态信息，尽管调用的人造物元素信息相同，却呈现出不同的效果，产生不同的稳态信息。

中医理论中的一些概念和原理与级联反应的特性有一定的相似性，尤其是在相互作用、连锁反应和整体调节等方面。五行理论是中医理论的核心之一，它认为木、火、土、金、水五种元素之间存在相生相克的关系。相生指的是一种促进作用，如木生火、火生土等；相克则是一种制约作用，如木克土、火克金等。这种相互作用可以看作是一种生物体内的级联反应，通过这种相互作用维持着人体的平衡。中医认为人体的脏腑之间存在着密切的联系和相互影响。例如，肝主疏泄，肝气郁结会影响脾胃的消化吸收功能；脾胃为后天之本，其功能失常又会影响到其他脏腑。这种脏腑之间的相互作用和影响，可以类比为级联反应中的连锁过程。气血在经络中的流动，可以看作是一种级联反应，气血的流动带动了脏腑功能的正常运作和相互协调。中医对疾病的发生、发展和变化过程的认识也可以看作是一种级联反应，由外邪侵袭或内伤七情引起的，这些因素会导致气血失调、脏腑功能失衡，一个因素触发了一连串的病理变化。

传变是中医学中病邪或病变的传移、演变。又称传化。最早见于《黄帝内经》。人体是一个有机的整体，其表里、上下及脏腑组织之间有经络气血相互沟通，因而一旦有病邪侵入或体内发生病变，即可随经络气血发生传移与演变。传变的方式多样，包括外感病的六经传变、卫气营血传变、三焦传变和表里九传，以及内伤病的气血传变与脏器传变等。这些传变方式及其过程，又常受体内外各种因素的影响而发生变化。中医学关于疾病传变的理论，是临床辨别证候、分析病变机转与趋向、判断预后的依据，在指导临床早期治疗、遏制病变的进展等方面有重要意义。《素问·热病》："岐伯曰：伤寒一日，巨阳受之，故头项痛，腰脊强。二日阳明受之。阳明主肉，其脉侠鼻，络于目，故身热目痛而鼻干，不得卧也。三日少阳受之，少阳主胆，其脉循胁络于耳，故胸胁痛而耳聋。三阳经络皆受其病，而未入于脏者，故可汗而已。四日太阴受之。太阴脉布胃中，络于嗌，故腹满而溢干。五日少阴受之。少阴脉贯肾，络于肺，系舌本，故口燥舌干而渴。六日厥阴受之。厥阴脉循阴器而络于肝，故烦满而囊缩。"描述了伤寒病的每日传变，可以看作是外邪进入体内的级联反应。《温热论》："温邪上受，首先犯肺，逆传心包。肺主气属卫；心主血属营。辨营卫气血虽与伤寒同；若论治法，则与伤寒大异……盖伤寒之邪，留恋在表，然后化热入里；温邪则化热最速。未传心包，邪尚在肺。肺合皮毛而主气，故云在表。初用辛凉轻剂。挟风加薄荷、牛蒡之属；挟湿加芦根、滑石之流。或透风于热外；或渗湿于热下，不与热相搏，势必孤矣……大凡看法：卫之后方言气，营之后方言血。在卫汗之可也；到气才宜清气；乍入营分，犹可透热，仍转气分而解，如犀角、元参、羚羊等物是也；至入于血，则恐耗血动血，直须凉血散血，如生地、丹皮、阿胶、赤芍等物是也。"这段描述体现了温病进入体内，在脏腑内的传变情况，也可以看作是级联反应。

# 第四节 协 同

协同是指协调两个或者两个以上的不同资源或者个体，协同一致地完成某一任务的过程或能力。协同学创始人哈肯（1971）提出了统一的系统协同学思想，认为自然界和人类社会的各种事物普遍存在有序、无序的现象，一定的条件下，有序和无序之间会相互转化，无序就是混沌，有序就是协同。在一个系统中，若各子系统之间不能很好协同，这样的系统必然呈现无序状态，发挥不了整体性功能而最终瓦解。

本体论信息系统是一个协同系统，在外界参量的驱动下和内部各部分相互作用下，以自组织的方式形成空间、时间或功能上的有序结构的条件、特点及其演化规律。协同系统的状态由一组状态参量来描述，这些状态参量随时间变化的快慢程度是不相同的。当系统逐渐接近于发生显著质变的临界点时，变化慢的状态参量的数目就会越来越少。而这些为数不多的慢变化参量就完全确定了系统的有序化程序，故又称为序参量。换言之，当本体论信息系统中所有的组成要素协调有序，即系统中各要素形成协同，就产生了稳态信息。

在真实世界中，影响人体个体状态的参量很多，个体体质属于慢参量，外界的自然元素（寒邪）和人类元素（瘟疫）等属于快参量，当快参量影响人体个体时，比如寒邪侵体，瘟疫流行，人体个体就会受到快速扰动，这时候人体体质这个慢变量就会起支配性的作用，在一定程度上决定人体个体呈现出的状态是否被改变。如体质虚寒，遇到寒邪侵袭，个体状态就会感染寒邪导致机体呈现病态，如体质阳盛，遇到寒邪则可能不会给个体状态造成影响。这时候体质这个序参量就是决定本体论信息系统呈现状态的重要决定因素。

在本实验中，自组织功能每时每刻都在处理不同的状态信息，通过整合和级联反应，努力将不稳定的状态信息调整至相对稳定的稳态信息。但状态信息始终处于变化之中，调整也就始终在进行，因此并不存在一个绝对稳定的状态，所有稳态信息都只是相对而言，只要影响因素信息带来的扰动没有超出自组织的调节能力，组成本体论信息系统的要素之间、功能之间、要素和功能间的关系还能协同运行，个体的稳态调整就始终存在。

在真实世界中，人体个体的自组织能力受到先后天因素的影响，每个个体的自组织能力都不同，同一个体在不同年龄阶段的自组织能力也不一样，少年和老年时较差，青壮年时较强，因而相同量级的影响因素可能在壮年时期不会带来稳态变化，但在老年时期就出现剧烈扰动。当个体的自组织功能下降到无法调节的程度，或影响因素带来的扰动超出了个体自组织功能的调节范围，就会导致个体稳态彻底崩溃，生命消亡。

在本思想实验中，本体论信息系统在每次更替程序启动时，其初始属性不同，自组织功能也各不相同，并随着时间推移发生变化，当自组织功能无法再调整本轮更替程序的状态信息维持相对稳定时，本轮更替程序就会出现崩溃前兆，自组织停止，该轮更替程序结束。此时新的一轮更替程序启动，新的更替程序进行新的自组织，开始新的信息流程。

综上所述，自组织功能是系统内部所具有的自我组织和自我调节能力，自组织起着维持系统稳态信息的重要作用。系统稳态信息依赖于自组织功能，处于不同更替程序中的系统的自组织功能有不同特点，但都能通过整合、级联反应、协同，使系统内各组成部分达到协调。

在中医理论中，"同步"可以被理解为人体内部各脏腑、经络、气血等组成部分在功能和活动上的协调一致，以及人体与外界环境（如四时变化）的和谐同步。中医强调天人合一，认为人体健康状态是内在生理活动和外在自然环境同步协调的结果。《素问·四气调神大论》："夫四时阴阳者，万物之根本也。所以圣人春夏养阳，秋冬养阴，以从其根；故与万物沉浮于生长之门。逆其根则伐其本，坏其真矣。故阴阳四时者，万物之终始也；生死之本也；逆之则灾害生，从之则苛疾不起，是谓得道。道者，圣人行之，愚者佩之。从阴阳则生，逆之则死；从之则治，逆之则乱。反顺为逆，是谓内格。"例如，春季万物生长，人体肝气也应随之旺盛；秋季万物收敛，人体肺气也应随之收敛。《素问·四气调神大论》："春三月，此为发陈。天地俱生，万物以荣，夜卧早起，广步于庭，被发缓形，以使志生，生而勿杀，予而勿夺，赏而勿罚，此春气之应，养生之道也；逆之则伤肝，夏为寒变，奉长者少。夏三月，此为蕃秀。天地气交，万物华实，夜卧早起，无厌于日，使志勿怒，使华英成秀，使气得泄，若所爱在外，此夏气之应，养长之道也；逆之则伤心，秋为痎疟，奉收者少，冬至重病。秋三月，此谓容平。天气以急，地气以明，早卧早起，与鸡俱兴，使志安宁，以缓秋刑，收敛神气，使秋气平，无外其志，使肺气清，此秋气之应，养收之道也；逆之则伤肺，冬为飧泄，奉藏者少。冬三月，此为闭藏。水冰地坼，勿扰乎阳，早卧晚起，必待日光，使志若伏若匿，若有私意，若已有得，去寒就温，无泄皮肤，使气亟夺。此冬气之应，养藏之道也；逆之则伤肾，春为痿厥，奉生者少。"强调了四季养生与自然界的同步，即人体的生理活动应与四季万物生长的自然规律相协调。根据四季变化调整生活方式和饮食习惯，以达到与自然界的同步。春季养生重在疏肝理气，夏季重在养心清热，秋季重在润肺防燥，冬季重在补肾藏精。《素问·上古天真论》："上古之人，其知道者，法于阴阳，和于术数，饮食有节，起居有常，不妄作劳，故能形与神俱，而尽终其天年，度百岁乃去。"这段原文强调了古代人遵循自然规律和生活习惯的同步，以达到健康长寿。

阴阳的平衡状态需要人体内部各系统功能的同步协调。例如，人体的生理活动在白天（阳）和夜晚（阴）之间需要保持同步。《素问·阴阳应象大论》："阴阳者，天地之道也，万物之纲纪，变化之父母，生杀之本始，神明之府也。"强调了阴阳平衡的重要性，阴阳的平衡需要人体内部各系统功能的同步协调，包括脏腑功能、气血功能等。中医认为人体的脏腑之间相互联系、相互影响，需要保持功能的同步协调。《素问·五脏生成》："心之合脉也，其荣色也，其主肾也。肺之合皮也，其荣毛也，其主心也。肝之合筋也，其荣爪也，其主肺也。脾之合肉也，其荣唇也，其主肝也。肾之合骨也，其荣发也，其主脾也。"描述了五脏与人体不同组织结构的关联，体现了五脏功能与人体各部分的同步协调。又如，脾胃为后天之本，脾主运化，胃主受纳，两者功能需要同步协调，以保证消化吸收的正常进行。气血是维持人体生命活动的基本物质，中医认为气血在经络中的运行需要同步协调。气血运行不畅会导致各种疾病的发生。经络是气血运行的通道，十二经脉和奇经八脉等经络构成了一个复杂的网络，气血在经络中的流动需要同步，以保证全身各部位的营养供应和功能发挥。《灵枢·经脉》："经脉者，所以能决死生，处百病，调虚实，不可不通。"经络是气血运行的通道，这段原文强调了经络通畅对气血同步运行的重要性。

通过这些中医理论，我们可以看到"同步"在中医中是一个重要的概念，它涉及人体内部各系统之间的协调，以及人体与外界环境的和谐。通过保持这种同步，可以维持人体的健康状态。

# 第五节　功能目标

在本实验中，所谓功能目标是指自组织功能所需要实现的目标，当然，这些目标是人为制订的，具体地说，是在中医药知识框架下制订的，目的是使本体论信息系统的运行符合中医药学的真实。

## 一、维护与增强

本体论信息系统最主要的功能是保持和维护稳态信息的输出，而在一般情况下，本体论信息系统会不间断地受到来自元素信息处理器输入的元素信息的影响，这些影响因素会与其存储的状态信息以及更替程序预设的先天和结构信息产生叠加效应，从而导致整个系统发生改变，进而在很大程度上影响该系统输出的稳态信息。稳态信息出现不稳定状态是确定的事情。为了保证稳态信息的输出，特别是高质量稳态信息的输出，本体论信息系统的自组织功能发挥了重要作用，其主要功能是协调系统内所有相关因素及其相互间的关联关系，使其尽可能地保持协同状态，在一定水平上达到同步，使稳态信息能够保持最佳的状态。在此过程中，自组织主要发挥协调作用，即调动系统内一切积极因素，依赖系统自身的功能保持其稳定性。按照我们的观点，在真实世界中，中医药学对人体发挥的作用主要是协调，而非对抗，亦即通过调动人体自身的正气，抵御邪气，或者将邪气驱除出体内，就是我们常常说的正气存内，邪不可干。

这与现代医学有所不同，即中医药学主要是通过调动人体自身的抵抗力来调整人体的状态，从而达到保持身体健康的目的。在我们的实验中，本体论信息系统是通过自主控制和自适应机制调动自组织功能从而达到维护系统稳定的目标。实际上，当自组织功能发生作用时，会同时激发自我信息处理器中的人体个体认识论信息系统的他组织功能，使其有意识地朝向刺激自组织功能诱发级联反应使本体论信息系统能够处于协同状态，这里的本体论信息系统和人体个体认识论信息系统是处于协同状态，朝向自我信息处理器输出信息能够处于稳定状态。这在真实世界中，实际上表达为形神合一，而这种形神合一处于稳定状态的机制是人体正气发挥的作用。除此之外，在本实验中，每轮更替程序启动时或多或少都会有一些缺陷，即先天缺陷，这些缺陷在遇到适当的元素信息时就会产生剧烈的波动，使整个本体论信息系统处于崩溃的边缘，从而导致本轮更替程序提前结束。而系统内置的自组织功能，不仅能够通过协同系统内的所有因素及其相互关系抵御元素信息影响因素的作用，而且能够改善更替程序预设的先天状态信息，从而达到增强稳态信息的目的。这在真实世界中，即中医药学的干预作用不仅能够抵御外邪，而且能够改善先天条件，亦即这种干预作用能使个体的先天条件发生变化，从而使人体处于更佳的健康状态。

## 二、包容与融合

如上所述，本体论信息系统的主要功能目标是维护和增强稳态信息的输出，但由于元素信息处理器不停顿地向其输入元素信息，导致稳态信息始终处于不稳定的状态。尽管本体论信息系统的自组织功能能够通过激活级联反应，协调系统内的相关元素及其相互关系使整个系统达到同步状态，但即便如此，也不可能做到将元素信息处理器输入的有害元素信息完全排除或抵御在系统之外，这就导致系统内不可避免地存留一些有害元素信息。这些有害的元素信息不仅导致本体论信息系统输出的稳态信息处于不稳定状态，而且同时也导致自我信息处理器中的人体个体认识论信息系统输出的集合信息（简称自我集合信息）处于不稳定状态。在本实验中，我们设定人体个体认识论信息系统输出的自我集合信息具有三种状态，其一是调节自我集合信息，其作用是通过调用人造物元素信息，进入本体论信息系统，调节稳态信息；其二是感情集合信息，其作用是稳定或动荡自我输出信息（即稳态信息加自我集合信息），使自我信息处理器的稳定状态增强或减弱；其三是感觉集合信息，其作用是自我认知稳态信息，并通过表达使非我信息处理器能够获取。自我集合的失稳会进一步加剧稳态信息的失稳。本体论信息系统内存留有害元素信息是一件确定性的事情，既然不可避免，就只能应对。本体论信息系统的自组织调节功能具有包容和融合有害元素信息的功能，其激活的级联反应诱发的系统协调活动能够使系统对存留的有害元素信息加以协调，使整个系统在存留有害元素信息的同时依然能够保持协同状态，甚或使有害元素信息成为系统协同运行的组成部分。在真实世界中，个体同样会存留有害元素，典型的例子如带瘤生存，与高血压病、糖尿病并存等，在这种状况下，机体能够通过自我调节适应这种带病生存的状态，并在这种状态下达到最佳生存状态。中医药学在这种状况下所起的作用就是调动人体的正气，使其在包容和融合有害元素的情况下，能够达到最佳的生存状态。在我们的实验中，这种信息表达是自组织活动的第二个功能目标。

# 三、对抗和抵御

如上所述，自组织活动的第一个功能目标是维护和增强，第二个功能目标是包容和融合，其在实现这两个目标时，尽管主要依赖于调动系统自身的调节功能，即通过激活级联反应协调自身的各种元素及其相互关系使之达到同步状态以保持、维护、增强其稳定状态，甚至是在有害元素存留状态下，依然依赖包容和融合使系统通过自身调节作用来维持稳定状态。但无论如何，在有害元素过多的情况下，还是会导致系统出现崩溃。为了避免系统出现崩溃，对抗和抵御有害元素在系统内的存留就是自组织功能必须完成的任务，尽管对于本体论信息系统而言这不是自组织活动最重要的功能。在真实世界中，中医药学主要是通过调节人体的正气来维护人体的健康，但同时也需要抵御和对抗外邪，尽管这对中医药学来说也不是最主要的，扶正祛邪，扶正为主，祛邪亦不可忽视。

综上所述，自组织活动的三个功能目标是维护和增强、包容和融合、对抗和抵御，实际上，这三者相互关联，缺一不可，就如同中医药学的扶正祛邪，尽管有主次，但确实都是必须存在的。

# 第四章　稳　态　信　息

美国生理学家坎农（W. B. Cannon）于本世纪 20 年代末提出，稳态即相似的状态[14]，是内环境恒定概念的引申和发展。在坎农时期，稳态主要指内环境是可变的又是相对稳定的状态。稳态是在不断运动中所达到的一种动态平衡；即是在遭受着许多外界干扰因素的条件下，经过体内复杂的调节机制使各器官、系统协调活动的结果，这种稳定是相对的，不是绝对的，一旦稳态遭破坏，就导致机体死亡。我们关于稳态的理念与美国生理学家坎农（W.B.Cannon）的观点相似，可表述如下：稳态即相似的状态，主要指个体可变的又是相对稳定的状态。稳态是在不断运动中所达到的一种动态平衡，即是在遭受着许多外界干扰因素的条件下，经过体内复杂的调节机制使各器官、系统协调活动的结果，这种稳定是相对的，不是绝对的，一旦稳态遭破坏，就会导致机体死亡。

一般而言，稳态是指一个系统处于相对稳定的状态。当一个处于相对稳定状态的系统受到外来作用的影响，系统经过自身的调节功能仍然能够回到原来的稳定状态，我们称这个系统是处于稳定状态的，或具有稳定性。在中医药学知识框架下，人体是一个稳态系统，其中脏腑、经络、四肢百骸构成人体物质实体的框架，运行其中的气血等则承载了物质实体间的信息交流，并建立起物质实体间的关联关系，正是这种物质实体的稳定，特别是其相互间的关联关系的稳定，才使得整个人体得以处于稳定状态。人体稳态可以对应人体健康，即中医药学所讲的"阴平阳秘"的状态。如上所述，在中医药学知识框架下，人体稳态以五脏系统为核心，并且囊括了以五脏为中心，其外延关联的五体、五液、五志、经络、气血津液等，形成具有层次的、相互联系的复杂网络。五脏及其外延关联的形体结构所具有的物质、能量通过相互协调的信息交流得以相互制约、不断自我修正，从而实现整个机体的稳定状态。机体所具有的这种自稳调节机制使各项生命指征都处在一个正常范围之内，中医之"五行制衡"与西医之"新陈代谢"即对这种机制从不同的维度和尺度进行了概括。与此同时，我们可以这样理解，个体稳态是人类群体稳态的组成单元，而人类稳态则是更大尺度的社会稳态、自然稳态的组成单元，因此从这个角度认知，个体的稳态也会受到社会环境、自然环境的影响，中医"天人相应"，西医"环境致病因素"即是该尺度下对个体稳态认知的体现。当然，个体稳态具有其独立性，并非自然稳态和社会稳态的附属品，也不是人类群体稳态的附属品。个体稳态的内因是体内复杂的调节机制使各器官、系统协调活动的结果，外因是自然稳态和社会稳态作用于个体所保持和维护的稳定状态，内因是事物发展的根本原因，外因是事物发展的第二位的原因。"外因是变化的条件，内因是变化的根据，外因通过内因而起作用。"因此，从根本上来讲，个体稳态是体内复杂的调节机制使各器官、系统协调活动的结果。

在本思想实验中，稳态信息是人体个体本体论信息系统（以下简称本体论信息系统）输出信息的状态，在整个实验中，这种稳态信息是始终存在的，一旦稳态信息出现崩溃状态，整个实验就会终止，而在此系统中设定的更替程序则是会交替出现每轮更替程序所表达出的启动、持续、崩溃的信息状态。也就是说，本体论信息系统在实验过程中始终是处于相对稳定的状态，除非实验终止；而在其系统内设定的更替程序则不断出现循环，每一轮循环都会出现本轮本体论信息系统信息表达的崩溃；换言之，人体个体本体论信息系统是稳定的，而更替程序则是不稳定的，不断处于启动、崩溃的循环过程中。

一般而言，控制系统的稳定性是指若控制系统在任何足够小的初始偏差作用下，其过渡过程随着时间的推移，逐渐衰减并趋于零，具有恢复原来平衡状态的性能，则称该系统为稳定，否则，称该系统为不稳定。稳定性是系统的固有特性，它取决于系统本身的结构和参数，与外界输入无关。但在本实验中，尽管本体论信息系统是自主控制和自适应控制的系统，其具有产生、保持、恢复平衡状态的性能，系统在每轮更替程序的运行过程中具有保持稳定性的特性，也就是说，稳定性是本体论信息系统在每轮更替程序运行过程中固有的特性，其稳定性确实取决于系统更替程序自身的先天属性和结构属性，但在我们的实验中其与外界（亦即元素信息处理器）的输入是密切相关的，也就是外界输入对该自主控制和自适应控制系统具有明确的影响。外因是变化的条件，内因是变化的根据，外因通过内因而起作用。元素信息处理器输入的元素信息通过叠加本体论信息系统状态信息，影响其自组织功能，最终导致输出的稳态信息发生改变，因此，尽管本实验中的本体论信息系统的稳定性是系统的固有特性，它取决于系统本身的结构和参数，但并非与外界输入无关，只不过外界输入的元素信息需要通过系统自身的属性才能发挥作用。

如上所述，在本思想实验中，稳态信息是本体论信息系统的输出形式，是在系统的不断运动中达到的一种动态平衡，是可变且相对稳定的状态，即便是在遭受着许多干扰因素的条件下，经过系统内复杂的调节机制使其产生协调活动最终生成的结果。这表明本体论信息系统的输出信息是稳态信息，这种稳态信息是在元素信息处理器不间断输入的元素信息叠加了状态信息中内设更替程序所表达的先天属性信息、结构信息以及原有累积的状态信息后，经自组织功能处理后、激发级联反应、形成各要素间的协同状态、最终达到动态同步后产生的。

在本体论信息系统中，稳态信息是其输出信息的表现形式，它是瞬时的、即刻的一种相对平衡的状态信息，这表明此刻的稳态信息与下一刻的稳态信息是不同的，确定的稳态信息只出现在这一瞬间，下一瞬间确定的稳态信息与上一瞬间确定的稳态信息是不同的，因而，实际上稳态信息的不确定性表现在不同瞬间的确定性稳态信息是不相同的，而非瞬间的稳态信息是不确定的。同时，该系统也在不断接受着来自外界（自然元素信息系统和人类元素信息系统）想要打破这种平衡的元素信息的影响，为了继续达到相对平衡的状态，系统的自组织功能不断进行着整合、协同和同步的过程，最终使得系统的输出信息呈现为稳态信息。这个过程周而复始，整个系统始终处于不断的变化之中，并在不断变化的运动中达到一次又一次稳定。当系统内部各要素之间不能相互协调，导致不能保持一种相对稳定的关系时，系统就会崩溃。在本实验的设定中，本体论信息系统在整个实验存续期间不允许出现稳态信息消失、系统崩溃的状态；只有其内设的更替程序可以运行启动、持续、崩溃的循环过程，每一次更替程序的崩溃，都将重新运行一个新的更替程序，进入新一轮更替周期的运行。因此，稳态信息是在本体论信息系统不断运动中所达到的一种动态平衡，即是在遭受着许多元素信息处理器输出元素信息干扰的条件下，经过系统内自组织功能的复杂调节机制的作用，使系统内各要素协调活动的结果，这种稳定是相对的，不是绝对的，一旦稳态遭破坏，就会导致本轮更替程序崩溃，进而进入下一轮更替程序。在这个意义上，稳态是无数轮更替程序的动态表达。

# 第一节　稳态信息的范畴：同步

一般而言，同步是指两个或两个以上随时间变化的量在变化过程中保持一定的相对关系；在系统活动中，同步是指对在一个系统中所发生的事件之间进行协调，在时间上出现一致性与统一化的现象。在本实验中，我们设定在人体个体本体论信息系统中输入的自然元素信息与人造元素信息、影响因素信息与状态信息、设定在更替程序中的先天属性信息与其后输入的元素信息、产生的稳态反馈信息与输入的影响因素信息等被自组织功能处理后形成的协同状态，并在时间上、空间上出现一致性和统一化的信息表达。

在本体论信息系统中，同步是指在受到元素信息处理器输入的元素信息影响下，系统内部各要素不断发生变化，在将系统内存在的"无序"状态变为"有序"状态过程中各要素保持的一种相对关系。同步需要构成系统的各要素协调有序，因而具有多因素和有序性的属性。

## 一、同步的特征

### （一）多因素

多因素是指一个系统是由不同要素或条件构成，这些要素和条件即是导致系统产生变化的因素。在本实验中，具体是指本体论信息系统形成稳态信息的同步机制，即输入或存在于该系统的不同要素协同工作的结果，而这些要素正是导致该系统产生变化的基本因素，换言之，形成同步的要素也是导致变化的因素。

在中医药学中，阴阳代表着事物的两种对立而统一的状态，相互依存、相互转化。五行（金、木、水、火、土）则代表自然界的五种基本物质和运动形式，它们之间相生相克，维持着自然界的平衡。在人体内部，阴阳五行的平衡与协调是实现机体结构与功能同步的基础。换言之，只有当阴阳平衡、五行调和时，人体的各个脏腑、经络、气血、津液才能协调运行，实现整个机体结构与功能的同步。脏腑是人体内部的主要器官，经络则是连接脏腑、沟通内外的通道。脏腑经络的协同作用是实现人体同步的关键。每个脏腑都有其特定的功能和属性，它们之间相互联系、相互制约，形成一个复杂的网络。经络则是这个网络中的纽带，将气血输送到全身各处，维持着脏腑功能的正常运行。而气具有推动、温煦、防御、固摄和营养的作用；血则具有营养滋润全身的作用。在中医药学知识框架下，气是构成人体的最基本物质，也是维持人体生命活动的最基本物质。气的推动作用，指气具有激发和推动作用，主要指气可以把营养物质推动、运输周身；气的温煦作用是指气有温暖作用，气是机体热量的来源，是体内产生热量的物质基础；气的防御作用是指气护卫肌肤、抗御邪气的作用；气的固摄作用，指气对血、津液、精等液态物质的稳固、统摄，以防止无故流失的作用；气的营养作用，则指气为机体脏腑功能活动提供营养物质的作用。血的营养作用是由其组成成分所决定的。血循行于脉内，是其发挥营养作用的前提和血沿脉管循行于全身，为全身各脏腑组织的功能活动提供营养。因此，只有当脏腑经络协同作用良好时，人体的气血运行通畅，生理功能才能保持同步，实现整体的和谐与平衡。情志因素在中医药学中占据重要地位，它直接影响着人体的生理功能和同步状态。情志的波动会导致气血运行不畅、脏腑功能失调等问题，从而影响人体的同步。因此，中医药学强调情志的协调和平衡。通过调节情志，可以使气血运行顺畅、脏腑功能协同，从而实现人体整体的同步。此外，中医药学认为人与自然环境是一个整体，自然环境的变化会直接影响人体的生理功能和病理改变。自然环境中的气候、季节、地理等因素都会影响人体的气血运行和脏腑功能。因此，顺应自然、适应环境对人体来说是非常重要的。通过调整生活方式、饮食习惯等方式来适应自然环境的变化，可以保持人体的同步状态。由此可见，同步的多因素特征体现在人体内部和外部的多个方面。人体内部的阴阳五行平衡、脏腑经络协同、气血运行顺畅是机体同步的基础。这些因素的平衡与协调直接影响着人体的生理功能和病理状态。情志因素、自然环境等因素也会对人体整体的同步产生影响。情志的波动、自然环境的变化都可能打破人体的平衡状态，导致同步失调。人体的同步状态还受到个体差异、年龄、性别等因素的影响。不同个体在生理、心理等方面存在差异，这也会影响到个体同步的实现。

在本体论信息系统中，同步需要系统内各要素的信息表达达到协调和有序，这个过程涉及的因素信息不是单一的，不仅包括来自自然元素信息系统和人类元素信息系统的元素信息、其他影响因素信息（如稳态反馈信息），而且包括了系统内存在的各种因素，如已存在的状态信息，特别是更替程序所具有的先天属性信息。依赖系统处理部分自组织功能形成的同步不是简单地协调系统内一、两种因素信息，而是要使影响系统输出稳态信息的所有因素都能够相互协调。具体来说，需要协调的因素包括系统输入部分影响因素信息中的自然元素信息、人造物元素信息、稳态反馈信息，存储部分的状态信息、状态信息中更替程序预设的先天属性信息，处理部分的自组织功能等，这些因素协调构建起的同步直接导致了稳态信息的形成。因此，多因素协调是同步机制的基本属性。

（二）有序性

一般而言，有序和无序是描述系统内部状态、系统内部各要素以及客观事物之间关系的范畴。有序指的是系统的组成元素、系统内部诸多要素或事物之间有规则的排列、组合、运动和转化，包括结构的有序和运动的有序。有序和无序是相对的，没有绝对的有序和无序，在有序的事物中存在着破坏其有规则排列或运动过程的因素，无序的事物中总是包含着有序的因素。在本实验中，本体论信息系统处理部分的自组织功能是通过同步机制实现该系统的有序性，而有序性本身则是该系统能够正常运行的基本保证。在本实验中，同步是有序的外在表现，有序是同步的内在机制。同步是系统内诸要素有规则地排列、组合、运动和转化，即系统呈现结构和运动有序；有序则是形成同步的内在机制，使得系统内部各要素间的关联关系、运行模式呈现出有序的状态。即便是在本实验中，有序与无序也并非绝对的，就好像没有绝对的稳态信息一样，有序只是相对的有序，是在系统达到同步时其内在结构和运动都处于相对有规则的状态，而系统的有序实际上是从无序发展而来，因此，即便在本实验中，有序也是从无序发展而来，也就是有序中总是包含着无序的因素。在这个意义上，同步也是从无序发展而来，无序的要素在自组织功能的作用下形成规则的排列、组合、运动、转化，进而达到同步。因此，有序性是同步的重要属性。

中医药学强调"天人合一"的思想，认为人体是一个复杂的有机整体，与自然、社会、心理等多方面因素密切相关，这些因素在人体内相互作用、相互制约，共同维持着人体的有序性和同步性。阴阳平衡、五行调和是人体健康有序的基础。阴阳代表着事物的两种对立而统一的状态，相互依存、相互转化，而五行则代表着自然界的五种基本物质和运动形式，它们之间相互制约、相互促进，共同维持着自然界的平衡和有序。在人体内部，阴阳五行的平衡与协调，确保了脏腑功能的正常运行和气血的畅通无阻，从而实现了人体的有序性。此外，中医药学注重气血的流通和脏腑经络的协同作用。气血是人体生命活动的基本物质，气血的流通和脏腑经络的协同作用，是维持人体有序性的重要保障。气血的流通能够携带营养物质和氧气到达全身各处，满足人体的生理需求；而脏腑经络的协同作用则能够确保气血的流通畅通无阻，从而保持人体的有序状态。同步的有序性体现在生理功能的同步性和病理变化的同步性上，人体的各个脏腑、经络在生理功能上具有同步性。例如，心主血脉，肺主气司呼吸，肝主疏泄调情志等。这些脏腑在生理功能上的同步性，确保了人体各项生命活动的有序进行。在病理状态下，人体的各个脏腑、经络也会表现出同步性的变化。例如，当某一脏腑功能失调时，其他相关的脏腑也会受到影响，出现相应的病理变化。这种同步性的病理变化，为中医的辨证施治提供了重要的依据。具体地讲，人体的基本生命活动，主要是指神志活动、呼吸运动、消化吸收、血液循环、水液代谢、生长生殖等。在健康状态下，表现为人体正常的生理机能活动；在病理状态下，则体现为患病机体的异常的生命现象。在中医药学框架下，人体是以五脏为中心的整体，气血是人体生命活动的物质基础，脏腑功能协调平衡、阴阳协调、气血和畅维持着机体的同步及其与环境的同步，保证了人体正常的生命活动，故曰："内外调和，邪不能害。"（《素问·生气通天论》）在这里，神志活动、呼吸运动、血液循环、水液代谢、生长生殖等人体的基本机能活动，虽各为相关脏腑所主，具有各自的规律性，但又均为五脏功能互相协调配合的结果，亦即任何一脏一腑都无法独立完成这些活动，或者其中任何一项活动，这也充分体现了中医药学的整体观念。机体通过阴阳、五行、气血、经络、脏腑等调节机制，使各种机能活动达到同步状态，以维持机体内外环境的相对稳定，实现了机体与环境的同步。

综上所述，同步达到的有序性能够确保人体各项生理功能的正常运行，满足人体生理活动的需求；同时可以增强人体的抵抗力，提高人体对疾病的防御能力，促进人体的康复和自愈能力，加速疾病的治愈过程。从中医药学的角度探讨同步的有序性，体现了中医药学理论的深刻内涵和对人体生命活动规律的深刻认知，同步达到的有序性是维持人体健康的重要保障，也是中医治疗和养生的重要原则。调节阴阳平衡、气血流通和脏腑经络的协同作用，能够实现人体同步的有序性。有序性对于确保人体各项生理功能的正常运行至关重要，因为它能满足人体的生理需求，并增强人体的抵抗力，提高人体对疾病的防御能力，促进人体的康复和自愈能力，进而加速疾病的治愈过程。简而言之，从中医药学的角度深入探讨同步的有序性，体现了中医药学理论的深刻内涵和对人体生命活动规律的认知。这种有序性不仅是维持人体健康的重要保障，也是中医治疗和养生的重要原则。通过调节阴阳平衡、气血流通和脏腑经络的协同作用，可以实现人体的同步有序性，从而维持身体的健康和平衡。

在本实验中，本体论信息系统中的各要素都具有自身的性能，与系统的某种功能相关联。尽管这些要素对系统而言均是不可或缺的，其相互之间有着紧密的关联关系，其在系统内的排列也是有规则的，但这种关联关系、排列规则常常被影响因素信息所干扰，导致出现系统局部的无序性，只有在自组织功能的作用下，这些要素才能够抵御干扰，使系统各要素间恢复相互协调，朝向有序，最终达到同步，使系统的输出呈现稳态信息。在这个意义上，同步的过程就是将所有对系统性能起影响作用的因素及其相互关联关系，与系统自身运行的各个环节进行协调，使整个系统所有要素经过充分的相互作用后，达到相对稳定的"有序"状态，而不是随意地、无序地进行排列、组合。具体地讲，从自然元素信息系统进入本体论信息系统的天文元素、地理元素、生物元素、无机物元素，以及从人类元素信息系统进入的人造物元素信息，最初是无序进入、无序排列、无序组合的，其与已有状态信息及其内置的先天属性信息的叠加也是无序的、随机的，只有经过自组织功能处理后，才能在这些元素信息、状态信息、叠加信息之间建立起关联关系，使其从无序向有序转化，并最终形成同步，使本体论信息系统输出的信息变为稳态信息。

综上所述，同步具有两个明显的特征，即多因素和有序性。这表明，同步必须是在多因素条件下才能成立，在有序性作用下才能实现。

## 二、同步的表达形式

在本实验中，本体论信息系统形成同步信息表达即是该系统运行处于稳定状态，其输出部分的信息为稳态信息。在中医药学框架下，人体是一个由多个脏腑、多条经络、气血、津液等要素构成的复杂系统，这个系统内部的各要素之间存在着相互依存、相互制约的动态平衡关系。在这种平衡状态下，人体阴平阳秘，保持相对稳定的状态，从而保持健康状态。在这里，我们可以把稳态信息理解为人体内部环境相对稳定状态所传递的信息。这种信息表达反映了人体内部各个系统、器官、组织之间的平衡关系和协调状态。当人体处于稳态时，其内部环境相对稳定，各个系统、器官、组织之间的功能协调一致，从而能够维持正常的生命活动。本体论信息系统内部要素协调后达到同步状态的信息表达是稳态信息。

一般而言，稳态是人体生命存续的基础。中医通过望、闻、问、切四诊方法，观察和分析人体的稳态信息，从而判断人体的稳态水平。人体的稳态信息，包括脉象、舌象、面色、声音等反映了人体内部的气血、阴阳、脏腑等的稳定状况。医生通过对这些信息的解读，可以了解人体的健康状况，判断疾病的性质、部位和程度，从而制定相应的治疗方案。如上所述，人体的各个脏腑器官之间相互联系、相互制约，形成了一个复杂的系统。这个系统的运行需要各个部分之间的协调配合，才能达到最佳状态。当人体处于稳态时，各个脏腑器官之间的运行也达到了同步水平，即各个部分之间的功能活动相互协调、相互配合，共同维持人体运行，生命存续。稳态信息是人体整体生命状况的反映，也是系统运行同步性的体现。当人体处于稳态时，各个脏腑器官之间的功能活动相互协调、相互配合，这种协调配合的状态通过稳态信息表达出来。通过对稳态信息的解读，可以了解系统运行的同步水平，从而判断人体的稳态水平。比如脉象的平稳，脉象是中医判断人体气血状况的重要指标，当人体处于高水平稳态时，脉象平稳有力，反映了气血运行畅通、脏腑功能协调的状态；再看舌象和面色等，当人体处于高水平稳态时，舌象红润、舌苔薄白，面色红润、有光泽，反映了气血充足、脏腑功能旺盛的状态。虽然这种稳态信息的输出，有时候可能是部分的，或者是所谓的"假象"，但是仍然可以大体获知系统的状态是否达到了同步。

在本实验中，尽管由于本体论信息系统本质上是本体的，因而我们无法探知其系统内部各要素达到同步时的状态，也无法获知系统是哪些要素达成了何种同步，但我们依然可以从该系统的输出部分的状态信息表达获知其是否达到了同步状态，具体过程就是通过中医个体认识论信息系统获取稳态信息来认知本体论信息系统的同步状态。在本实验中，我们规定了稳态信息是本体论信息系统存续的唯一指标，只要系统还在运动，其输出信息就一定是稳态信息，而实验的目标是获取更佳的稳态信息。对于稳态信息我们可以通过认识论信息系统获取，无论是人体个体认识论信息系统还是中医个体认识论信息系统，均能对本体论信息系统输出的稳态信息加以认知，按照我们的设计，稳态信息的状态越好，本体论信息系统运行的同步状态也就越好，因而，我们可以通过稳态信息的认知获知本体论信息系统运行所达到的同步水平，换言之，该系统运行的同步是通过稳态信息表达的。

# 第二节　稳态信息的表达

稳态信息的表达主要包括其存在的基础、产生的原因、具有的本质及明确的特征。

## 一、基础

在本实验中，稳态信息是本体论信息系统的输出信息，因此稳态信息只能存在于本体论信息系统，它表现的是该系统的输出信息，而该系统存在的基础就是人体个体，而非人类群体，由此可见，稳态信息只能是个体信息。它之所以是个体信息，主要是被实验设计所决定。在中医药学框架下，中医临床的突出特征之一是个体化，讲究辨证论治，医生和患者都是个体的，因而，中医临床所获取的信息只能是个体获取的个体信息。而我们的实验设计首先是在中医药学框架下，因此我们的本体论信息系统是依据个体患者信息表达设计的，从中获取的也只能是个体信息。

中医药学理论认为人体是一个不可分割的整体，各部分之间相互联系、相互制约。在人体稳态的维持中，人体的五脏六腑、经络气血等各个部分都是构成人体的基本要素，它们之间相互依存、相互作用，共同维持着人体的生命活动，个体是这些基本要素的总和。医生通过望、闻、问、切四诊合参的方法，全面了解个体的整体状况，从而判断其阴阳、气血、脏腑等是否平衡，进而确定其健康状况，人体稳态信息存在的基础是人体个体。就中医临床而言，面对的是个体患者，从其身上能够获取的也仅仅是个体信息，一旦将这种信息群体化，那么其信息的真实性就会出现极大的偏差。

本体论信息系统虽然其运行并非遵循中医个体信息框架，但依然只能是遵循人体个体信息框架，尽管我们不知道这个框架是什么，但其所具有的个体性却是明确无误的。从这个最基本的基础出发，该系统产生的稳态信息只能是个体信息，一旦将其扩展为群体信息，那么整个设计框架将被推翻，封闭系统将不存在，实验将无法进行，从这个角度看，稳态信息具有确定的个体属性，而稳态信息存在的基础是个体。

## 二、原因

在本实验中，本体论信息系统输出的稳态信息是始终存在的，因为一旦输出的稳态信息遭到破坏，本体论信息系统就会发生崩溃，整个实验也就不复存在。但如果只有一轮稳态信息的表达，则中医个体认识论信息系统将无法获得远超人类个体中医医生的稳态信息变化状态，也就是在经验获取的次数上、所能遇到的状态变化的复杂性都无法超越人类个体中医医生，为此我们在状态信息里设计了一个更替程序，保证代表患者个体存续状态的本体论信息系统会因更替程序的启动、持续、崩溃进行循环，进而产生无数轮稳态信息的表达，每一轮更替程序表达的均是一个个体的全生命周期，这就保证了中医个体认识论信息系统能够获取无数个体的稳态信息表达，因而保证了其经验获取的次数和认知的状态变化会远超人类个体中医医生。

虽然本体论信息系统在整个实验过程中会一直保持运转，但更替程序却会不断地产生循环，这就保证了本体论信息系统能够产生远超人类个体中医医生获取能力的患者状态次数和复杂程度，以达到中医个体认识论信息系统产生的集合信息能够超越人类个体的目标。通过本体论系统中无数轮更替程序的运转，中医个体认识论系统能够不断积累、深化对本体论信息系统产生的稳态信息的认识，使其经验信息和知识信息更加丰富，进而具备生成更佳集合信息的能力。本体论信息系统的稳态信息表达是多层次、多方面的，除了本体论信息系统产生的稳态信息处于不断变化之中外，还包括不断更新的更替程序产生的无数轮次人体稳态信息的积累，这使得中医个体认识论信息系统能够对数量无限的稳态信息进行深入的分析和研究，依赖大数据，总结其中的规律和特点，这些经验信息和知识信息不断积累起来，形成了中医个体认识论信息系统独特的理论认知和实践经验认知。随着稳态信息更新的不断进行，中医个体认识论信息系统积累的经验信息和知识信息也越来越丰富。在中医个体认识论信息系统中，稳态信息的更替和经验信息与知识信息的积累最终会为生成一个更佳的集合信息奠定坚实的基础。这个集合信息包括了中医个体认识论信息系统对本体论信息系统输出稳态信息的深入认识、丰富的经验信息和知识信息以及独特的干预方案。

根据我们对稳态的定义，稳态即相似的状态，主要指个体状态是可变的又是相对稳定的状态。稳态是在不断运动中所达到的一种动态平衡；即是在遭受着许多外界干扰因素的条件下，经过体内复杂的调节机制使各器官、系统协调活动的结果，这种稳定是相对的，不是绝对的，一旦稳态遭破坏，就会导致机体死亡。在真实世界中，人类个体生命一旦出生，其稳态即随之诞生，一直到其生命终止稳态才会消失。正是因为如此，在本实验中，稳态信息只存在于每次更替程序的运转周期内，恰恰是稳态信息的崩溃导致了更替程序的启动，换言之，每次更替程序启动的条件是上一次更替程序中稳态信息的崩溃。在这个意义上，更替程序是稳态信息产生的原因。

## ◤ 三、本质

由于在本实验中，稳态信息产生于本体论信息系统，是该系统的输出信息，而本体论信息系统本身具有本体论属性，在其运行的各个环节都是处于黑箱之中，也具有本体论的属性，所以稳态信息具有本体论属性。在真实世界中，人体稳态信息不是抽象的、普遍的概念，而是具体地体现在每一个个体身上，是每一个个体独特的生命状态的反映。人体稳态信息的独特性不仅体现在基因的差异上，也体现在生活方式、环境因素、心理状态等多个方面，换言之，人体稳态信息是先后天因素叠加形成的。因此，即使面对相同的疾病或病理变化，不同个体所表现出的稳态信息依然可能存在显著差异，这是由于即使病因相同，但个体的先天因素不同，可以说，没有两个先天因素完全相同的个体，因此也没有两个稳态信息完全相同的个体。这些稳态信息直接来源于个体的生命活动，是个体内部环境变化的真实记录。这些稳态信息包括了各种生理指标、病理变化、心理状态等，它们共同构成了个体的生命特征。这些信息的真实性不仅体现在其来源的可靠性上，也体现在其对于个体健康状况和疾病状态的准确反映和紧密关联上，不受外界干扰和主观臆断的影响。简而言之，即使在真实世界中，个体的稳态信息依然具有本体论属性。

稳态信息的可靠性主要体现在其稳定性和可重复性上（亦即相似性上）。在正常情况下，人体的稳态信息会保持在一个相对稳定的范围内，即使在外界环境发生变化、产生干扰时，也能通过内部调节机制迅速恢复平衡。同时，稳态信息也具有一定的可重复性，即在相同条件下（或相似条件下），人体会表现出相似的稳态信息。这种稳定性和可重复性为医学研究和临床实践提供了可靠的依据。通过深入研究和理解人体稳态信息的本质和规律，我们可以更好地认识人体生命活动的规律。

这种本体论属性使稳态信息更趋于真实，尽管本实验是在中医药学框架下设计的，但人体个体本体论信息系统的运行却不受中医药学认知的影响，而是只根据人体的实际状态进行运行。由于我们目前无法掌握人体真实运行的状态，所以在思想实验中，我们并不清楚本体论信息系统的运行状况，只是设定其所有环节均是具有本体论属性，其运行是遵循自有规律进行的，因此稳态信息只能是本体论的稳态信息，而且只有具有本体论属性的稳态信息才符合设计要求。我们实验的目的是证实封闭系统的运行结果能够形成更好的中医集合信息，只有针对真实的个体状态才能获得更好的、能够用于真实世界的集合信息，而真实的个体对于目前的我们只能是本体的、黑箱的。在这个意义上，稳态信息的本质是本体的。

## 四、特征

在本实验中，我们规定稳态信息具有以下的特征，即整体性、差异性和独立性。

### （一）整体性

一般而言，整体性是作为一个完整单元的存在，其性质和功能超越了各个部分的总和。整体性强调系统作为一个整体对外界的联系和作用，以及内部各部分之间的协调和统一。在本实验中，稳态信息作为状态信息叠加了所有影响因素信息，经自组织功能处理后产生的本体论信息系统的输出信息，其表达为整体状态，是本体论信息系统各要素相互作用后形成的整体表现形式，这是稳态信息整体性的关联特征，即组成稳态信息各要素均是相互关联的。在真实世界中，人体是由多个器官和系统组成的复杂有机体，这些系统之间通过神经、体液等多种方式进行信息的传递和交互，实现了对人体稳态的协同调控。人体所具有的每一个组成系统都在维持稳态方面发挥着不可或缺的作用。在整体稳态信息中，所有要素都处于相互关联的网络中，每个要素都是这个网络中的一个节点。即使所有要素都存在，一旦脱离了这种相互关联，稳态信息也就无法存在。这意味着稳态信息的形成和维持依赖于各个要素之间的相互作用和关联，而非单一要素的状态，也非全部要素的状态，而是全部要素及其相互关联关系共同构建的状态。换句话说，稳态信息是由各要素及其相互作用所形成的一个整体，缺一不可。这种相互依存、相互制约的网络结构是稳态信息持续存在的基础。稳态信息的整体性还表现为其不可分解性，人体稳态的维持依赖于对来自内外环境各种信息的整合与处理。也就是说，稳态信息之所以是稳态信息就是因为其组成部分是一个整体，如果将其进行拆分，则稳态信息不再是稳态信息。换言之，稳态信息的整体性表达为其不可拆分性。稳态信息的这种整体性特性在本实验中也是真实的存在。

（二）差异性

一般而言,差异性是表示事物相互区别和自身区别的哲学范畴,分为外在差异和内在差异,外在差异指的是事物彼此间的不同；内在差异的存在则是因为任何事物内部都包含着对立的因素,是矛盾着的诸因素的统一。稳态信息的差异性主要表现为外在差异性。首先,稳态信息的表达具有明确的个体性,由于遗传、环境、生活方式等多种因素的影响,不同个体在生理结构、生理功能以及对外界刺激的响应等方面都存在着显著的差异。这些差异导致了个体间在稳态信息的表达和调控上也呈现出多样性。例如,有些人可能具有更强的免疫力或更高的代谢率,而另一些人则可能更容易受到某些疾病的影响。在本实验中,本体论信息系统在每轮更替程序存续过程中输出的稳态信息均是各有差异的,当然,同一轮次更替程序存续过程中不同时段、不同时刻输出的稳态信息也是不同的,但其总有更多的相似性,这是由于同一轮更替程序的先天信息设置是相同的,这就保证了在此一轮更替程序的存续过程中,整个先天信息是相同的。而不同轮次更替程序存续期间输出的稳态信息则具有更大的差异性,这是由于其所设定的先天信息是不同的,而每次启动的更替程序又都具有唯一性,因而导致其具有确定的个体性,这种个体性本身就决定了不同轮次更替程序存续期间稳态信息具有差异性；其次,稳态信息又均是瞬间产生的,也只能维持瞬间,即每一瞬间的稳态信息均是不同的,因而如上所述,即使是同一次更替程序存续期间,其在不同时段、时刻输出的稳态信息也是不一样的,始终就不存在一模一样的稳态信息。在真实世界中,稳态信息同样是动态变化的,人体稳态本身就是一个动态平衡的过程,它随着内外环境的变化而不断发生变化,因此差异性也是真实世界中稳态信息的重要特征。这种变化不仅体现在稳态信息的表达上,也体现在稳态信息的调控机制上。例如,在应激状态下,人体会通过分泌应激激素如肾上腺素等来提高机体的应激能力；而在休息状态下,这些激素的分泌水平则会逐渐降低。这种动态变化性使得人体能够更好地适应环境的变化并维持稳定状态。

（三）独立性

在本实验中,稳态信息的独立性是指其是一个独立存在的信息状态,它是本体论信息系统输出的一个瞬时的、即刻的系统状态,可独立于其他时刻的稳态信息,反映的仅是此时此刻系统的输出状态信息。稳态信息是关于某一特定时刻的系统状态信息,它独立于其他时刻的稳态信息。这意味着,在不同时间点获取的稳态信息,虽然必然存在着一定的关联性,但每个时刻的稳态信息都是独立存在的,是一个独立的整体、独立的系统,它们分别反映了系统在不同时刻的输出状态。稳态信息作为一个独立存在的信息状态,其表达方式和内容具有相对的独立性。稳态信息不受其他非稳态信息（如环境变化、情绪波动等）的干扰和影响,反映系统在当前时刻的输出状态。此外,由于每次更替程序的启动、持续和崩溃都具有唯一性,因而任何一次更替程序输出的稳态信息也都是具有独立性的,即独立于其他轮次更替程序存续期间的稳态信息,这种独立性比同一轮次更替程序存续期间的独立性更为明显,这同样是由于每一轮更替程序预设的先天信息阈值都是不同的,简单地说,预设的体质不同产生的稳态信息就会表现出不同的特征来。此外，稳态信息的时间独立性是指每一个稳态信息都代表系统在一个特定时刻的状态。这些信息不受过去或未来时刻的稳态信息的影响，仅反映当前时刻的系统状态。这种时间独立性使得稳态信息具有高度的实时性和准确性，能够真实反映系统在当前时刻的运行情况。稳态信息的内容也具有独立性，每一个稳态信息都包含关于系统某一方面状态的完整信息。这些信息之间相互独立，互不干扰。它们相互独立，各自反映系统在不同方面的状态。稳态信息的逻辑独立性则是指每一个稳态信息都是基于独立的逻辑规则和判断标准生成的。不同更替程序存续期间，本体论信息系统在生成稳态信息时，会根据系统当前的实际情况和预设的先天信息阈值进行比较和判断。如果某个参数或状态指标超过了预设的阈值，更替程序就会生成相应的稳态信息。这种逻辑独立性保证了稳态信息的准确性和可靠性，使得它们能够真实地反映系统的实际运行情况。稳态信息的独立性保证了稳态信息的准确性和可靠性，提高了整个系统的效率和灵活性，使得系统能够更好地适应不同的应用场景和需求。

# 第三节　稳态信息的属性

稳态信息具有本体、本质、系统、时间（时刻）等属性。如前所述，稳态信息属于本体论信息，反映的是本体论信息系统输出信息最本质的状态，这个状态是整体呈现的，具有系统属性，并且处于不断变化之中，因而只能呈现为某一时刻的稳态信息。

## 一、本体

一般将"Ontology"译为"本体"，实质上应该译为"存在"，是哲学的一个分支，主要研究客观事物存在的本质，是指事物的本身。本体论，是探究世界的本原或基质的哲学理论，是指一切实在的最终本性，这种本性是需要通过认识论而得到认识。在本实验中，本体论信息，是指事物本身的运动状态及其变化方式，这种运动状态及其变化方式的存在不依赖于人或机器的认知。

在本思想实验中，本体论信息系统被设计成为一个具有自我组织和自我维持能力的独立实体，它在与外界环境即元素信息处理器进行交互作用的过程中，能够保持自身的相对稳定性和一致性。而元素信息处理器输入的元素信息既可以是自然界的元素信息，也可以是社会领域元素信息或个人的元素信息。对本体论信息系统而言，信息的输入、存储、处理和输出是其基本功能之一，而稳态信息正是该系统的输出形式，其产生于本体论信息系统，故而它首先是本体的。

如上所述，本体论信息系统输出的稳态信息是该系统本身的真实信息，不为观察者认知与否而改变，无论这个观察者是人还是机器，其形成机制和过程都存在于黑箱之内，无法直接观测，甚至也无法间接认知。中医个体认识论信息系统对稳态信息的认知是基于已有的中医药经验和知识对其进行推测。在本思想实验中，本体论信息系统能够产生真实的、具有本体论属性的稳态信息，而对其的认知则只能依靠人类已知的中医药知识对其进行有限的认知。在这里，稳态信息的本体性表达为其就是稳态本身，即真实的稳态；其本体论意义在于它是真实稳态的最终本性，是稳态本身运动的状态及其变化的方式，这是信息本身的内涵，稳态信息的内涵也不能脱离这个范畴。

稳态信息不是对稳态的间接描述或解释，而是直接反映了稳态的本质和特性。这种直接性使得稳态信息具有更高的真实性和可靠性。稳态虽然是系统在一定条件下的相对稳定状态，但这种稳定状态并不是永恒不变的。随着时间的推移和外部环境的变化，系统可能会从一种稳态过渡到另一种稳态。这种动态性使得稳态信息也具有相应的动态性，能够随着系统的变化而不断更新和变化。输出的稳态信息是某个时刻的真实的本体的信息。稳态信息的本体、本体论、本体论信息的属性使其具有了确定性和真实性，因此，符合我们在思想实验中的设定，能够为封闭系统超越人类个体奠定坚实的基础。

在真实世界中，人类个体的状态表达其实也具有本体性，但我们能够认知的只有认识论部分，这部分认知还与我们自身的知识框架密切相关，如西医医生对个体状态的认知就是现代医学的认知，中医医生获得的则是中医药学的认知，而普通大众则是根据自己已有的知识框架得出个人的认知。就真实性来说，人类个体有其最真实的状态，但这种状态是任何一种认知都无法完全认知的，因此，人类个体状态具有本体属性，但被认知的永远都不会是本体论的一面。

## 二、本质

一般而言，本质，是指本身的形体，本来的形体；指事物本身所固有的根本属性。其所表达的是事物内部的联系，决定了事物的性质和发展趋势。本质是与现象相对而言的，任何事物都有本质和现象两个方面。世界上不存在不表现为现象的本质，也没有离开本质而存在的现象。因此可以说，本质是事物的根本属性，是事物自身组成要素之间相对稳定的内在联系。

在本实验中，稳态信息反映的是本体论信息系统最本质的状态。在该系统中，影响因素信息在叠加了状态信息之后，通过自组织功能激发的一系列级联反应，完成信息的整合协调过程，最终形成输出的稳态信息，因此，其是系统状态最本质的映射。稳态信息包括了人体内部的生理状态变化和对外部环境变化的信息感知，以及系统内部调节机制的触发和执行等，因此，其表达的是系统最终输出状态的根本属性，映射的是系统自身各组成要素之间相对稳定的内在联系。虽然稳态信息是实时更新的，随着内部和外部环境的变化而不断变化，不断地演变和更新，这种实时动态的稳态信息表现的是本体论信息系统自身及其各组成要素之间相对稳定的内在联系，因而是具有本质属性的内容，不会因具象的改变而不同。

稳态信息的本质属性保证了其所具有的确定性。现象信息因其所具有的具象性质，不可避免地具有个体性和不确定性，这种不确定性与个体性是密切相关的，因而其呈现出来的概率是个体概率。在本体论信息系统中，每轮更替程序反映的是各自所固有的信息特征，每轮更替程序因为其预设的先天不同，所以具有的体质也不同，因其随机接触的元素信息处理器输出的元素信息不同，所以所处的环境也不同，此外，更替程序的轮转还决定了其所具有的自组织能力也不相同，这所有的不同，导致形成的稳态信息也就各不相同，因而更替程序的个体性实质上已经决定了稳态信息的不确定性。但是无论稳态信息有多大差异，其所具有的本质属性依然保证了其是确定的，换言之，稳态信息是具有时效性的，这表现在每一时刻的稳态信息均是不同的，但同时每一时刻存在的稳态信息却都是确定的，这种确定性表达的是其所具有的真实存在性，不管人或机器能否认知，其不确定性表现在时间差异上，其确定性表现在此时此刻上。因此，虽然我们无法全面认知本体论信息系统输出的稳态信息，但是它在经过本体论信息系统这个黑箱处理后,表达的始终是自身本质属性的反映,无论我们能否认知其本质属性表达。此外,稳态信息所具有的本质性属性,使其不仅具有了时刻性的特征,同时还具有了个体性的特征,即不同时刻的稳态信息是不同的、不同轮次更替程序的稳态信息也是不同的,从这个角度观察,我们可以说,群体概率不适合用于评价真实的稳态信息。

　　稳态信息的本质属性表明其是不可认知的,准确地说是不可完全认知的。一般来讲,我们是透过现象信息看本质信息,在这里,现象信息是可以认知的,而透过现象信息看到的本质信息则是不能完全认知的,因为现象信息与本质信息的关系并非真实关联,有些现象信息与本质信息是真实的关联,而有些则不是,甚至是假关联,这就使得我们即便掌握了全部的现象信息,也不一定能够认识到本质信息,更何况我们根本无法掌握全部现象信息。这就使得具有本质属性的稳态信息能够被本体论信息系统产生出来,却无法被中医个体认识论信息系统完全把握,能够把握的仅仅是在中医药学知识框架下,该系统积累经验所能辨识的部分,我们很难将此称为本体论信息系统具有本质意义的信息表达。在真实世界中,从中医药学的维度去认知,稳态信息本质上涉及人体多个脏器系统的相互作用和整体调节,这些脏腑、经络之间形成了一个复杂的网络结构。在这个网络结构中,脏腑经络气血津液都扮演着重要的角色,它们之间的关系错综复杂,相互影响、相互制约。由于这种复杂性,我们很难完全理解稳态信息所表达的全部内容和其形成的机制。此外,稳态信息的维持本身就是一个动态平衡的过程。在这个过程中,各种生理指标会不间断地发生变化,但总体上又会保持在一个相对稳定的范围内。这种动态性使得稳态信息的认知变得更加困难。我们很难准确预测和把握稳态信息的变化趋势和规律。同时,稳态信息的维持和调节往往涉及多个因素之间的相互作用和相互影响。这些因素之间的关系往往是非线性的,即它们之间的关系并不是简单的线性关系,而是存在着复杂的相互作用和反馈机制。这种非线性使得稳态信息的认知变得更加困难。我们很难通过简单的线性关系来理解和预测稳态信息的变化趋势和规律。简而言之,稳态信息由于其所具有的本质属性,因而是不可完全认知的。

## 三、系统

　　一般而言,系统性指的是将系统内各个部分按照一定的结构、功能和目的组合成一个整体,强调的是系统的构成和运作方式。在系统中,各个部分之间相互联系、相互作用,共同完成系统的功能,系统性关注的是系统内部如何组织和运作。在本实验中,我们规定了本体论信息系统输出的稳态信息具有系统性的属性。在这里,稳态信息的系统性不仅仅表现在其具有整体性和关联性,而且表现为其所具有的有序性和功能性。稳态信息是本体论信息系统的输出信息,是本实验的主要研究对象,获得更佳的稳态信息是我们的研究目标。稳态信息的产生是在一轮更替程序先天属性信息的基础上,原有状态信息叠加了所有输入的影响因素信息经过系统自组织功能处理后输出的具有系统属性的信息,表现为整体状态信息。稳态信息的这种整体状态反映的是本体论系统内各要素、各环节之间在相互协调和相互作用后产生的一种结果。在真实世界中,中医药学认为人体是一个不可分割的整体,人体的各个部分(包括脏腑、经络、气血、津液等)都是整体不可分割的组成部分。这种整体观与西医的还原论思维有所不同,它强调从整体出发,综合考虑人体的各个方面,从而实现对人体稳态的全面理解和把握。人体的脏腑、经络、气血、津液等都被视为整体的一部分,它们共同构成了人体的稳态系统。这个系统具有相对独立性和完整性，同时也与外部环境保持着密切的联系和互动。此外，人体的各个脏腑经络之间都存在着密切的联系和相互作用。例如，心主血脉、肺主气、肝主疏泄、脾主运化等，这些脏腑的功能都是相互关联、相互影响的。当某个脏腑的功能出现异常时，就会影响到其他脏腑的功能，进而影响整个稳态系统的平衡。人体的稳态是通过各个脏腑经络等子系统的相互协调和共同作用来实现的。这种整体性不仅体现在生理功能上，还体现在病理变化上。当人体的某个部分出现疾病时，就会影响到整个稳态系统的平衡和稳定。当然，人体的稳态并不是一成不变的，而是随着内外环境的变化而不断调整和变化的。这种动态平衡性同样是通过脏腑经络等系统的相互调节和共同作用来实现的。当人体受到外界刺激或内部环境发生变化时，脏腑经络等系统就会做出相应的反应和调整，以维持稳态的平衡和稳定。人体本身就是一个巨大的开放的复杂系统，其内部又是由众多的子系统所组成，这些子系统之间存在着复杂的相互关联和相互作用的关系，它们的调节机制同样十分复杂，因而其表达出的稳态信息是整个人体各子系统协同作用下的状态，具有明确的系统性属性。此外，由于人体是一个开放的复杂巨系统，除了其内部子系统间的复杂关联关系外，其与自然、社会这两个更为巨大、更为复杂的巨系统有着千丝万缕的联系，自然与社会的变化均会影响到人体个体的变化，简而言之，人体个体表达出的稳态信息不仅是人体系统的整体表达，而且同时还是人处于自然与社会两个巨系统之中所有加之其上引发变化的整体表达，因此，人体的稳态信息具有确定的系统性属性。

就目前的研究进展来看，无论现代医学还是中医药学，都认为人体个体是一个由不同层次的要素或子系统有机结合、相互联系而形成的具有系统特征的整体。系统论认为，任何系统获得新质的秘密在于要素的有机性，系统内的要素不是简单机械相加，而是有机结合。根据系统论观点，在中医药学框架下，人体个体的稳态信息是由五脏六腑有机结合、相互联系和相互作用而产生一种外在表现状态。这种外在表现状态强调的是人体内部各要素、各部分相互联系、相互作用后的结果，而并非简单机械的叠加。从中医药学的角度来看，人体的稳态信息反映了各种生理过程和器官之间的协调与平衡，是整体医学理念的体现。在本实验中，本体论信息系统输出的稳态信息，实际上也是系统内各要素、各环节有机联系、有机结合，达到协同状态后输出的具有同步特征的整体信息，这种具有同步特质的整体信息具有确定性的系统性属性。

在本实验中，我们之所以强调稳态信息的系统性属性而非整体性属性，是因为系统性区别于整体性。首先，两者的概念不同，系统性是将系统内各个要素按照一定的结构、功能和目的组合成一个整体，强调的是系统的构成和运作方式；稳态信息正是人体个体本体论信息系统各要素按一定结构、功能和目的组合成的整体。整体性强调的是作为一个完整单元的存在，其性质和功能超越了各个部分的总和；而稳态信息不仅强调其组成的整体超越了其各个元素的总和，还强调了稳态信息的构成和运动方式。其次，关系不同，在系统中，各个部分之间相互联系、相互作用，共同完成系统的功能；整体性则强调系统作为一个整体对外界的联系和作用，以及内部各部分之间的协调和统一；稳态信息强调的是其内部组成要素的相互联系、相互作用，有机形成了稳态，而不是强调其作为一个整体对其他信息系统的联系和作用。第三，功能不同，系统性更侧重于分析系统的结构、组成和运作方式；整体性则更侧重于系统的协调、统一和对外界的适应性；稳态信息关注的其组成要素及其运行方式，而不在于其对外界的适应性。换言之，稳态信息的系统性关注的是其组成要素是如何组织和运行的；而不是其作为一个完整体如何与外部环境相互作用和适应。综上所述，我们强调稳态信息所具有的属性是系统性，而非整体性。

# 四、时间（时刻）

一般而言，时间（Time）是物质永恒的运动、持续的变化性、顺序性的表现，它包含时刻和时段两个概念。时刻和时段是时间的两个基本概念，可以用来描述时间的点和时间的段落。时刻用来描述时间点，是时间连续流动中某个独立的点，可以是任意一个时间点；时段用来描述时间段落，是时间连续流动中的一段时间，有起始和结束之分，是由一系列连续时刻组成的。很显然，稳态信息在时间属性的分类上是具有确定的时刻属性，其可以出现在任何一个时间点，而不会发生延续，因为真实的稳态信息是一刻不停地发生着变化，具有本体论属性的真实稳态信息不可能在相邻的两个时间点上是完全相同的，因此时刻是稳态信息的时间属性。

从中医药学的维度认知，人体的生物钟被称为"阴阳消长"的节律。阴阳消长是指阴阳二气在人体内相互转化和制约的过程，这种转化和制约的过程呈现出周期性变化。例如，在一天中，白天阳气盛而阴气衰，夜晚则阴气盛而阳气衰；在一年中，春夏阳气渐长而阴气渐消，秋冬则阴气渐长而阳气渐消。这种阴阳消长的节律与人体生物钟的调节密切相关，共同维持着人体稳态的平衡。人体稳态信息本身就是周期性的。人体稳态信息是动态变化的，包括生理和病理两方面的变化。在生理方面，人体内部的各种生命活动都会随着时间的变化而发生变化，如年龄增长导致的生理功能衰退、季节变化导致的生理功能变化等。在病理方面，疾病的发生和发展也会随着时间的变化而发生变化，例如，在春天肝气郁结可能导致情绪抑郁、失眠等症状；在夏天心火亢盛可能导致心悸、失眠等症状；在秋天肺气不宣可能导致咳嗽、气喘等症状；在冬天肾阳不足可能导致腰膝酸软、畏寒等症状。稳态信息的时间属性不仅反映了人体内部与外部环境之间的同步性，也展现了人体内部各种生命活动之间的相互作用和制约关系。这种时间属性揭示了人体生理活动不仅受外部环境变化的影响，还受到内部各种生命活动之间复杂的相互关系所调节。因此，稳态信息的时间属性不仅是外部环境与内部生理活动相互影响的表现，更是内部各种生物学过程之间相互协调、制约与平衡的体现。尽管如此，人体表达的稳态信息依然具有明确的时刻属性，无论在一个季节，还是在一个昼夜，人体内部与外部共同作用下表达出的稳态信息均是瞬时的，也许同一季节、同一昼夜个体的稳态信息有相似之处，但也仅仅是有相似之处，即使是两个紧紧相邻瞬间的稳态信息也是不同的，时刻是稳态信息的时间属性。

如前所述，在本实验中，稳态信息是本体论信息系统经过自组织处理后形成的状态信息。由于在封闭系统中，本体论信息系统是一个处于开放条件下的系统，它不停地与元素信息处理器中自然元素信息系统产生的自然元素信息发生交换，也不断接受来自人类元素信息系统人造物元素信息的输入，进入该系统的影响因素信息是在不断发生变化，系统的自组织功能也是一直在不停地进行自处理，不断形成新的稳态信息，这就使得不同时间输出的稳态信息是不一样的。因此，稳态信息表现出的是本体论信息系统瞬时的、即刻的、当下输出的一种动态平衡的状态。此外，本体论信息系统中的状态信息部分设置了不断循环的更替程序。每一轮循环都会引发系统先天属性和自组织处理能力的变化，进而导致系统输出的稳态信息出现更大的差异。这种动态的更替过程使得系统内部的性能不断更新和变化，反映了系统的复杂性和适应性。因此，每一次循环都可能产生相似而不同的稳态信息，表明稳态信息具有一定的动态属性。事实上，即使是在同一轮更替程序的运行中，处于不同时间点、不同时间段输出的稳态信息也是不同的。因此，稳态信息具有确定的时刻属性。

# 第五章 稳 态 反 馈

反馈是控制论的基本概念，是指将系统的输出返回到输入端并以某种方式改变输入，进而影响系统功能的过程。从系统科学的角度看，信息的传递与处理，都是为了实现控制。要使系统达到预先规定的最佳运转状态，通常有三种途径：一是使系统的偏差处于平稳；二是使外部的影响尽量减少；三是使系统的运转摆脱不必要的干扰。这三条途径都离不开信息控制，都需要对系统输入控制性信息。因此，控制性信息是系统决策和执行的有效工具。根据反馈对输出产生影响的性质，可分为正反馈和负反馈。正反馈是指其方向与控制信息一致，可以促进或加强控制部分的活动，更加增大受控量实际值和期望值的偏差，从而使系统趋向于不稳定状态。负反馈则使输出起到与输入相反的作用，使系统输出与系统目标的误差减小，系统趋于稳定。正反馈是强化过程，负反馈是平衡过程；前者加速和保障增长，后者调整和保障平衡。负反馈使得系统的运动和发展保持向既有目标方向进行的反馈。通常情况下，负反馈是维持系统稳定的关键因素，它使系统呈现出符合预期行为的特性。经典控制论主要探讨负反馈的原理和应用。稳态反馈是控制系统中常用的一种调节方法，用于调整系统的输出，使其达到预期的稳态目标。这种反馈机制有助于系统对外部和内部变化做出适时调整，以保持稳定运行和满足既定的控制要求。

在本实验中，在自然元素信息和人类元素信息的影响下，本体论信息系统不断发生突然或者连续的变化，这种状态不断发生迭代，经本体论信息系统的自组织功能处理后，形成稳态信息，稳态信息反馈到影响因素信息形成稳态反馈信息，完成本体论信息系统的完整信息流程。在本实验中，自我信息处理器中运行着两套系统，即本体论信息系统和人体个体认识论信息系统。人体个体认识论信息系统会不断获取本体论信息系统输出的稳态信息，经其处理后形成三种自我集合信息，即感觉集合信息、感情集合信息、调节集合信息，其中调节集合信息会经过调用人造物元素信息后进入本体论信息系统成为影响因素信息的组成部分，进而影响后者输出的稳态信息，这从某种意义上讲，也是稳态信息的一种反馈调节，这种反馈可能是正反馈，也可能是负反馈。

## 第一节 正 反 馈

正反馈在现代生理学中是指一种增强作用，即系统输出的变化会进一步加剧系统的输入变化。在中医药学中，也存在正反馈现象，如在某些病理状态下，人体的某个环节出现异常，会导致整个系统出现连锁反应，使病情进一步恶化。例如，肝火旺盛时，会导致心火亢盛，进而引起失眠、心悸等症状。这种正反馈作用在中医药学中被称为"火上浇油"，是病情恶化的重要原因之一。另外，现代医学认为，不同个体的体质存在差异，这种差异会影响人体对内外环境的反应。在某些人身上，一些微小的刺激就可能引发强烈的反应，形成正反馈。例如，过敏体质的人对某些物质非常敏感，一旦接触就可能引发强烈的过敏反应。在中医药学中，情志过激会导致气血逆乱、脏腑功能失调等病理变化。例如，愤怒会导致肝气上逆、气血上涌；忧愁会导致肺气不宣、气机不畅等。这些情志因素会通过正反馈作用进一步加剧病理变化。这种正反馈的作用使系统趋向于不稳定状态。

在中医药学框架下，正反馈机制通常与脏腑功能的亢进或病理状态的恶化有关。当某一脏腑功能亢进时，会通过正反馈机制进一步加剧其亢进状态；而当机体处于病理状态时，正反馈机制可能会加速疾病的恶化过程。以肝火旺盛为例，当肝火旺盛时，机体会出现一系列症状如口苦、咽干、目赤等。此时，若未能及时干预，亢盛的肝火会消耗体内的阴气和津液，阴虚而阳亢，肝火通过如上正反馈机制进一步加剧，导致更严重的病理变化。从现代医学角度看，在某些疾病的发展过程中，正反馈机制可能会加速疾病的恶化过程。例如，在癌症的发展过程中，肿瘤细胞的增殖可能会通过正反馈机制进一步加剧，导致肿瘤的迅速生长和扩散。在中医治疗中，医生需要辨识疾病发展过程中的正反馈机制，以便采取相应的治疗措施，通过调和阴阳的方法来纠正脏腑功能的亢进或不足，从而消除正反馈机制对疾病发展的促进作用；通过补益气血或活血化瘀等方法来恢复气血的充盈与流畅，从而消除正反馈机制对病理变化的加剧作用；通过调和脏腑功能来恢复脏腑之间的协调关系，从而消除正反馈机制对脏腑功能亢进或病理状态恶化的促进作用。

在本实验中，本体论信息系统形成的稳态信息反馈基本上是负反馈作用，但在某些时候，稳态反馈信息叠加到影响因素信息中可能对状态信息产生某种异常状态的增强作用，这里就需要自组织功能给予调节，避免输出的稳态信息出现过大的波动。

# 第二节　负　反　馈

负反馈在现代生理学中是指一种抑制作用，即系统输出的变化会抑制系统的输入变化。在中医药学中，阴阳平衡被视为人体稳态的核心。当人体受到内外因素的干扰时，阴阳平衡可能会被打破，但人体具有一定的自我调节能力。这种自我调节能力主要通过阴阳互制、阴阳互化等机制来恢复平衡状态。阴阳互制指的是阴阳之间相互抑制、制约的关系，而阴阳互化则指的是阴阳之间相互转化、相互促进的作用。通过这些机制，人体可以在受到干扰后自行调整，恢复阴阳平衡，从而维持身体的健康和稳定状态，这种自我调节机制在中医药学中可以被视为一种负反馈作用。脏腑经络之间存在着相互制约的关系，当某个脏腑功能亢进时，其他脏腑会通过经络气血的调节来抑制其亢进状态；当某个脏腑功能衰退时，其他脏腑会通过补益作用来增强其功能，这种相互制约的关系在中医中也可以被视为一种负反馈作用。在中医治疗中，药物的作用往往是通过调节人体内部的阴阳平衡来实现的，一些药物具有抑制亢进状态或增强衰退状态的作用，这种作用可以被视为一种负反馈作用。例如，清热药可以抑制热邪的亢进状态；补益药可以增强虚弱脏腑的功能等。

人体的稳态是由阴阳五行相互作用、相互制约而形成的。阴阳代表了事物的对立统一关系，五行则代表了事物的五种基本属性和相互关系，在人体中则表现为以五脏为中心的机体各组成部分互生互制关系，阴阳五行的平衡与和谐，是维持人体稳态的基础。中医将人体的脏腑和经络视为一个整体系统，认为它们之间通过气血的运行相互联系、相互影响。脏腑经络系统的正常运行，是维持人体稳态的重要保障。疾病的产生是由于人体内部的阴阳五行失衡、脏腑经络功能失调所导致的。因此，治疗疾病的关键在于调整阴阳五行、恢复脏腑经络的功能，使人体达到更佳的稳态。负反馈机制的特点是具有放大效应和自限性，能够迅速应对环境变化，使机体在短时间内达到新的稳态。当气血运行不畅时，机体会通过调节脏腑经络的功能，促进气血的流通。例如，当心脏功能减弱时，机体会通过调节肺脏的功能，增加呼吸深度和频率，以提高血液的含氧量，从而加强心脏的功能。这种气血运行的负反馈机制，有助于维持人体内部环境的稳定。脏腑功能的负反馈体现在多个方面。例如，当肝脏功能失调时，机体会通过调节脾胃的功能，促进食物的消化吸收和营养物质的生成，以弥补肝脏功能的不足。同时，肝脏也会通过调节情绪、促进睡眠等方式，帮助机体恢复稳态。这种脏腑功能的负反馈机制，有助于增强机体的自我修复能力和适应能力。机体感受火热阳邪侵袭时，体内阴气振奋，祛邪外出的同时，修复被阳邪损伤的脏腑经络，这种协调阴阳趋于平衡的负反馈机制，有助于机体维持阴平阳秘的高水平稳态。心理调节在维持人体稳态中起着重要作用。当人体处于紧张、焦虑等不良情绪状态时，机体会通过调节神经系统和内分泌系统的功能，促进身体的放松和舒适感。同时，人们也可以通过自我调节、冥想等方式，减轻不良情绪的影响，从而有助于恢复身体的稳态。这种心理调节的负反馈机制，有助于增强人体的心理健康和适应能力。

在真实世界中，人类个体产生的稳态信息能够被中医医生所获取，医生通过认知，形成干预方案，实施后也能对稳态信息产生负反馈作用。例如，中医的针灸疗法利用刺激人体穴位，通过调整气血流动、脏腑功能和心理状态，进而促进机体自我修复和调节能力的提升，使机体恢复稳定状态。再如，中药疗法可以通过调节人体的阴阳五行、脏腑经络，进而促使机体恢复稳定状态。这些干预措施实质上是为了重新平衡人体的生理和心理因素，帮助人体恢复到稳定的健康状态。因此，中医的干预措施能够为个体稳态的形成和恢复提供有益的负反馈调节（图 2-2）。

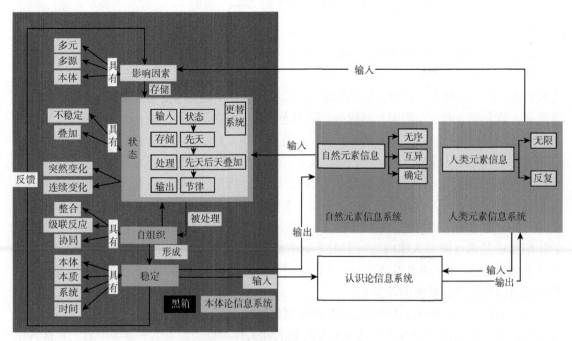

图 2-2　人体个体本体论信息系统

# 第三节　稳态反馈信息的作用

在本实验的设定中，本体论信息系统需要输出维持相对平衡稳定状态的稳态信息，这就导致在其发生的信息反馈中负反馈的作用更为重要，我们将这种反馈信息称为稳态反馈信息，也就是使本体论信息系统输出与系统目标误差减小的反馈，稳态反馈信息的作用首先是可以使本体论信息系统的偏差处于平稳，其次是可减少来自元素信息处理器输入的元素信息对本体论信息系统的影响，最后可以使本体论信息系统运转摆脱不必要的干扰，通过调整该系统自组织处理功能进而调节其输出，使输出的稳态信息达到期望的目标。

在本体论信息系统中，系统接收外界影响因素信息，叠加原有状态信息和先天属性信息，通过自组织功能处理，最终形成稳态信息。此时，稳态信息作为系统整合和协同后保持相对平衡状态的信息表达，反馈到输入部分，成为系统输入部分影响因素信息的组成成分——稳态反馈信息。稳态反馈信息如果与影响因素信息对本体论信息系统起到相同的作用，就会增加该系统的不稳定性，导致下一次形成的稳态信息难以成为更佳的稳态信息，我们将这种反馈被称为正反馈；如果稳态反馈信息与输入端影响因素信息对本体论信息系统起到相反的作用，则该系统会保持稳定，有可能输出更佳的稳态信息，此时的反馈就是负反馈。在本体论信息系统中，发起反馈的目的是使系统获得更佳状态的稳定信息，而不是增加系统的不稳定性。因此，所需的是负反馈机制，即通过调节系统状态以抑制任何偏离稳定状态的趋势。换句话说，稳态反馈的核心本质就是负反馈，它旨在通过纠正偏差，使系统保持稳定并朝着期望的状态发展。这种调节机制有助于系统在受到外部影响或内部波动时及时做出反应，以保持整体稳定和平衡。

稳态信息具有确定的时间属性，即稳态信息表现的是瞬时信息状态，稳态反馈信息规定为稳态信息对系统输入端影响因素信息的影响，因而稳态反馈信息也具有瞬时、即刻的属性，它反映的是当下时刻稳态信息对系统状态和稳定性产生的影响。

另外，根据本实验规定，稳态反馈信息具有一种特殊的作用，就是当本体论信息系统的一轮更替程序达到崩溃时，稳态反馈信息就是该轮更替程序产生崩溃的前提。亦即当更替程序从启动经持续达到崩溃时，稳态反馈信息将会诱发新一轮更替程序启动。即在更替程序的运行使本体论信息系统不能维持平衡，输出的稳态信息达到极限值时，这一轮更替程序将会崩溃，而这种崩溃产生于稳态反馈信息传达出的崩溃信息。此时，稳态反馈信息作为崩溃信息返回到系统输入端，将引发系统产生新一轮更替，即重新构建新一轮更替程序。

# 第三部分
# 中医个体认识论信息系统

在本思想实验中，我们规定了中医个体认识论信息系统只运行于非我信息处理器中，该处理器为个体信息处理器，该系统接收本体论信息和认识论信息，存储为认识论信息，处理和输出认识论信息。在本实验中，有关本体论信息转化为认识论信息的过程，认识论信息的表达变化及其运动状态变化方式的研究主要依托于中医个体认识论信息系统完成。此外，由于本实验规定了该系统运行的信息是在中医药学框架下的认识论信息，故名为"中医个体认识论信息系统"。

在本实验中，中医个体认识论信息系统中的信息流程分为输入-认知信息、存储-知识信息、处理-他组织、输出-集合信息、反馈-认知反馈信息五个阶段（图 3-1）。

输入到中医个体认识论信息系统的信息包括人类元素信息中的知识信息和人造物元素信息、本体论信息系统产生的稳态信息、人体个体认识论信息系统产生的自我认知集合信息、中医个体认识论信息系统产生的集合信息反馈到输入部分，这些信息均需通过中医个体认识论信息系统的认知进入系统；存储为知识；知识经过中医个体认识论信息系统的他组织处理；输出为调整人体个体本体论信息系统稳态信息的中医集合信息；中医集合信息形成认知反馈信息，重新被中医个体认识论信息系统所认知；完成中医个体认识论信息系统的一个完整流程。中医药信息科学的主要研究内容就是中医个体认识论信息系统集合信息的形成及其形成模式。

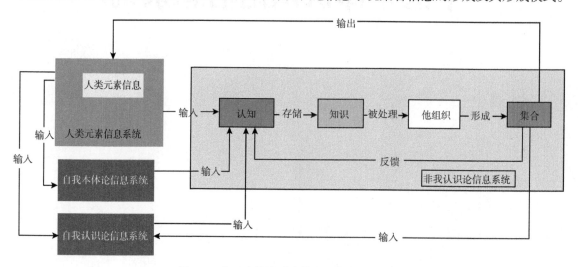

图 3-1　中医个体认识论信息系统信息流程

# 第一章  认 知 信 息

## 第一节  认知信息的范畴

认知是人类获得信息、加工信息从而获得知识的过程,即人类对信息的感知、选择、分类、整合。认知包括感觉、知觉、记忆、思维、想象和语言等认知活动。即《灵枢·本神》所谓"心有所忆谓之意,意之所存谓之志。因志存变谓之思,因思远慕谓之虑,因虑而处物谓之智"。认识过程是主观客观化的过程,即主观反映客观,使客观表现在主观中,因此可以认知本体论信息,也可以认知认识论信息,但只形成认识论信息。

本实验规定的中医个体认识论信息系统是中医药框架下的个体认识论系统,模拟中医个体在临床诊疗过程中的信息输入、存储、处理、输出和反馈,中医个体认识论信息系统的输入靠认知来进行,其认知的信息有以下几个来源:

### 一、人类元素信息

中医个体认识论信息系统仅从人类元素信息中获取知识信息和人造物元素信息,其中知识信息包括中医药学知识和其他所有学科知识,而以中医药学知识为基础。人造物元素信息作为经由人类加工产生的客观存在的人类元素信息,既包含本体论信息也包含认识论信息,中医个体认识论信息系统仅通过认知获取人造物元素信息中的认识论信息,人造物元素信息中的本体论信息则经过输入人体个体本体论信息系统后输出的稳态信息来认知。

### 二、稳态信息

输入到人体个体本体论信息系统的影响因素信息对该系统产生不同性质和程度的影响;被影响因素信息扰动后,该系统运行出现变化,这种变化存储为不稳定的状态信息;状态信息经过人体个体本体论信息系统的自组织功能处理,达到协同,继而输出稳态信息。稳态信息是本实验的主要研究对象,整个实验的研究目标是获得更佳的稳态信息,因而稳态信息是中医个体认识论信息系统输入信息的重要组成部分。稳态信息的属性是本体论的,认识论信息系统可以认知本体论信息,认知后形成主观化的认识论信息,但无法完全完整认知本体论信息。主观化的认识论信息与本体论信息是否接近,主要取决于两方面:一方面是人体个体认识论信息系统是否能够清晰地认知和表达人体个体本体论信息系统输出的稳态信息,也就是人体个体认识论信息系统能否清晰地将对稳态信息的认知表达输出为自我感觉集合信息；另一个方面主要与中医个体认识论信息系统的认知、知识、他组织处理水平相关。《素问·阴阳应象大论》说："故邪风之至，疾如风雨，故善治者治皮毛，其次治肌肤，其次治筋脉，其次治六腑，其次治五脏。治五脏者，半死半生也。"《千金要方》："上医医未病，中医医欲病，下医医已病。"这些都是说在真实世界中，水平越高的中医医生，能够越早识别患者变化的稳态信息，并形成相应的干预方案进行干预。

## 三、集合信息

本实验中，集合信息指经过认识论信息系统处理后输出的最终结果。集合信息是经由认识论信息系统对本体论信息系统稳态信息认知和分析后产生的。

在中医个体认识论信息系统的输入端，有两种集合信息，一种来自人体个体认识论信息系统输出的感觉、情感、调节集合信息，即自我集合信息；一种来自中医个体认识论信息系统的认知反馈信息，后者是该系统生成中医集合信息的反馈信息。

中医个体认识论信息系统获得稳态信息的过程开始于认知，认知是对事物个别属性和特性的获取，如通过望诊信息获取到颜色、明暗、光泽等信息表达；通过闻诊信息获取到声音的高低强弱和气味等信息表达；通过触诊信息获取到软硬、冷热等信息表达。但由于本体论信息系统的客观性，其稳态信息无法完全通过认识论信息系统的认知获得，只能获得其能够认知的部分；而对自我信息处理器中认识论信息的变化则需要经过该处理器中的人体个体认识论信息系统的认知、存储、处理后输出的集合信息来认知，即自我认知的颜色、声音、气味、口味以及痛觉、温觉、触觉、情绪等信息表达，经过选择、分类、整合，输出为自我认知集合信息。中医个体认识论信息系统通过自我认知集合的输入来获取对自我信息处理器输出信息更全面的认知。这个认知过程就是问诊信息获取。将自我认知集合信息与非我认知系统所得到的稳态信息综合分析的过程，就是四诊信息合参的过程。《素问·移精变气论》中的"治之极于一""一者因问而得之"，即强调了在诊断过程中对问诊信息的重视。自我认识论信息系统所表达的也就是问诊得到的自我认知集合信息与本体论信息系统的稳态信息接近与否，与两方面有关，一个是与其自身的认知和表达能力相关，即自我认识论信息系统对稳态信息的认知、处理能力；另一个就是非我认识论信息系统存储中医药知识、经验，以及其内置他组织处理功能水平的高低。

对于可自控的信息系统来说，反馈的作用至关重要。中医个体认识论信息系统输出的中医集合信息也会返回到输入端被认知，再次进入中医个体认识论信息系统，通过中医集合信息形成的反馈信息，中医个体认识论信息系统可以及时对自身形成的中医集合信息进行修改，达到更佳地对稳态信息的调整作用。这个过程被称为认知反馈，即通过对元素、稳态、集合等因素的认知，经与该系统存储知识信息的融合及他组织处理后，形成集合信息输出，并形成认知反馈信息。也就是通过获取自身的认知反馈信息，帮助中医个体认识论信息系统发现和纠正过程中的偏见、错误和盲点，提高其决策和解决问题的能力。反馈分为正反馈和负反馈，正反馈激励中医集合信息对稳态信息的调节方向和调节力度，负反馈稳定中医集合信息对稳态信息的调节作用。

# 第二节 人体个体认识论信息系统

在自我信息处理器上运行着两个系统，一个是人体个体本体论信息系统，另一个是人体个体认识论信息系统，两个系统相携运行，共存共生。一般而言，本体论信息系统运行在前，认识论信息系统运行在后，即本体论信息系统启动认识论信息系统，并诱导认识论信息系统崩溃。换言之，本体论信息系统决定了信息系统的启动与崩溃。

人体个体本体论信息系统输出的稳态信息是中医药信息学研究的主要对象，所有的研究都是为了提高该系统输出的稳态信息，它模拟了人体个体客观存在信息的运行变化，而人体个体认识论信息系统运行对稳态信息全部的认知、情感、体验信息。二者的关系如形和神，无形则神无以附，无神则形无以活，形为神之宅，神为形之主。人体个体本体论信息系统为人体个体认识论信息系统提供了物质和能量基础，人体个体认识论信息系统主动形成自我集合信息调用人造物元素信息，支撑人体个体本体论信息系统的运行，延长一次更替程序的运行时间、并提高其运行质量。如认知饥饿信息表达出现后该系统会主动产生觅食信息，认知寒凉信息表达出现后该系统会产生及时保暖信息，认知疼痛信息表达出现后该系统会产生远离伤害源信息。此外，人体个体认识论信息系统产生的自我集合信息还表达了整个自我信息处理器的情感、感觉信息，这些都是神的信息表达。

因而在本实验中，人体个体本体论信息系统的一次更替程序产生崩溃时，人体个体认识论信息系统失去了所依存的基础，也随之崩溃；新的人体个体本体论信息系统更替程序诞生时，新的人体个体认识论信息系统也随之诞生，即人体个体本体论信息系统更替程序更新时，人体个体认识论信息系统也随之更新。因此，同一轮次更替程序存续期间，自我信息处理器中本体论信息系统与认识论信息系统具有基本相似的特点。

人体个体认识论信息系统的信息流程也分为输入、存储、处理、输出和反馈。

## 一、信息输入

人体个体认识论信息系统的信息获取方式也是认知，认知的对象包括人体个体本体论信息系统的稳态信息、人类元素信息系统的全部元素信息（即知识元素信息、社会元素信息、个人元素信息、人造物元素信息）、中医个体认识论信息系统输出的集合信息、自身输出的自我认知集合信息的认知反馈信息。

人体个体本体论信息系统输出的稳态信息虽然也可以被中医个体认识论信息系统所认知，但其中一些独特的感觉、体悟信息表达，如疼痛、胀闷、麻木、瘙痒、食欲、口味、睡眠等信息表达，只能由其共生的人体个体认识论信息系统通过认知所获得。产生这些感觉信息表达的物质、能量信息变化虽然包含在本体论信息系统的稳态信息中，但对其的发现、解析、对应以目前科技水平尚无法做到，而且由于认识论信息与本体论信息的不对称性，对本体论信息的认知始终无法做到完全完整，因此这些感觉和体悟信息表达仍只能由人体个体认识论信息系统认知后，存储、处理后输出为自我认识论信息系统的集合信息，再输入到中医个体认识论信息系统。情绪情感信息的产生也是如此，《素问·阴阳应象大论》"人有五脏化五气，以生喜怒悲忧恐"，这表明产生情感信息的物质、能量信息变化尽管包含在稳态信息中，但需要先输入人体个体认识论信息系统，形成该系统的集合信息后输出后才能被中医个体认识论信息系统所获取。人体个体认识论信息系统也会获取稳态信息中的客观存在信息，形成该系统的集合信息，比如关于颜色、气味、声音、触感等信息表达的感觉集合信息，因为中医个体认识论信息系统在信息处理时需要综合一段时间内的稳态信息，而这个一段时间的稳态信息通常是由人体个体认识论信息系统认知（输入）后总结（处理）描述（输出）的，因此自我集合信息在时间特征上表达为时段，而非时刻。中医个体认识论信息系统识别的稳态信息与人体个体本体论信息系统的真实稳态信息是否具有一致性，首先与中医个体认识论信息系统的水平相关。例如，是否可以从咳嗽声音的信息表达来判断稳态信息，首先与中医个体认识论信息系统的认知能力相关，其次与人体个体认识论信息系统对稳态信息认知、处理的水平有关，取决于其是否能为中医个体认识论信息系统提供真实有效的感觉认知信息和情感认知信息，确保后者不会被误导而朝向错误的方向。

人类元素信息包括社会元素信息、个人元素信息、人造物元素信息和知识元素信息，人类元素信息全部输入人体个体认识论信息系统，比如战争、灾害、经济下滑、政局不稳等社会动荡信息、人际关系恶化、社会地位下降等消极的社会信息输入人体个体认识论信息系统，存储、处理、输出为失落、沮丧、恐惧、不安等消极情绪信息表达，而和平、经济上升、政局稳定、人际关系良好、社会地位上升等积极的社会信息会输出振奋、快乐、平和等积极情绪信息表达，个人的饮食、起居、运动等元素信息，人造物元素信息中的认识论信息等也同样如此。所有的知识信息、前人的经验信息、非我输出的集合信息（包括中医个体认识论信息系统的中医集合信息），也作为人类元素信息输入本系统。

中医个体认识论信息系统形成的集合信息除了调用人造物元素信息进入本体论信息系统，也会以认识论信息的形式输入人体个体认识论信息系统，心理治疗中的祝由、话疗、催眠等信息表达都属于此。输入人体个体认识论信息系统的集合信息无法直接调整稳态信息，必须经由人体个体认识论信息系统的处理，输出为该系统的集合信息，再调用人造物元素信息，才能调整稳态信息。其信息流程表达为：中医个体认识论信息输出中医集合信息为人体个体认识论信息系统所认知，存储为自我经验信息，被他组织功能处理后，生成自我集合信息，通过调用人造物元素信息，进入本体论信息系统，成为影响因素信息的组成部分，最终影响稳态信息。

人体个体认识论信息系统也是一个自主控制和自适应控制系统，该系统的集合信息从输出端返回到输入端，被再次认知，形成认知反馈信息。人体个体认识论信息系统的认知反馈信息对于维持与其共生的人体个体本体论信息系统的正常运行至关重要，通过该系统集合信息的认知反馈信息，可以及时调整其产生的自我集合信息，进一步调整调用的人造物元素信息，改善其对人体个体本体论信息系统的影响，维持人体个体本体论信息系统生存的信息表达。比如根据饥饱口渴信息表达调整喝水量信息，根据寒温信息表达调整增减衣物信息。

## 二、信息存储

人体个体认识论信息系统将认知输入的信息存储为自我经验信息，包含了从人类元素信息系统中输入的知识元素信息，也包含了个体的经验信息。

人体个体认识论信息系统与中医个体认识论信息系统不同，不以中医药学知识框架为基础,不以中医药学知识为常识,甚至是相违背的。比如中医药学知识中桂皮信息具有温中散寒、理气止痛的信息表达,而人体个体认识论信息系统可能仅将其信息作为香料烹饪用信息表达;中医药学知识中认为补益药信息仅应用于某些虚损证候的稳态信息调整,人体个体认识论信息系统可能认为补益药信息适用于所有情况的稳态信息调整。这表明,人体个体认识论信息系统有其特有的知识框架,而这种特有的知识框架在每一轮更替程序运行期间都是不同的。

因为人体个体认识论信息系统接收的信息中有共生的本体论信息系统的稳态信息,对其认知后会形成特有的个体经验信息,这种个体经验信息受其共生的本体论信息系统的属性影响,形成的个体经验信息也带有其初始属性信息和后天影响因素信息的特点。如对咖啡因信息表达敏感信息的更替程序轮次,在摄入咖啡因信息后出现亢奋、饥饿、心悸、干呕等信息表达,这个反应信息会存储为该轮更替程序独有的经验信息,即咖啡因信息会令人出现亢奋、饥饿、心悸、干呕的信息表达;而另一轮对咖啡因耐受的更替程序,会将“摄入咖啡因后无特殊反应”的信息表达存储为独有的经验信息。这些经验信息会经他组织功能处理后形成该轮次更替程序的自我集合信息,进而影响中医个体认识论信息系统输出的中医集合信息。这种影响可能大于时刻性,在整轮更替程序存续期间都会存在。

如上所述,人体个体认识论信息系统对信息的存储也会受其自身知识信息框架的影响,即该轮更替程序中的人体个体认识论信息系统既往存储的知识信息会干扰他认知的维度和尺度,存储为相应的知识信息。比如同样学习太极拳信息,有武术知识储备的个体可能存储了太极拳的攻击应用信息,而有养生知识储备的个体可能存储了太极拳对气血形体的调节应用信息,因而对太极拳元素信息输入后产生不同的信息表达。

## 三、信息处理

通过外部指令使系统内部形成有序结构,即为他组织。人体个体认识论信息系统通过他组织功能对输入和存储的信息进行处理。

人体个体认识论信息系统将即刻认知的信息与以往存储的知识信息进行整合,探寻其中的关联关系;将即刻认知的稳态信息与以往存储的稳态信息关联,探寻稳态信息的改变情况;将即刻之前输入的元素信息与以往输入的元素信息关联,比较其异同;再将元素信息的差异与稳态信息的改变相关联,探寻其因果关系与相关关系。这种处理主要实现了信息间的关联与比较,构建起相应的网络图谱。

## 四、信息输出

人体个体认识论信息系统对所有进入该系统的信息尤其是共生的本体论信息系统的稳态信息进行认知、分析、整合、处理后,输出为该系统的集合信息。该集合信息包含了对于自身稳态信息的感觉、体悟,也包含了对于自身稳态信息的调整方案。人体个体认识论信息系统形成的调整方案(即自我集合信息),可能是基于自身知识信息和经验信息,经由他组织功能处理后生成的;也可能基于其他的认识论信息系统产生的集合信息,如中医个体认识论信息系统产生的中医集合信息,再结合自身知识储备信息,经他组织功能处理后形成的。

人体个体认识论信息系统产生的集合信息主要有三种表达:一是调节自我集合信息,用于调节稳态信息表达；二是感觉自我集合信息，用于对稳态信息感觉的信息表达；三是感情自我集合信息，用于稳态信息感情的表达。输出方向有三：一是调用人造物元素信息，输入人体个体本体论信息系统，对稳态信息进行调整；二是将该系统产生的集合输出到中医个体认识论信息系统，这一过程通常由后者通过认知引发；三是反馈到人体个体认识论信息系统的输入端，形成认知反馈信息。

## 五、信息反馈

人体个体认识论信息系统产生的集合信息从输出端返回到输入端，再次被认知，就完成了认知信息反馈。

通过认知信息反馈，人体个体认识论信息系统可以及时对集合信息进行修改，达到更佳稳态信息调整作用。正反馈激励自我集合信息对稳态信息的调节方向和调节力度，负反馈稳定自我集合信息对稳态信息的调节作用。

因为这个调整是在共生的两个系统内进行，信息流动速度极快，可以达到瞬间反应，这对维持其共生的人体个体本体论信息系统的正常运行至关重要。如划火柴烫到手的信息产生立即吹熄火苗的信息表达；吃到变味变质的食物信息产生立即吐掉的信息表达。

在真实世界中，患者的自我认知反馈也需要被中医个体进行识别。有的时候，反馈异常是治病不可避免的正常反应。因为正气祛邪，与邪气交争，身体自然会出现相应的反应，尤其邪气和正气相争剧烈的时候，这个时候需要继续坚持服药，剧烈反应过后，疾病就会向好的方向发展。也就是所谓的"药不瞑眩，厥疾弗瘳"。所以，有的时候看上去貌似是反馈异常，其实是正常反应。另外如发泡灸，使局部皮肤发泡是其治疗手段而非治疗失误，这种异常反馈恰是治疗所需。

还有一种特殊的反应，是与人体个体的体质有关，人体个体存在某种失衡，服药就会出现异于大多数人的反应，这个时候，也需要中医医生对这种反应及时进行判断。如某些阴虚的个体，在服用滋阴药后，反而因药品滋腻化火，导致阴虚火旺更重，就需要中医医生及时调整处方。

# 第三节　认知信息的获取

稳态信息是本实验的主要研究对象，整个实验的研究目标是获得更佳的稳态信息。因而中医个体认识论信息系统的信息获取，重点是对稳态信息的认知获取。

人体作为一个开放的复杂巨系统，不仅始终处于开放的环境之中，而且其子系统数量众多，子系统的层次和形式多样，这种多层次、多形式的子系统间相互关联、相互作用后表现出复杂的外在状态。在本实验中，尽管将整个实验环境进行了封闭处理，但人体个体本体论信息系统依然是面向两个元素信息系统开放着，并时刻交换、接收着来自元素信息处理器的自然元素信息和人类元素信息。而人体个体本体论信息系统作为一个封闭系统又只能从外部进行观察。因而认知信息获取的重点是确定从哪些尺度上和哪些维度上进行系统观察。

# 一、尺度

尺度可引申为看待事物的一种标准，是考察事物（或现象）特征与变化的时间和空间范围，尺度的定义应该包括三个方面：客体（被考察对象）、主体（考察者，通常指人）、时空维。现象的发生都有其固有的尺度范围，本学科中常用的尺度有时间、空间。

对尺度的研究有三个重要概念是不能回避的。一是涌现，大尺度上出现的功能状态，在小尺度上是不存在的，这种功能状态是小尺度组成部分之间相互作用后涌现产生的，换言之，大尺度具有小尺度不具有的功能状态；二是稳定，大尺度范围的稳定性要优于小尺度范围，如会导致人体局部信息出现剧烈扰动的影响因素，可能对整体稳态的影响微乎其微；三是速率，大尺度上具有较慢的变化速率，小尺度上具有较快的变化速率，尺度越小，变化越快，人体中一个细胞的代谢速度远大于细胞所处器官的代谢速度，该器官的代谢速度又远大于整个人体的代谢速度。

## 1. 涌现

在对稳态信息认知中涉及的尺度可笼统分为大尺度和小尺度，大尺度如自我信息处理器中人体个体本体论信息系统一次更替程序运行过程中所有的稳态信息叠加人体个体认识论信息系统相应产生的所有自我集合信息的变化；小尺度可以指一次更替程序运行过程中瞬时的稳态信息变化，也可以是一瞬间的自我集合信息的变化，如某一个自然元素信息诱发的稳态信息变化，或某一个人类元素信息诱发的自我集合信息变化。因为涌现的存在，大尺度上观测到的信息变化可能不会在小尺度上发生，而小尺度上发生的信息变化，也会因为在大尺度上影响微小而观测不到。所以，观测尺度应该和相应信息变化的内在尺度在同一尺度域内，不同尺度域之间的观测结果不能进行简单外推。

中医药学理论中人体作为一个系统，由多个脏腑子系统、气血津液子系统、经络子系统等组成，每个子系统又各自再分子系统，如脏腑子系统分为五脏子系统、六腑子系统，五脏子系统又可分为心脏子系统、肝脏子系统等。认知心脏子系统获得了失稳信息，不能就此认为五脏系统失稳，因为五行生克规律的调节作用，心脏子系统的失稳在五脏系统尺度上有可能并未引起失稳。在整个经络子系统尺度上认知得到的状态信息，如阴经阳经互为表里的现象，在手太阴肺经子系统的尺度上并不存在，因而也不能将认知结论应用于手太阴肺经子系统。

这种现象在中医个体认识论信息系统同样存在，当稳态信息输入到该系统时，经过其存储知识信息中的中医药学框架筛选，该系统从稳态信息认知到的失稳同样会产生小局部和大局部的差异，同样在大局部诱发的失稳在小局部不会出现，这种涌现实际上是复杂性系统所特有的，是复杂的关联关系所造成的。

## 2. 稳定

一般而言，越大尺度的系统越稳定。因为涌现现象，大尺度系统各组成部分之间的关联关系更多，同样的影响强度，影响了同样多的关联关系，在小系统中，被影响的关联关系占总关联关系的比例较大，造成了剧烈扰动；在大系统中，被影响的关联关系在总关联关系中占比很小，扰动很快被其他关联关系的变化抵消了，不会造成大系统的剧烈扰动。在小尺度上的动荡过程，在大尺度上可能成为平衡过程。

尺度的稳定性原理在本实验中同样适用。如在人体本体论信息系统中，出现不慎被利器割伤手的信息，诱发手指子系统大量失血的信息表达，但在整个人体循环系统尺度的信息表达上，这点失血量信息微乎其微，并不会造成系统整体性严重后果的信息表达。

又如在中医集合信息中应用黄连泻火信息，诱发大肠子系统扰动信息表达，出现了大便通畅甚至腹泻的信息表达，但在整个脏腑子系统尺度的信息表达上，因为脏腑间相互作用，黄连带走了火邪信息，心脏、肝脏、脾胃等子系统的阴阳失衡信息得到纠正，失眠和易怒症状的信息表达消失，舌尖的口疮和胃部灼热感信息表达也随之出现减弱，黄连信息带来的扰动从整个脏腑子系统尺度的信息表达来看，仅仅是一个信息平衡的过程。

### 3. 速率

一般而言，尺度越小变化越快。

因为涌现存在，大尺度系统中各部分的关联关系更多更复杂，其变化涉及的变量巨大，变化过程拉长，多呈现出平缓的量变。而小尺度系统的关联关系简单，很快就完成了全部变化，出现了急速的质变。

在本实验中，人体个体本体论信息系统中的情况同样如此。如某个皮肤角质形成细胞的信息表达，是由基底细胞增殖产生，成长、角化死亡变成角质层细胞的信息生成，接着又诱发皮屑脱落的信息表达，这样一个由生到死的巨大变化，其时长放在人体个体本体论信息系统的整个身体皮肤的尺度信息表达来看，几乎观测不到任何信息变化。

## 二、维度

维度主要是构成系统的维数和观察事物的角度。

面对复杂的人体个体本体论信息系统，对其稳态信息的认知过程中需要考虑选择哪些角度，从多少维数上去把握，以及需要把握角度及维数间的多少关联关系，才能从整体上系统地认知稳态信息，以便协调组成稳态信息的各个维度间的关联关系使其在信息表达上达到同步，这是稳态信息认知中的核心问题，也关乎着他组织后形成的集合信息的调整效果。在真实世界中，中医医生在临床中更多是从相似性思维的角度去建立维度，选择维数，并构建维度和维数间的关联关系。而在本实验中，中医个体认识论信息系统在认知获取过程中，更多是从所有建立起的关联关系构建的本体网络去把握相关的维度和维数。

### 1. 角度

认知事物的角度通常指认知事物的出发点，人类认知事物一般有三个相互独立的角度，即外延、属性和关系。外延，是从量的角度去观察和描述；属性，是从所指的内在特点去观察描述；关系，是从事物内在与外在事物的关联关系去观察描述。

在中医药学领域中同样如此。比如针对一块大黄的认知，量的角度包括这块大黄的质量、体积、密度、成分含量等信息；属性角度包括大黄味苦性寒，有泻下攻积、清热泻火、凉血解毒、逐瘀通经功效等信息；关系角度包括大黄与服用大黄后人体症状体征变化间的关系，大黄的用法用量与症状体征改变程度间的关系，大黄所含化学成分与其引发变化间的关系等信息。

在本实验中，针对稳态信息的认知，量的角度包括相关的自然元素信息中的天象元素信息、地理元素信息、无机物元素信息、生物元素信息，以及人造元素信息等；属性角度包括本轮更替程序的先天属性、性别属性、结构属性、自组织属性信息等；关系角度包括影响因素信息与状态信息的关系，状态信息与自组织功能的关系，以及影响因素信息、状态信息、自组织功能与稳态信息的关系等。

**2. 维数**

维度的科学定义指的是自由度，简单地理解就是在描述一个对象时，需要用多少个相互独立的参数描述清楚，就可以说有多少个维度。

对于稳态信息的认知就是要从不同维度观察其变化，比如望诊信息关注的是颜色维度的信息表达，闻诊信息是观察声音和气味维度的信息表达，切诊信息对应的是触觉维度的信息表达，问诊信息对应的是感觉维度的信息表达。此外，在真实世界中，现代医学诊断中应用的生化维度、病理维度、影像维度等也都是认知的维度。

实际上，每个维度的认知都是片面的，仅能应用于本维度所获得的认知，如无法通过影像学检测去判断器官内生化因子的变化，也无法通过闻诊判断患者的感觉异常。因为每个维度的认知都是片面的，是碎片化的，所以从多少维数出发进行认知是获取真实信息或贴近真实信息的关键。

在中医诊断中，历代医家基于不同角度和维数提出了不同的信息收集方法，如十问歌，就是通过问诊认知稳态信息的十个维度。中医的辨证就是从不同观察维度出发，认知患者的稳态信息，八纲辨证、脏腑辨证、三焦辨证、卫气营血辨证等都是不同的认知维度。

综上所述，认知人体这个复杂巨系统必须注重在相关尺度与维度进行认知，并关注尺度与维度对人体这个复杂巨系统产生的影响，如果认知的相关尺度或者维度发生了改变，获取这个复杂巨系统的状态自然也会发生改变，所有的认知结果都不再成立。因为与人体相关的所有认知都是由一定维数的维度在一定尺度上构建的，维度和尺度的改变必将导致认知的改变，进而导致在此基础上开展的有关认知的研究结果不复存在。因此如果要获得真实的稳态信息或贴近真实的稳态信息，应该从最恰当的角度、尽可能多的维度、尽可能大的尺度去体验或观察，这在现实世界中，受到各种因素的影响几乎是不可能的。因此无论是稳态信息的主体或是稳态信息的观察者只能从个体的经验与知识出发，从尽量贴近真实的角度、尽量多的维度、尽量大的尺度去体验或观察，以求获得最贴近真实的稳态信息。

而在本实验中，中医个体认识论信息系统可以通过认知更多轮次人体个体本体论信息系统产生的稳态信息，以及更多轮次的稳态信息所表达的状态信息，从而产生更多的系统经验信息，能够有更大的数据量，通过远超人类个体的运算能力，从尽量多的维度、尽量大的尺度去认知稳态信息，从而获得更贴近真实的稳态信息，输出更合适调整稳态信息的中医集合信息，令稳态信息趋向更佳，并获得超越中医个体医生的信息处理能力。

# 第四节　认知信息的属性

稳态信息是通过其各组成要素间的关联关系表现出来的，稳态信息具有本体、本质、系统、时间（时刻）四个属性，但在真实世界中，对个体稳态信息的认知是由个体中医医生完成的，是从个体医生自身受诸多限制形成的确定的尺度和维度出发，认知本体论稳态信息后，产生的是中医认识论信息，与本体论信息相比，认识论信息不可能是完整的。在本实验中存在同样的问题，因而在中医个体认识论信息系统中形成的对人体个体本体论信息系统产生的稳态信息的认知信息有如下属性：主观、相似、条件、具体。

## 一、主观

在真实世界中，对稳态信息的认知由个体的中医医生完成，认知的对象是本体论信息，得到的是认识论信息，因为是认识论的，所以是主观的而非客观的。在本思想实验中，对稳态信息的认知是由中医个体认识论信息系统完成的，该系统通过获取得到的认知信息也是具有主观属性的认识论信息。在真实世界中，主观化的认知信息是否与客观化的本体论信息接近，取决于个体中医医生水平的高低。个体中医医生从患者身上获取的稳态信息虽然是认识论的，但会在临床工作中一直尝试将主观化的信息贴近客观化的真实信息。因而，主观化的认识论信息是否能与本体论信息接近，与个体中医医生的诊疗水平相关，水平越高的中医医生，其主观化的认识论信息就与本体论信息越接近。而且，由于不断地学习、实践和思考，主观化的认识论信息也越来越靠近本体论信息，这就是为什么中医医生积累的经验越多、悟性越高，其疗效也就越好。

在本实验中，中医个体认识论信息系统从人体个体本体论信息系统获取的稳态信息是本体论的，被获取后转换成为认识论的，获取的认识论信息接近本体论信息的水平也与其能够获得的稳态信息数量以及状态的多样性密切相关，同时也与其内设的他组织处理功能的水平相关。简而言之，认知信息本质上是主观的，其贴近客观真实的水平依赖于能够获取的稳态信息数量及差异的状态表达数量，以及内设他组织算法的强弱。

## 二、相似

在真实世界中，每个中医医生个体都存储着一套知识体系和一套经验体系，这是通过理论学习加上日常实践中的体验顿悟后形成的个体经验（个体实践获得的经验）和个体知识（个体选择性接受的知识）。中医个体医生在认知稳态信息时，并不是直接形成客观描述，而是依据自身的中医知识体系，按中医知识形成专业描述。比如舌苔色黄、颗粒细腻、不易打脱，中医个体医生会描述为黄腻苔，说明湿热内蕴；脉象端直以长，中医个体医生会描述为弦脉，可能有气机郁滞。这样在完成认知的同时，也已经形成了初步判断。新获得的认知会叠加在原有的知识体系中，不断填充完善个体经验知识。而一名中医个体医生的知识体系是在多年实践中形成的，以此为基础形成的认知都会向这个体系靠拢，因而总是相似的。中医个体医生完善自我经验体系的速度与其学习、实践、思考的多少成正比。

中医个体认识论信息系统根据其内在的中医知识信息存储和不断认知、处理稳态信息形成的经验信息，从而形成该系统自身的个体经验知识体系，并围绕该知识体系不断增加认知，因而其认知也是具有相似性的。当然，虽然认知具有相似性，但是认知体系仍然是在不断完善之中，即不断地有所突破，而每一次突破，都代表认知能力的提高。

## 三、条件

在真实世界中，个体中医医生对稳态信息的认知是在一定条件下完成的，因而是具有条件性的，亦即只能在一定条件下进行，如能够面对面或者通过远程通信获取患者的信息。离开一定条件则不存在稳态信息的认知，如根本无法获得患者的任何信息。

正如我们反复强调的那样，产生稳态信息的人体个体本体论信息系统产生的是本体论信息，而对于认识论信息系统而言，本体论信息是无法全面认知的，尤其是只发生于一轮更替程序存续状态下的人体个体本体论信息系统产生的稳态信息出现的精微细小变化。这表明中医个体认识论信息系统对人体个体本体论信息系统产生的稳态信息的认知只能局限于某些条件下。比如感觉类症状信息表达就只能通过问诊信息获得，但通过问诊信息得到的认知结果又受限于人体个体认识论信息系统自身的认知能力和综合输出能力，因为通过问诊信息获得的信息表达均是来自人体个体认识论信息系统，因而也是个体的、不完整的，是有条件限制的。

## 四、具体

如前所述，稳态信息的属性是本质的，反映的是人体个体本体论信息系统运行的真实情况，是该系统内各部分间关联关系的真实体现，因此，中医个体认识论信息系统无论如何也无法全面认知稳态信息，只能根据即刻稳态信息的具体表达来认知刻下的稳态信息，此外，当认识论信息系统认知稳态信息时已经产生了滞后性和延续性，这意味着其所获得的认知不可能是完整的、全面的、抽象的。因而其所获得的认知信息属性只能是具体的。

在本思想实验中，设定人体个体本体论信息系统中每一轮更替程序的运行均会设置不同的先天属性、性别属性，并构建不同的人体结构，以及形成不同的自组织功能。由此在每一轮特定的更替程序中产生的稳态信息，以及每一轮特定更替程序中每一特定瞬间产生的稳态信息都是具体的、特异的，映射到中医个体认识论信息系统，产生的特定认知信息也只能是具体的，尽管具有滞后性和延续性。

综上所述，虽然稳态信息的属性是本体的、本质的、系统的、时间（时刻）的，但因为认识论信息与本体论信息的不对称，因而认识论信息只能由具体的个体从一定的尺度和维度出发，在一定条件下认识该尺度和维度上的人体个体本体论信息系统的结构与结构、功能与功能、结构与功能等之间的关联关系，因而获取的认知信息是不完整的认识论信息，由此可知认知信息具有主观属性、相似属性、条件属性和具体属性。其中维度决定了观察的角度和维数，其对观察结果的真实性具有决定性作用，观察的角度错误、维数过多或过少，均会使观察结果失真。尺度则决定了对稳态信息所具有的涌现性、稳定性、发展速率的认知，其中任何一点产生偏离均会导致获取的稳态信息产生失真。

# 第二章　知　识　信　息

人类通过感觉器官所获得的认知信息，在认知停止后并没有消失，而是存储起来变成经验和知识，并在需要时能够再现出来，这个积累和保持个体经验的过程也叫记忆。记忆使感知的认知信息转化成为知识信息。

人类不仅能直接感知个别具体的事物，认识事物表面的联系和关系，还能运用已经存储的知识和经验去间接、概括地认识事物，获得对事物内在联系和规律的认知，形成事物的概念，进而进行推理和判断，解决面临的各种各样的问题，这就是思维。

在本实验中，中医个体认识论信息系统无论是在认知过程还是在他组织处理过程中，知识信息都是重要的依据。在认知过程中，以自身的个体经验知识体系为基础，围绕该体系形成新的稳态信息认知；在他组织处理过程中也会将即刻认知信息与自身原有的个体经验知识体系相关联，以发散性思维为主，遵循相似性准则，形成调整稳态信息的集合信息。

# 第一节　知识信息的范畴

一般而言，知识是人类在改造世界的实践中所获得的认识和经验的总和，对于个体来说，知识是其拥有信息或快速定位信息的能力。

知识的范畴可以从多个维度进行划分，从知识来源看，可以分为经验知识和理论知识，经验知识是通过感官观察和亲身经历获得的知识，是基于具体实践和个体经验的；理论知识是通过逻辑推理和科学研究所获得的知识，是基于普遍规律的。从知识领域角度，可以分为自然科学知识、社会科学知识、人文科学知识。

中医个体认识论信息系统存储的知识信息从知识来源看属于经验知识，中医药学既有的理论也都是源自前人的经验；从知识领域来看，中医药学以人类个体的健康长寿为研究目标，有自然科学属性，其发展过程中又融合了中国古代的哲学、军事、文学等知识，具有部分社会科学、人文科学属性。

而在本思想实验中对于知识的划分主要是从可表达性和可感受性划分的，分为明知识、默知识、暗知识，上述三种知识都是中医个体认识论信息系统在处理稳态信息时需要关联的知识信息。

## 一、明知识

一般而言，明知识是可表达、可感受的知识。

换言之，可以用文字或公式清晰描述和表达出来的知识都是明知识，包括群体知识和个体经验两种，是传播最为广泛的一类知识。

**1. 群体知识**

群体知识是获得了一定群体共识，并在群体内广泛传播的知识。中医药学领域中的群体知识多来自前代医家的个体经验，经由多代医家实践验证，获得群体共识，上升为群体知识；还有一类中医药群体知识来自中国古代哲学，这类知识多用于概括实践经验的总结，并为其提供理论支撑。

从某个维度去认知，群体性的知识大多是基于群体概率产生的，因而并非具体的、个体的知识；而且，越是群体性广泛的知识就越是抽象的知识，即无法从具体实践中获取，而抽象的结果就必然导致群体知识与在真实个体上表现的真实是不可能完全相似的。从统计学的角度观察，选取群体的范围越小，所抽象出的群体知识反而与单个个体状态的相似度越高。例如，脾气虚证候，其主症包括神疲乏力、腹满便溏；而就肺脾气虚证群体来说，其主症需要包括气短、咳嗽无力、神疲乏力、声低懒言、腹满便溏。证候越是具体，选择的群体范围相应也就越小，所产生的群体知识的颗粒度也就会越细，该群体中的真实个体所表现出来的状态与所抽取的群体知识的相似度也就越高，相反，则因颗粒度过大，在真实个体表现出来的相似度越低。不仅如此，相应的，颗粒度越细，在更为广泛的范围内，出现该相似的概率也随之降低。比如，在人群总数恒定的情况下，肺脾气虚证发病率就要低于脾气虚证的发病率。

单纯的群体知识并不能很好地解决患者个体此时此刻的稳态问题，因为中医药学的群体知识都是高度抽象和概括的，而医生个体所需的许多具体知识是无法包含于其中的。尤其重要的是，医生个体所面对的患者个体并不是高度抽象和概括的，相反是极具个性化的，这导致患者真实的机体状态无法被群体知识所覆盖，换言之，用群体知识无法正确认知患者的具体状态。目前在现行的中医药院校教育下，从书本上学习到的都是中医药学的群体知识，尽管这些知识是从无数个体中医医生数千年经验中总结出来的，是极其宝贵的财富，具有极大的应用价值，但不幸的是，这种总结总是处于不断完善中的，甚至是一刻不停的完善之中，这导致个体医生的经验也总是处于不断地增长之中。因此，这种已有的群体知识总是不完善的，即使在这一刻是完善的，其在下一刻也是不完善的，一定有着这样或那样的不精确和错误，这使得这种群体知识有时候无法适用于解决中医临床上实际遇到的具体问题。

中医药学领域中，一个流派对于某种疾病或者某个中药、某个穴位的知识，也是一种群体知识。这种群体知识同样也是在不断地发生演变，尽管与整个中医药学相比，这个流派已经是某种意义上的个体了。

众所周知，群体知识产生于个体知识，并被个体知识所包容。个体知识的不断形成和增长，促进了群体知识的发展，而群体知识的不断凝聚，又对个体知识形成刺激，促进个体知识的充盈。简而言之，群体知识是个体知识的抽象，个体知识是群体知识的具象。

目前教科书、工具书、权威文献中记录的知识，都是群体知识。

在本实验中，中医个体认识论信息系统中存储的知识信息所包含的群体知识中，最主要的部分是中医药学知识框架，这是中医个体认识论信息系统所以具有中医属性的根本原因；这同时意味着，不管中医个体认识论信息系统获取的稳态信息本来是什么样子，经过中医药学知识框架的过滤，都会转化成为中医药学知识信息或经验信息。

### 2. 个体经验

群体知识产生于个体经验，而在以后的发展中，个体经验又是以中医的群体知识为基础。一般来说，群体知识具有继承性、全面性、客观性、历史性、稳定性等特点，这是其优于个体经验的地方。而个体经验则是在临床中通过观察和实践获得的直接知识，是特定情景下显现的总结，经过验证，具有具体性和历史阶段性，有较好的参考价值。但在具体实践中，真实患者所表达出来的状态信息仅仅是其本身此时此刻的真实存在，面对这种真实存在，再大的概率也很难解决其所具有的具体问题，这时个体经验就显得尤为重要。因此，个体经验在中医药学中通常是特指那些能产生较好临床疗效的个体经验。从上述群体知识的特点来看，个体经验需要群体知识的指导以超越其自身的局限性。个体经验主要依赖于个体中医医生感官直接获得的信息，基于其对外部世界的感知和观察，往往偏向于个别和零散的知识，更注重具体事例和个别案例的分析；从这个维度看，群体知识可以从继承性、全面性、客观性、历史性、稳定性等方面促进个体经验的完善。

群体知识是抽提出来共性的知识，在中医药学体系中，面对患者个体时，由于中医药学知识体系中非常强调辨证论治，也就是基于个体状态的动态变化进行诊疗，所以，在临床上，就中医药学来说，更好的诊疗效果来自个体化的治疗，而个体化的治疗，又会促进个体经验的增长。在真实世界中，群体知识因其高度抽象化，无法全面记载现象化的细节，因而，在面对患者个体时，群体知识可能有很多并未描述清楚的条件，也就是具体化的现象细节，因此，群体知识运用时需要有个体经验的补充和充实，才有可能获得较好的疗效。

在中医药学数千年的发展历程中，正是由于个体经验的不断形成和增长，才促进了群体知识的发展和成熟。当某一种中药应用、某一种证候治疗的个体经验被一个具有一定规模的中医群体理解运用，并得到验证时，个体经验就会变成一个学派的群体知识，这时个体经验已经在向群体知识发展。当一个学派的群体知识被更多的中医群体认知时，甚至被整个中医药学界认知时，个体经验就被提升为群体知识。而群体知识的不断凝聚，又形成对个体经验的指导，并促进个体经验的再发展，这样循环往复，使得中医药学的个体经验和群体知识都在不断增长之中。

对于那些长期从事临床工作，又有较高悟性的个体中医医生来说，个人经验有时比群体知识更为重要，因为个人经验是更为活跃的一种知识，其增长速度、适应能力往往明显优于群体知识。从某种意义上讲，个人经验是个体中医医生能力的重要表现形式。对于一些老中医来说，其对现象直观的认知和总结就是个体经验。例如，对于数脉的认识，从速率上来说达不到数脉的标准，但是有可能脉象给名老中医带来一种"数"的感受，这种对直观现象概念化的总结即是个人经验。

此前通过统计、数据挖掘等方法对于名老中医经验的发现，都是在总结这些知识，即从个人经验向群体知识的转化。

从个体经验的属性来说，第一，个体经验是个体的，如果已经被一个群体所接受，那就不是个体经验，而是群体知识了。第二，个体经验是现象的，局限在一定的时间、空间和历史环境下。第三，个体经验是具象的，而不是抽象出来的。因为个体本身就是具象的，如果将其抽象出来，就成为概念，也就是群体知识，而不是个体经验了。第四，个体经验是随机的，不是完全可以重复的，这是因为其是具象的，同样的场景多数情况下是不可复制的，但可以是相似的，这就使得个体经验虽然不是完全可以重复的，但却是可以在相似性原则指导下应用的。

如何评价个体经验的质量？第一是次数。经验重复的次数越多，其处理相似性情景的能力就越强,也就越准确。第二是状态。如果经验应对的状态具有多样性,那么其参考价值就越大。第三是悟性。悟性对于经验的增长和评价具有重要的作用,悟性也就是举一反三的能力,特别是认知具有本体论属性的稳态信息的能力。第四是结果。具体情境下的结果,也就是临床疗效,是判断个体经验正确与否最直接的评价指标。在本实验中,中医个体认识论信息系统中其自身产生的个体经验性知识属于这类知识,不具有群体性,只是这个系统产生的个体经验性知识。如果换一个团队,编写另一套程序,其产生的则会是另一套个体经验。

## 二、默知识

一般而言,默知识是不可表达、可感受的知识。

换言之,默知识是个人在感觉上能把握但无法清晰描述和表达的知识,即所谓"只可意会,不可言传"的知识。默知识通常来自个人经验中的直觉和感悟部分,尚未在获取的信息间建立起因果关系,只能凭直觉应用,不能用准确的文字进行描述,也无法进行系统学习,获取者只能通过直觉和感悟来获得。

《道德经》开篇所言"道可道,非常道",其中可道的"常道"就是明知识,不可道的"非常之道"就是默知识,而不可道的"道"才是最核心玄妙的知识。

目前的师带徒模式,主要就是为了传承这些默知识。但因为传授者和学习者都无法将这些知识用文字或语言表达出来,所以学习的效率和准确性都受到很大制约。

在本实验中,中医个体认识论信息系统经过自身对稳态信息的认知、存储、处理、输出、反馈不断形成对稳态信息的独特知识,这些知识中所有不能用文字表述,但能被该系统体验并应用的部分均为默知识。因此,本实验中的默知识是机器不可表达、但可感受的知识。

## 三、暗知识

一般而言,暗知识是不可表达、又无法感受的知识。

暗知识目前特指机器尤其是神经网络发现的、人类无法感受也无法表达的知识,这些知识是隐藏在海量数据中的相关性,是事物间的隐蔽关系,比如阿尔法元在自我博弈过程中产生的一些新的围棋棋路,人类无法解释其原理,也无法学习其思路,属于目前只有机器能够掌握而人类无法学习的知识。

在本实验中,中医个体认识论信息系统在反复处理稳态信息的过程中,计算机在发散性思维指导下,充分发挥其计算能力,建立起海量关联关系,形成对稳态信息进行调节的独特知识,这些知识无论对错,均是人类个体无法获取的知识,属于暗知识。正是这些暗知识的形成,奠定了该系统有可能产生超越中医人类个体的集合信息。实际上,我们同样也无法知道,计算机是否真正能掌握这些知识内在的逻辑关系,还是仅在某种场景下才有可能被应用。

由上可见,人类个体一般获取到的是明知识,这是传播最广的一类知识,包括能够言传的书本知识和个人经验;其次是默知识,这类知识由于其只可意会不可言传的属性,传播面要小得多,不仅自我不能完全把握,非我要想获取则更为困难,必须有较高的悟性和较多的体验时间;最后是暗知识,这是一类真实存在且数量巨大的知识,只是以人类个体目前的水平是无法获取的,也许通过机器学习可以发现其中的一些。

以明知识形式出现的已知知识只是真实世界所有知识的一小部分，只可意会、不可言传的默知识以及人类无法获取的暗知识则是更大的部分。对于默知识，人们会积极地去探知；但是，对于暗知识，人们不会作出积极的探索；但在个体中却有极大可能将暗知识转化成默知识，从而在偶发事件出现时有一定的准备，而为此提供支持的，就是在实践中所生产出来的认知。

在本实验中，中医个体认识论信息系统存储的知识信息也包括这三类知识。

# 第二节　中医自我知识体系

如前所述，中医个体认识论信息系统在对稳态信息的认知和他组织处理过程中都以其存储的中医知识体系为依据，该系统内在的知识体系以输入的人类元素信息系统中的中医知识元素信息为基础，在该系统不断循环中增加从大量数据中获得的自身经验信息。在真实世界中，中医药学的群体知识都是由个体经验发展而来的，并且中医药学有各种流派之分，但在中医药学理论基础架构上却是取得了群体共识，基本保持着一致性。

在本实验中，人类元素信息系统中的中医知识体系元素信息根据研究对象可分为中医自我知识体系元素信息和中医非我知识体系元素信息，前者主要是通过对稳态信息认知产生和维持的；后者主要是通过认知、处理稳态信息后形成的集合信息更新维持的，而集合信息本身是为了调整稳态信息使其达到更佳。因而，在本实验中，中医个体认识论信息系统必须掌握此两套知识体系中的元素信息，中医自我知识体系中的相关元素信息主要用于知常达变，以认知稳态信息、辨识稳态信息，亦即"诊断"；中医非我知识体系中的相关元素信息主要用于辨证施治，形成集合信息，调用人造物元素信息，进而影响稳态信息，使其达到更佳，亦即"干预"。

## 一、架构

中医自我知识体系以五脏-六腑-形体-官窍-情志系统为构架，通过经络连接，运行精、气、血、津液、神等元素信息，最终表现为某种体质偏颇特征信息。中医自我知识体系遵循同源互化、阴阳转换、五行生克等规则。

### 1. 脏腑

脏腑是中医自我知识体系的核心，以五脏为中心，与六腑相表里，所有的形体、官窍都由经络联接连导于脏腑，其功能形态由脏腑功能主宰，所有的体液、外华、情志都由脏腑产生，反映脏腑的运行状态。即以五脏为中心形成五个脏腑体系，又称五脏一体观。

五脏一体观是以五行学说为基础构建的重要理论体系，五脏及其所统领的腑、形、窍、志、液等都与五脏有同样的五行归属，同一体系中的脏、腑、形、窍、志、液在生理和病理上相互影响相互依存，不同体系之间的脏、腑、形、窍、志、液在生理和病理上的关系遵循五行生克制化的基本规律。

其中五脏是肝脏、心脏、脾脏、肺脏、肾脏，但在与经络体系的三阴三阳理论合并时，无法维持一对一的属络关系，因而将腑设为六腑，在胆、小肠、胃、大肠、膀胱之外加了一个"三焦"，将心脏的外包膜单独视为一脏，名心包（又名心包络），与三焦互为表里，以手厥阴心包经属心包络三焦，手少阳三焦经属三焦络心包。心包作为脏仅有护卫心脏的功能，在脏腑系统运转时并不单独起作用，也无统领的形、窍、志、液，因而仍称五脏系统。

五脏系统的组成及其相互关系见表 3-1，五脏的生理功能和生理特性见表 3-2，六腑的生理功能和生理特性见表 3-3。

**表 3-1　五脏一体观**

| 脏 | 腑 | 形体 | 官窍 | 体液 | 外华 | 情志 | 五行所属 |
|---|---|---|---|---|---|---|---|
| 肝 | 胆 | 筋 | 目 | 泪 | 爪 | 怒 | 木 |
| 心（心包） | 小肠 | 脉 | 舌 | 汗 | 面 | 喜 | 火 |
| 脾 | 胃 | 肉 | 口 | 涎 | 唇 | 思 | 土 |
| 肺 | 大肠 | 皮毛 | 鼻 | 涕 | 毛 | 悲、忧 | 金 |
| 肾 | 膀胱 | 骨 | 耳、二阴 | 唾 | 发 | 恐、惊 | 水 |

**表 3-2　五脏生理功能和生理特性**

| 脏 | 生理功能 | 生理特性 |
|---|---|---|
| 肝 | 主疏泄 | 肝为刚脏 |
|  | 主藏血 | 肝主升发 |
| 心 | 主血脉 | 为阳脏而主通明 |
|  | 藏神 |  |
| 脾 | 主运化 | 脾气主升 |
|  | 主统血 | 喜燥恶湿 |
| 肺 | 主气司呼吸 | 肺为华盖 |
|  | 主行水 | 肺为娇脏 |
|  | 朝百脉，主治节 | 主宣发与肃降 |
| 肾 | 藏精 | 主蛰守位 |
|  | 主水 |  |
|  | 主纳气 |  |

**表 3-3　六腑的生理功能和生理特性**

| 腑 | 生理功能 | 生理特性 |
|---|---|---|
| 胆 | 贮藏和排泄胆汁 | / |
|  | 主决断 |  |
| 胃 | 主收纳水谷 | 胃气通降 |
|  | 主腐熟水谷 | 喜润恶燥 |
| 小肠 | 主受盛化物 | / |
|  | 主泌别清浊 |  |
| 大肠 | 主传化糟粕 | / |
|  | 主津 |  |
| 膀胱 | 贮存水液 | / |
|  | 排泄尿液 |  |
| 三焦 | 疏通水道，运行水液 | / |

中医药学以生理功能特点的不同作为区分脏与腑的主要依据。五脏共同的生理特点是化生和贮藏精气，多为实心器官；六腑共同的生理特点是受盛和传化水谷，形态上多中空。《素问·五藏别论》说："所谓五脏者，藏精气而不泻也，故满而不能实；六腑者，传化物而不藏，故实而不能满也。"

在五脏六腑之外另有奇恒之腑的概念体系，即脑、髓、骨、脉、胆、女子胞（子宫），在形态上中空有腔与六腑相类，功能上贮藏精气与五脏相同，与五脏和六腑都有明显区别，故称奇恒之腑。《素问·五藏别论》说："脑、髓、骨、脉、胆、女子胞，此六者，地气之所生也，皆藏于阴而象于地，故藏而不泻，名曰奇恒之腑。"但奇恒之腑中胆为六腑之一，心主脉，肾主骨生髓上通于脑，都已涵盖在五脏系统内，只有女子胞有主持月经和孕育胎儿的独立生理功能，因而除了月经病及生殖疾病，通常不在脏腑体系中论及奇恒之腑。

五脏六腑的生理特点，对临床辨证论治有重要指导意义。一般说来，病理上"脏病多虚""腑病多实"，治疗上"五脏宜补""六腑宜泻"。

### 2. 精气血津液神

精、气、血、津液是人体脏腑经络、形体官窍进行生理活动的物质基础，是构成人体和维持人体生命活动的基本物质。而这些物质的生成及其在体内的代谢，又都依赖于脏腑、经络、形体、官窍的正常生理活动才得以进行。因此，无论在生理还是病理状况下，这些基本物质与脏腑经络、形体官窍之间，始终存在着相互依赖、相互影响的密切关系（表 3-4）。

表 3-4　精、气、血、津液、神的代谢过程、主要相关脏腑和功能

| 精微物质 | | 代谢过程 | 主要相关脏腑 | 功能 |
|---|---|---|---|---|
| 精 | 生成 | 先天之精：来源于父母 | 肾 | 繁衍生命 |
| | | 后天之精：来源于水谷 | 脾 | 濡养 |
| | 贮藏 | 分藏于五脏，主要藏于肾 | 肾 | 化血 |
| | 施泄 | 脏腑之精：濡养脏腑，气化推动、调控各脏腑机能 | 所有脏腑 | 化气 |
| | | 生殖之精：肾气充沛，天癸至，精气溢泻 | 肾 | 化神 |
| 气 | 生成 | 先天之气（元气）：先天之精化生 | 肾 | 推动与调控 |
| | | 后天之气（宗气）：饮食水谷化生的谷气与自然界清气合成 | 脾、胃、肺、肾 | 温煦与凉润 |
| | | | | 防御作用 |
| | | 营气：饮食水谷化生的谷气进入脉中 | 脾、胃 | 固摄作用 |
| | | 卫气：饮食水谷化生的谷气行于脉外 | 脾、胃 | 中介作用 |
| 血 | 生成 | 水谷精微化生的营气与津液合成 | 脾、胃、心、肺、肾 | 濡养 |
| | | 肾精化血 | | |
| | 运行 | 气的推动与固摄、温煦与凉润 | 心、肺、肝、脾 | 化神 |
| | | 行于脉中 | | |
| 津液 | 生成 | 水谷精微所化 | 脾、胃、小肠、大肠 | 滋润濡养 |
| | 输布 | 脾主运化水液：向四周布散，上通下达 | 肺、脾、肾、肝、三焦 | 充养血脉 |
| | | 肺为水之上源：向上向外布散 | | |
| | | 肾为水之下源：向下布散、排泄尿液 | | |
| | | 肝主疏泄：调畅气机、疏泄津液 | | |

续表

| 精微物质 | | 代谢过程 | 主要相关脏腑 | 功能 |
| --- | --- | --- | --- | --- |
| | 排泄 | 汗液：由肺布散至体表 | 肺、脾、肾、膀胱、大肠 | |
| | | 尿液：由肾下输至膀胱 | | |
| | | 粪便：大肠主津，由粪便排出 | | |
| 神 | 生成 | 精、气、血、津液化神 | 所有脏腑 | 调节精、气、血、津液的代谢 |
| | | 脏腑精气对外界应答 | 五脏 | 调节脏腑功能 |
| | | | | 主宰人体生命活动 |

　　人体的气，除了元气、宗气、营气和卫气，还有"脏腑之气""经络之气"。"脏腑之气"和"经络之气"也都是元气所派生的，元气分布于某一脏腑或者某一经络，即成为某一脏腑或者某一经络之气，是构成各脏腑、经络的最基本物质，又是推动和维持各脏腑、经络进行生理活动的物质基础。

　　血，主要是由营气和津液组成，营气和津液也是生成血的主要物质基础。精和血之间还存在着相互滋生和转化的关系。

　　津液是机体一切正常水液的总称。津液同气血一样，是构成人体和维持人体生命活动的基本物质。一般来说，性质较清稀，流动性较大，布散于体表皮肤和肌肉孔窍，并能渗注于血脉，发挥滋养作用的，称为津；性质较稠厚，流动性较小，灌注于骨节、脏腑、脑、髓等组织，发挥濡养作用的，称为液。

　　神是人体生命活动的主宰及其外在总体表现的统称。神的产生以精、气、血、津液作为物质基础，是脏腑精气运动变化和相互作用的结果。神不仅是脏腑生理功能的综合反映，而且对脏腑精气及其生理活动有着主宰和调节作用。

　　精、气、血、津液、神体系是以精气学说为基础构建的重要理论体系，遵循同源、生化的规则。精、气、血、津液、神的生成原料都需要水谷运化得来的水谷精微或谷气，来源相同，可以相互转化。

### 3. 经络

　　经络，是经脉和络脉的总称，是运行全身气血，联络脏腑形体官窍，沟通上下内外，感应传导信息的通路系统，是人体结构的重要组成部分。经络系统是将脏、腑、形、窍、液联系在一起的重要信息通路，也是精、气、血、津液等运行、施泄、输布的通路。

　　经络系统由经脉、络脉、连属部分组成，其中经脉是较大的主干，包括十二经脉、奇经八脉和十二经别，其中十二经脉相互有表里关系，有规律的循行部位和交接顺序，与脏腑有直接属络关系，属其本经之脏（腑），络互为相表里的腑（脏），是气血运行的主要通道；奇经八脉与脏腑没有直接的属络关系，没有表里关系，也没有规律的循行部位，起统率、联络和调节十二经脉中气血的作用。

　　络脉是经络系统中较小的分支，有别络、浮络、孙络之分，能够加强十二经的相互联系，沟通经脉，输达体表。

　　连属部分是经络对内连属各个脏腑，对外连于筋肉、皮肤，连属筋肉的称为经筋，连属皮肤的称为皮部。

经络体系的组成见表 3-5。

**表 3-5　经络体系**

| 经脉系统 | 分类 | 经络名称 | 属络脏腑 |
| --- | --- | --- | --- |
| 经脉 | 十二经脉 | 手太阴肺经 | 属肺络大肠 |
|  |  | 手阳明大肠经 | 属大肠络肺 |
|  |  | 手少阴心经 | 属心络小肠 |
|  |  | 手太阳小肠经 | 属小肠络心 |
|  |  | 手厥阴心包经 | 属心包络三焦 |
|  |  | 手少阳三焦经 | 属三焦络心包 |
|  |  | 足太阴脾经 | 属脾络胃 |
|  |  | 足阳明胃经 | 属胃络脾 |
|  |  | 足厥阴肝经 | 属肝络胆 |
|  |  | 足少阳胆经 | 属胆络肝 |
|  |  | 足少阴肾经 | 属肾络膀胱 |
|  |  | 足太阳膀胱经 | 属膀胱络肾 |
|  | 奇经八脉 | 督脉 |  |
|  |  | 任脉 |  |
|  |  | 冲脉 |  |
|  |  | 带脉 |  |
|  |  | 阴维脉 |  |
|  |  | 阳维脉 |  |
|  |  | 阴跷脉 |  |
|  |  | 阳跷脉 |  |
|  | 十二经别 |  |  |
| 络脉 | 别络 | 十五大络 |  |
|  | 浮络 |  |  |
|  | 孙络 |  |  |
| 连属部分 | 外连 | 十二经筋 |  |
|  |  | 十二皮部 |  |
|  | 内属 | 五脏六腑 |  |

十二经脉是气血运行的主要通道，它们首尾相贯，依次衔接，因而脉中气血的运行也是循经脉依次传注的。由于全身气血皆由脾胃运化的水谷之精化生，故十二经脉气血的流注从起于中焦的手太阴肺经开始，依次流注各经，最后传至足厥阴肝经，复再回到手太阴肺经，从而首尾相贯，如环无端（见图 3-2）。

**4. 体质**

体质是指人类个体在生命过程中，由遗传性和获得性因素所决定的表现在形态结构、生理机能和心理活动方面综合的相对稳定的特性，是个体禀受于先天，受后天影响，在其生长、发育和衰老过程中所形成的与自然、社会环境相适应的相对稳定的人体个性特征，通过人体形态、

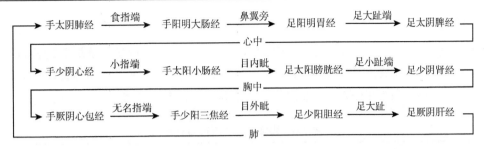

图 3-2　十二经脉流注次序表

机能和心理活动的差异性表现出来。在生理上表现为机能、代谢以及对外界刺激反应等方面的个体差异，在病理上表现为对某些病因和疾病的易感性或易罹性，以及产生病变的类型与疾病传变转归中的某种倾向性。每个人都有自己的体质特点，人的体质特点或隐或显地体现于健康或疾病过程中。

《灵枢·阴阳二十五人》按照阴阳五行学说，把禀赋不同的各种体形，归为木、火、土、金、水五种类型的人，这五种类型的人在肤色、体形、禀性、态度等方面具有明显的体质差异和生理特征。例如，"木形之人……其为人苍色，小头，长面大肩背直身小，手足好。有才，劳心少力多忧，劳于事，能春夏不能秋冬，感而病生。"

## 二、规则

中医自我知识体系遵循同源生化、阴阳转换、五行生克三大规则。

### 1. 同源生化

出自同源的物质和能量可以互相转化。如精、气、血、津液等原料都来自脾胃运化的水谷精微，所以精可以化气、化血、生神；气能化精、生血、生津；津液渗入脉道则化血，出于脉道为津液，津能化气；精、气、血、津都可化神。

### 2. 阴阳转换

阴阳转换是以阴阳学说为基础的重要法则，认为宇宙间凡属相互关联且又相互对立的事物或现象，或同一事物内部相互对立的两个方面，都可以用阴阳来概括分析其各自的属性，将人体中具有中空、外向、弥散、推动、温煦、兴奋、升举等特性的事物及现象统属于阳，而将具有实体、内守、凝聚、宁静、凉润、抑制、沉降等特性的事物和现象统属于阴。如脏属阴而腑属阳，精属阴而气属阳，营气属阴而卫气属阳等。

阴阳是对立制约的，也是互根互用的，对立互根的阴阳双方不是一成不变的，而是处于不断的增长和消减的变化之中。阴阳双方在彼此消长的运动过程中保持着动态平衡。而事物的阴阳属性，在一定条件下可以发生相互转化，阴可以转化为阳，阳也可以转化为阴。如精、气相比，精属阴，气属阳，二者可以相互转化，气中的阴气和阳气也可以相互转化。

阴和阳是事物的相对属性，存在着无限可分性；阴阳的对立制约，互根互用，消长平衡和相互转化等，说明阴阳之间是互相联系、互相影响、相反相成的。

### 3. 五行生克

五行，即木、火、土、金、水五种物质及其运动变化。五行学说依据五行各自的特性，通过取象比类法和推演络绎法对自然界的各种事物和现象进行归类，从而构建了五行系统（见表3-6）。各种事物和现象按其五行归类，遵循五行相生相克规律。

表 3-6　事物现象的五行归类表

| 自　　然　　界 | | | | | | | 五 | 人　　体 | | | | | | |
|---|---|---|---|---|---|---|---|---|---|---|---|---|---|---|
| 五音 | 五味 | 五色 | 五化 | 五气 | 五方 | 五季 | 行 | 五脏 | 五腑 | 五官 | 形体 | 情志 | 五声 | 变动 |
| 角 | 酸 | 青 | 生 | 风 | 东 | 春 | 木 | 肝 | 胆 | 目 | 筋 | 怒 | 呼 | 握 |
| 徵 | 苦 | 赤 | 长 | 暑 | 南 | 夏 | 火 | 心 | 小肠 | 舌 | 脉 | 喜 | 笑 | 忧 |
| 宫 | 甘 | 黄 | 化 | 湿 | 中 | 长夏 | 土 | 脾 | 胃 | 口 | 肉 | 思 | 歌 | 哕 |
| 商 | 辛 | 白 | 收 | 燥 | 西 | 秋 | 金 | 肺 | 大肠 | 鼻 | 皮 | 悲 | 哭 | 咳 |
| 羽 | 咸 | 黑 | 藏 | 寒 | 北 | 冬 | 水 | 肾 | 膀胱 | 耳 | 骨 | 恐 | 呻 | 栗 |

如思属土，怒属木，而木克土，则怒胜思。在临床中，忧思而致气机郁结的患者，令其发怒可以开郁散结。

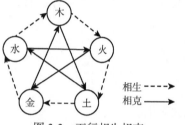

图 3-3　五行相生相克

相生 ----→
相克 ——→

五行相生，是指木、火、土、金、水之间存在着有序的递相资生、助长和促进的关系。五行相生次序是：木生火，火生土，土生金，金生水，水生木。

五行相克，是指木、火、土、金、水之间存在着有序的递相克制、制约的关系。五行相克次序是：木克土、土克水、水克火、火克金、金克木。（见图3-3）

## 三、限定值

限定值是人体生而具有的属性，包括性别，包括个体生长、发育、衰老的生命周期时间规律，包括昼夜和季节的与自然相应的节律。这些属性在群体层面上有趋同性，又受先天因素和后天因素影响，表现出个体的特征。

### 1. 性别

人类自然性别划分主要有男性和女性，偶尔出现特殊性别。性别是群体属性，同一性别的个体在生命存续期间具备相似的生理特征信息和生长发育生殖特征信息，遵循相似的生命变化周期，受到影响因素信息干扰时，表现出本性别特有的状态信息变化。如《素问·上古天真论》中就总结了女子每隔七年、男子每隔八年出现的群体性生理改变。

### 2. 时间

个体生命存续的时间是不相等的，但会在相近的时间段内发生相似的变化。如不同个体的儿童期、青春期、成年期、中年期、老年期总是会发生处于相近的年龄段。但具体到某个个体，由其先天因素决定，受后天因素影响，导致个体生命存续的时间长度不同，其儿童期、成年期、老年期每个阶段的时长也不同，每个阶段所具有的状态也是不同的。

《灵枢·天年》中就描述了人的生命长短与体质的关系，以及生、长、壮、老、已的群体周期变化："人生十岁，五脏始定，血气已通，其气在下，故好走。二十岁，血气始盛，肌肉方长，故好趋。三十岁，五脏大定，肌肉坚固，血脉盛满，故好步。四十岁，五脏六腑，十二经脉，皆大盛以平定，腠理始疏，荣华颓落，发颇斑白，平盛不摇，故好坐。五十岁，肝气始衰，肝叶始薄，胆汁始灭，目始不明。六十岁，心气始衰，苦忧悲，血气懈惰，故好卧。七十岁，脾气虚，皮肤枯。八十岁，肺气衰，魄离，故言善误。九十岁，肾气焦，四脏经脉空虚。百岁，五脏皆虚，神气皆去，形骸独居而终矣。"

**3. 节律**

人体是一个开放的复杂巨系统，人处于天地之间，受自然元素影响，身体会遵循自然界的节律发生周期性变化。

如昼夜节律，人在白天神志清醒，精神活跃，体温升高，脏腑机能上升；到了夜晚则神志困倦，体温降低，瞌睡，脏腑机能下降。

中医建立了以五脏为中心的天人一体的五脏系统，将人体内外环境联结成一个密切联系的整体（见表3-6）。如此人体生理随四季的节律而变化，每季各有当旺之脏，养生时需遵循当季的气机运行和气候特点，这一点在《素问·四气调神大论》中有详细描述。

# 第三节　中医非我知识体系

中医自我知识体系主要阐述人体稳态信息的产生和维持，中医非我知识体系主要阐述通过认知稳态信息、处理稳态信息形成集合信息，调整人体稳态信息使其达到更佳。

中医非我知识体系主要包括稳态辨识规则和干预措施规则。

## 一、稳态辨识规则

### 1. 八纲

根据病位的深浅，病邪的性质及盛衰，人体正气的强弱等，综合起来归纳为表里、寒热、虚实、阴阳四对纲领，统称为八纲辨证。这八个区域，是互相联系而不可分割的。如表里与寒热虚实相联系，会有相兼、转化、夹杂、真假等复合证候。

表里是辨别人体病位内外和病势深浅的两个纲领，在中医自我知识体系架构体系中涉及脏腑、经络、骨骼、皮毛等，表里就是针对这些结构而言，是一个相对的概念。如躯壳和脏腑相对而言，躯壳为表，脏腑为里；脏与腑相对而言，腑为表，脏为里；经络与脏腑相对而言，经络为表，脏腑属里；经络中三阳经与三阴经相对而言，三阳经为表，三阴经属里等。这种相对概念，在伤寒六经辨证和温病卫气营血辨证尤其重要。寒热是辨别人体稳态信息中疾病性质的两个纲领。寒证与热证反映人体稳态中的偏差，主要指阴阳的偏盛与偏衰，阴盛或阳虚的稳态表现为寒证；阳盛或者阴虚的稳态表现为热证。虚实，是辨别人体稳态邪正盛衰的两个纲领。虚实既可以互相转化，又可以出现虚实错杂的稳态。阴阳是八纲辨证的总纲。可以根据人体稳态所表现的信息，分为阴阳两个方面，可以统括其他六个方面，表、热、实属阳，里、虚、寒属阴。

八纲是辨证论治的纲领，是辨别人体稳态信息的核心方法。

**2. 辨证**

辨证，是个体中医医生在获取的认识论信息基础上进行诊断的辨证思维。这个思维的过程是在人体整体观点的基础之上，遵循人与天地相应的观点，用变动的观点去观察患者的具体状态，在这些思想的指导之下，把通过四诊所获得的状态信息，在用八纲进行初步分析的基础上，再作进一步的分析与综合，以便更加接近真实人体的稳态信息。

从患者稳态信息的获取，到八纲，再到辨证，是中医个体医生知识体系逐渐进阶的过程。

在中医药学长期的临床实践中，逐渐形成了多种辨证方法。主要包括病因辨证、经络辨证、气血津液辨证、脏腑辨证、六经辨证、卫气营血辨证与三焦辨证等。

病因辨证，即着重从病因角度去辨别患者的稳态信息。在真实世界中，导致疾病发生的原因，是多种多样的，从中医药学知识框架认知，概括起来可分为六淫、七情、饮食劳逸以及外伤四个方面。病因辨证，就是通过分析患者的稳态信息，再根据中医药学所认知的各种病因的致病特点，来推求引起稳态变动的影响因素类型，从而给治疗提供依据。这种辨证方法从病因的角度出发为后续干预措施的形成提供支撑。

气血津液辨证，就是运用脏腑学说中有关气血津液的理论，分析气、血、津液的病变，辨认其所反映的发生不同改变的稳态信息。由于气血津液都是脏腑功能活动的物质基础，而它们的生成及运行又有赖于脏腑的功能活动，因此，在病理上，脏腑发生病变，可以影响到气血津液的变化；而气血津液的病变，也必然影响到脏腑的功能。所以，气血津液的病变，是与脏腑密切相关的。气血津液辨证应与脏腑辨证互相参照，通过认知患者的稳态变化是由于气、血、津液哪个维度变化所引发的，可以为后续干预措施的形成提供针对性支撑。

脏腑辨证，是根据脏腑的生理功能、病理表现，对疾病证候进行分析归纳，借以推究病机，判断病变的部位、性质、正邪盛衰情况的一种辨证方法，是辨证体系中的重要组成部分。脏腑辨证，包括脏病辨证、腑病辨证、脏腑兼病辨证三个部分。其中脏病辨证是脏腑辨证的主要内容。而通过脏腑辨证可以直接形成有效的干预措施。

经络辨证，主要是根据《灵枢·经脉》所载十二经脉的病证，及《难经·二十九难》所载奇经八脉的病证加以概括。经络病证常可错杂于脏腑、气血病证之中。当外邪侵入人体，经气失常，不能发挥卫外作用，病邪会通过经络逐渐传入脏腑；反之如果内脏发生病变，同样也循着经络反映于体表。因此，根据病人体表的某一部位所出现的疼痛等症状，便可明确地辨别其为某经、某脏、某腑的病变。如出现胁下、少腹、肩背疼痛，便有可能是肝经失常，因为这是该脏经脉循行之处。

六经辨证成型于汉代张仲景的《伤寒论》，是在《素问·热论》等篇的基础上，结合伤寒病证的传变特点总结出来的，传统意义上认为是在外感病程中辨别患者稳态信息改变的方法。六经辨证将外感病演变过程中所表现的各种证候，以阴阳为纲，按疾病的不同性质分成三阳和三阴两大类，作为论治的基础。三阳为太阳病证、阳明病证和少阳病证；三阴为太阴病证、少阴病证和厥阴病证。凡是抗病力强，病势亢盛的，为三阳病证；抗病力衰减，病势虚弱的，为三阴病证。

六经病证，是经络、脏腑病理变化的反映，其中三阳病证以六腑的病变为基础；三阴病证以五脏的病变为基础。所以说六经病证实际上基本概括了脏腑和十二经的病变。但由于六经辨证的重点在于分析外感风寒所引起的一系列的病理变化及其传变规律，因而不能等同于内伤杂病的脏腑辨证。但是目前，六经辨证应用于内伤杂病的稳态信息获取中也较多。六经辨证是指向性思维最常用的辨证方法，因为《伤寒论》在六经辨证的基础之上直接给出了相应的方药，亦即一旦辨证完成，干预措施也就形成了。

卫气营血辨证，是清代叶天士运用于外感温热病的一种辨证方法。它是在伤寒六经辨证的基础上发展起来的，又弥补了六经辨证的不足，从而丰富了外感病辨证学说的内容。当温热病邪侵入人体，由于卫气敷布于人体的肤表，有卫外的作用，病邪侵入，必先犯及卫分；邪在卫分郁而不解，势必向里传变而入气分；气分病邪不解，若其人正气虚弱，津液亏乏，病邪乘虚内陷，则入营分，营分有热，进而其势又必累及血分。该辨证方法主要适用于温热病，能够为温热病干预措施的形成提供支撑。

自清代吴鞠通《温病条辨》以上、中、下三焦论述温病的证治以来，三焦辨证就成为温病辨证的主要方法之一。这是依据《黄帝内经》关于三焦所属部位的概念，在《伤寒论》及叶天士卫气营血辨证的基础上，结合温病传变规律的特点总结出来的。着重叙述了三焦所属脏在温病过程中的病理变化，证候特点及其传变的规律。三焦辨证的形成基本完善了温病辨证方法，为此类证候的认知提供了支撑。

## 二、干预措施规则

对稳态的干预措施主要包括预防和治则两方面。预防，也就是治未病，主要包括未病先防和既病防变。治则包括正治与反治、治标与治本、扶正与祛邪、调整阴阳、调理精气血津液、三因制宜等。

### 1. 未病先防

未病先防，关系到邪正两个方面。邪气是导致稳态发生变化的重要条件，是疾病发生的外因；而正气不足是稳态发生变化的内在原因和根据，是疾病发生的内因。治未病通常是从这两个方面着手。提高正气抗邪能力，主要包括调摄精神、锻炼身体、饮食起居有常和避免过度劳逸、适当药物预防等方面。从上述论述不难看出，中医药学的未病先防主要是从内因着眼，注重人体正气的养护和提升，信奉正气在内，邪不可干，防病主要依靠自身的正气，并注意趋避防范邪气。

### 2. 既病防变

如果疾病已经发生，则应争取早期诊断，早期治疗，以防止疾病的发展与传变，防止稳态发生进一步的恶化。《素问·阴阳应象大论》说："故邪风之至，疾如风雨，故善治者治皮毛，其次治肌肤，其次治筋脉，其次治六腑，其次治五脏。治五脏者，半死半生也。"在调整稳态的过程中，需要密切注意，防止疾病进一步发生朝向恶化的改变。除了早期诊治，还有就是根据疾病的传变规律，先安未受邪之地。如常说的"见肝之病，知肝传脾，当先实脾"。这种预防疾病传变的理念在中医临床干预中具有重要的意义，而这种既病防变的重点依然是维护正气，提高人体自身的抗病能力，进而使疾病向愈，达到更佳的稳态水平。

### 3. 正治与反治

正治是逆疾病性质而干预的措施，用于稳态信息表现与疾病本质一致的情况，形成的集合信息与稳态信息表现的性质相反，包括寒者热之、热者寒之、虚则补之、实则泻之。这是最常用的治疗方法。

反治，又称从治，用于稳态信息表现与疾病本质不一致而见假象信息的情况，形成的集合信息应与稳态假象信息性质一致，包括热因热用、寒因寒用、塞因塞用、通因通用。这种情况下最容易出现误治，因此，应当格外小心。

### 4. 治标与治本

标本是相对而言的，一般用来表述稳态信息变化过程中矛盾的主次先后关系。如就邪正而言，正气为本，邪气为标；就病机与症状而言，病机为本，症状是标；就疾病先后而言，旧病、原发病为本，新病、继发病是标；就病位而言，脏腑精气病为本，肌表经络病为标等等。

标本主次不同，采用的调整措施就要有缓急之分。通常缓则治其本，急则治其标，标本并重或均不太急的时候标本兼治。然而中医药学最重视的依然是治病求本，从最根本处讲，正气为本，邪气为标，扶正祛邪当以扶正为主。

### 5. 扶正与祛邪

当稳态因邪气侵袭而不佳，则祛其邪气；当稳态因正气不足而不佳，则扶助正气；扶正与祛邪的先后主次要符合稳态的情况辨别。

虚证单用扶正，实证单用祛邪，正虚邪实同时存在的虚实夹杂证则扶正祛邪并用，正虚为主则扶正兼祛邪，邪实为主则祛邪兼扶正。正虚为主，机体不耐攻伐，先扶正后祛邪；邪盛为主，正气尚能耐攻，先祛邪后扶正。

### 6. 调整阴阳

根据稳态阴阳失衡的表现采取损其有余和补其不足的措施，阴盛则损其阴盛，阳盛则泻其阳热，阴虚补阴，阳虚补阳，阴阳两虚则阴阳并补。如遇阴阳格拒，脱阴亡阳，则需用回阳救阴的急救之法。

### 7. 调整脏腑功能

脏腑是中医自我知识体系的核心，脏与脏，脏与腑，腑与腑之间在生理上是相互协调、相互促进的，在病理上则相互影响。当某一脏腑发生病变时，会影响别的脏腑功能。故在调整稳态过程中，不能单纯考虑某一个脏腑，而需要注意调整各脏腑之间的关系。如常见疾病咳嗽，既可因为肺的原因发生咳嗽，其他心、肝、脾、肾也会影响肺致咳嗽，即"五脏六腑皆令人咳，非独肺也"（《素问·咳论》）。这表明，人体是一个复杂的网络系统，如果脏腑是节点的话，那么脏腑间的关联关系就是网络，节点和网络共同构成人体复杂巨系统；而病变发生在这个复杂巨系统中时，不仅影响节点，而且影响关联关系。关联关系的改变还会造成相关节点的改变，因此，当稳态变动表现出影响一脏一腑时，必须注意调整相关脏腑功能，不能只着眼一脏一腑。

### 8. 调理精气血津液

精气血津液是脏腑经络功能活动的物质基础，也是维持稳态的物质基础，生理上各有不同功用，彼此之间又相互为用。根据精气血津液的失调和相互关系失调，可以选用不同的干预措施。

调精包括针对精虚的填精法,和针对滑精、遗精的固精法,以及精郁时使用的疏利精气法。

调气包括针对气虚的补气，针对不同气机失调状态的调理气机法，如气滞者宜行气，气逆者宜降气，气陷者宜补气升气，气闭者宜顺气开窍通闭，气脱者则宜益气固脱。

调血包括针对血虚的补血法，针对瘀血的活血法，针对出血的止血法，且须据出血的不同病机而施以清热、补气、活血等法。

调津液包括津液不足时当滋养津液，津液停聚时应祛除痰饮水湿。

调理气血津液的关系主要根据精气血津液间的关系失调，采用补气生津、补气养血、补气生精、行气利水、行气活血、养血润燥等方法。

### 9. 三因制宜

人与天地之气相通应，生理活动、病理变化受气候、地域等因素影响，也受患者性别、年龄、体质等个体差异的影响。三因制宜就是根据气候节律制订适宜治疗方案的因时制宜，根据地域环境特点制订适宜治疗方案的因地制宜，和根据患者年龄、性别、体质特点制订适宜治疗方案的因人制宜。

在本实验中，我们设定在中医个体认识论系统的存储部分——知识信息中设置了一套中医药学知识框架，这是一套完整的中医药学知识框架，包括中医自我知识体系和中医非我知识体系，前者是中医药学对人体稳态信息变化的认知，后者是中医药学对形成的集合信息的认知，并在该系统的运行中不断完善相关经验信息的充实，最终形成不同于中医药学群体知识的非我信息处理器自身的知识体系。原则上，尽管进入该系统中的认知信息是来自元素信息处理器人类元素信息系统的知识信息和人造物信息、自我信息处理器中的人体个体本体论信息系统中的稳态信息和人体个体认识论信息系统的自我集合信息，以及中医个体认识论信息系统的中医集合信息，这些信息涉及广泛的领域，理论上可以包含所有人类知识，但只要进入该系统的认知信息经过中医药学知识框架后便成为中医药学知识和相关经验信息，因而，在该系统中经他组织处理的都是中医药学信息，形成的是中医集合信息，这些信息均具有明确的中医药学知识属性。在某种意义上，中医个体认识论信息系统就是因为这个中医药学知识框架的存在而成为中医个体认识论信息系统。

# 第三章　他组织处理

在探讨本思想实验本体论信息系统和认识论信息系统的信息处理时，我们通常会区分自组织和他组织两种不同信息处理模式的组织形态和规律。一般而言，自组织是指系统内部自发形成的有序结构，以及结构之间的相互作用，即在一定的条件下，组成系统的各个元素，不需要外界的特定干预，能够自发组织起来，相互协同作用，最终使系统在宏观上表现出一种有序的状态。比如五脏的相生相克：肺金克肾水，肾水生肝木等；又如机体中物质互化，如气血互化：营气将脾运化营养物质化生精血运输全身，同时卫气运行周身体表，护卫全身不受外邪侵袭。而他组织是指在外部因素的作用下，由外部力量试图改变机体某个系统的结构、状态、行为的过程。他组织区别于自组织，必须要有一个人体系统以外的组织者或影响作用，它与人体机体的关系是一个控制、管理的关系。他组织过程与控制是紧相连的。通常他组织强调被控制对象即人体系统的行为，强调人体系统对他组织作用的响应，研究人体系统状态发生量变/质变的过程，变化后与变化前有哪些区别等。而控制是有意识的医疗行为，包括如何干预人体，如何使人体全系统或子系统发生变化，医疗行为的输入怎样影响人体系统内部活动机制、调节人体系统自组织等。他组织过程存在一个外界作用，即控制和干预作用；还存在一种响应机制，即在控制作用下系统的变化如何。人体系统对外来指令或控制存在一种或多种响应机制，他组织就是研究使人体系统变化的条件，以及研究在某一种或多种外界条件下人体系统会发生怎样的变化，人体系统状态发生变化的过程，变化后与变化前有哪些区别等，这些机制会从一个或多个方面对人体自组织产生影响，促使自组织向有序方向发展。在机体中自组织和他组织往往是同时存在的，总是处于自组织与他组织相互作用的过程。这种作用有两种方式：一种是量变方式，人体系统的状态随时间连续逐渐地变化，当时间间隔无限小，两个状态之间的差别也无限小；另一种是质变方式，在时间间隔相对大或达到一定阈值后，人体系统或某个子系统，抑或是某个组成部分状态发生突变，突变前后状态变量的个数、状态变量的形式等都可能发生改变。组织过程的前后，人体系统状态发生质的变化，这时候组织过程就是一个质变过程。在他组织影响到一定时候，会让机体自组织更加有序，机体的各部分进入生生不息状态，促进机体自组织良好运行。在本思想实验中，他组织是中医个体认识论信息系统处理信息的方法与过程。是相对于自我处理器中人体个体本体论信息系统的自组织而言。换言之，对于本实验的研究对象稳态信息形成有序结构的过程而言，中医个体认识论信息系统的组织功能是外部因素，是稳态信息形成有序结构的外部控制和干预。在中医个体认识论信息系统中，他处理是系统在一定思维的指导下，有意识地执行各种准则，对即刻认知信息和存储知识信息、稳态信息和稳态信息、元素信息和元素信息以及稳态信息和元素信息等进行整合的过程。这一过程涉及对各种信息的分析、比较和综合，旨在形成一个更加完整和有序的集合信息结构，从而支持中医个体认识论信息系统通过有效运作形成更佳的集合信息。换言之，经过这样的信息整合，系统能够更好地理解和处理信息，进而形成有效指导个体健康行为和干预决策的集合信息。

# 第一节　他组织的范畴

一般而言，系统的组织方式有两种：自组织和他组织，主要区别在于系统形成有序结构的过程中是否存在外部指令。自组织是指系统在没有外部指令的情况下，通过内部相互作用自发地形成有序结构的过程。而他组织是指系统在外部指令或控制下形成有序结构的过程。

在真实世界中，人体系统对外来指令或控制存在一种或多种响应机制，他组织就是研究使人体系统状态变化的条件，以及研究在某一种或多种外界条件下人体系统状态会发生怎样的变化，人体系统状态发生变化的过程，变化后与变化前有哪些区别等。

在研究他组织的控制作用时需要区别自然界控制作用和人工控制作用。自然界的控制作用实际上就是我们所发现的人体系统与外界环境之间产生的各种因果关系，如自然条件的风、寒、暑、湿、燥、火，会影响人体各系统的调节功能并由此产生各种状态变化；人工控制作用即医疗的干预作用或个人自己采取的调节作用，重点是：①控制的内容、控制的大小、控制的形式等，即干预的措施、干预量的大小、干预措施的作用方式等；②被控制对象的响应机制，即人体作为一个开放的复杂巨系统在干预措施作用下产生的各种状态变化。

在本思想实验中，我们规定，他组织是中医个体认识论信息系统的处理环节，是其处理信息的方法。中医个体认识论信息系统从人体个体本体论信息系统获取其稳态信息，以及人体个体认识论信息系统的集合信息（简称自我集合信息）后，结合从人类元素信息系统中获取的知识信息和人造物信息、自身集合信息的认知反馈信息以及自身知识储备，经他组织功能处理后，形成对稳态信息和自我集合信息有意识进行控制和干预的中医个体认识论信息系统的集合信息（简称中医集合信息）。即对自我信息处理器系统输出的稳态信息和自我集合信息进行基本判断，经他组织功能综合处理后形成针对稳态信息和自我集合信息的调节方案——中医集合信息，输出后调用人类元素信息中的人造物信息，进入人体个体本体论信息系统，形成调节稳态信息的影响因素信息，并对其进行干预，这一形成中医集合信息的过程即他组织处理的过程，体现了中医个体认识论信息系统在信息处理方面的独特性和复杂性。通过这样的处理，系统旨在实现对人体稳态信息和自我集合信息的有效调节，从而促进人体个体本体论信息系统输出更佳的稳态信息。中医个体认识论信息系统的他组织处理过程具有其独特的优势和局限性。从优势来说，中医个体认识论信息系统可以不断从外界获得新的信息，这些信息既包括对人体个体本体论信息系统输出的不同更替程序、同一更替程序不同时刻的稳态信息及其人体个体认识论信息系统输出的相对应的自我集合信息，也包括不断获取来自人类元素信息系统的经验信息和知识信息，还包括上一次中医个体认识论信息系统经他组织处理后形成的中医集合信息通过认知反馈形成的反馈信息，这些信息都能促使中医人体个体认识论信息系统的不断进步和发展，以形成更佳的中医集合信息。同时，由于中医个体认识论信息系统的局限性，不能全面获取人体个体本体论信息系统每次输出的稳态信息和人体个体认识论信息系统输出的自我集合信息，既不能全面认识自我信息处理器当下的状态信息，也不能从人类元素信息系统获取到所有相关的知识信息和经验信息，所以中医个体认识论信息系统始终是有局限的。这种局限性直接导致其形成的中医集合信息在理论上不可能完全解决自我信息处理器输出的稳态信息和自我集合信息（简称自我输出信息）存在的问题。换言之，这也就是为什么需要不断地"复诊"，即一次次运作中医个体认识论信息系统形成中医集合信息去解决一个轮次的自我输出信息问题。在真实世界中，复诊几乎是不可避免的，当然也有覆杯而愈，但毕竟绝大多数情况下还是需要复诊的，这表明，在真实世界中，中医医生需要通过反复多次地与患者交流才能逐步更多地认知患者的机体状态，但始终不能完全认知，因而随之而来的干预也是逐步调整、逐步完善的。在本实验中，中医个体认识论信息系统对同一轮次自我输出信息的把握也是逐步调整、逐步完善的，不可能全面认知自我输出信息是确定性的事件，局限性也是确定性的事件。

为了提高系统他组织处理能力，中医个体论信息系统只能通过不断认识自我信息处理器输出的状态信息和获取人类元素信息系统的经验信息和知识信息，提高该系统的他组织处理能力。这种持续自我完善信息获取功能和信息整合功能的过程是中医个体论信息系统不断进步和发展的关键。

在他组织处理过程中，不同思维模式会对处理结果产生不同的影响，较为常见的思维模式包括指向性思维和发散性思维。一般而言，指向性思维即指向一定的问题进行解决的思维操作过程，一般受人的意识控制，是人主导的思维模式。在本思想实验中，特指将个体稳态信息的所有表现集中到一个点上，亦即中医所讲的治病求"本"的"本"，将复杂的稳态信息的关联关系抽象到一个点上，以便于集中分析和处理。一般而言，发散性思维是指大脑在思维时呈现的一种扩散状态的思维模式。在本思想实验中特指与指向性思维相对的思维模式，是将所有轮次更替程序、一轮更替程序、一次认知所获取的所有稳态信息如症状、疾病、病理表现等之间的关联关系建立起来，对应的也将所有相关药物信息间的所有关联关系建立起来，同时，还将所有相关中医集合信息与上述两者间的关联关系建立起来，并将所有关联关系所涉及的所有知识、经验间的关联关系以及与上述三者间的关联关系建立起来，最终再将这几者之间彼此的关联关系建立起来，形成一个复杂的思维网络，这个网络的节点之多、关系之多都已达到人类思维所无法掌控的程度，而这种基于复杂关联关系的思维模式就是发散性思维，这有助于从多个角度和层面理解问题，有利于促进创新和综合性解决方案的产生。人类思维通常以指向性思维为主，发散性思维为辅；这两种思维模式的结合有助于在集中解决问题的同时考虑到问题的多维度和复杂性，但受人类思维模式的局限，只能是以指向性思维为主，发散性思维为辅。而机器思维通常以发散性思维为主，辅以指向性思维，从而最大限度地掌握所有节点和所有节点间的所有关联关系，以确保能够全面处理分析问题，即便如此，机器思维也需要在此基础上指向最根本的问题，这是由于以目前的计算机和人工智能水平无论如何也无法穷尽这些节点，更无法穷尽节点间的关联关系，因此指向根本就是不可避免的选择。对这两种思维模式的研究为中医个体认识论信息系统进行他组织处理提供了处理来自自我信息处理器输出信息、本系统产生的中医集合信息、能够认知的中医知识信息和中医经验信息之间极其复杂关联关系的最基本的模式。

在本思想实验中，我们规定，中医个体认识论信息系统的信息处理需要遵循三大准则：即相似性准则、相关性准则、不确定性准则。首先，相似性准则包括运用相似性思维，以相似性原理为指导，探索信息处理过程中的相似性度量；这一准则要求系统能够识别和利用不同信息之间的相似性，以便在处理复杂的自我输出信息时，能够借鉴已有的处理经验，如以往产生的中医集合信息，提高系统他组织处理功能的效率和准确性。其次，相关性准则指在信息处理过程中，注重因素间的关联关系和因果关系；这意味着系统在分析和整合信息时，不仅需要关注单个信息点，同时还要深入理解信息之间的相互作用和影响。通过识别和分析这些关联关系，系统能够更准确地把握自我输出信息的本质，从而做出更为合理的判断和决策，以便形成更佳的中医集合信息。最后，不确定性准则关注概率变化，包括群体概率和个体概率；在处理信息时，系统需要考虑到自我输出信息的不确定性和变化性，运用概率论的方法来评估和处理。这有助于系统在面对不确定信息时能做出更加灵活的策略，同时还能把握住较大概率的事件，从而提高系统的整体适应性。

他组织处理的过程也是信息关联的过程，在此过程中需要将即刻认知获得的信息与原有的知识存储信息相关联，系统利用已有的知识和经验来解释和处理新获取的信息，提高信息处理的效率；将即刻获得的稳态信息因素与以前多次获得的稳态信息因素进行关联，有助于系统识别和理解稳态信息随时间的变化趋势和模式，为稳态信息长期管理提供依据；将认知得到的多种元素因素信息进行相互关联，为综合分析和处理信息提供更全面的视角；最后将元素因素信息和稳态因素信息进行关联，经综合处理后，得到调整稳态的中医集合信息。系统根据对多种关联关系分析的结果，通过形成具有干预和调整功能的中医集合信息，进而促进稳态信息进一步优化和平衡，从而达到维护和改善人体个体本体论信息系统运行的目的。

一般而言，他组织的优点是可以通过外部控制和干预，使系统更加稳定和可控；以及利用外部资源和知识，促进系统的进步和发展。通过外部的指导和管理，系统可以更有效地应对环境变化，保持其功能和稳定性。然而，他组织也存在一些潜在的缺点。首先，是他组织可能导致系统的僵化和局限性，外部的干预可能会限制系统内部的创新和变革；其次，他组织可能导致系统的失衡和不稳定性，外部因素的干扰可能会破坏系统的内在平衡。简而言之，他组织是一个外部驱动的过程，强调外部指令和控制在系统形成有序结构中的作用。这种组织方式在确保系统稳定性和可控性方面具有明显的优势，但同时也需要注意避免过度干预可能带来的负面影响。

在本实验中，他组织是中医个体认识论信息系统的核心部分，负责信息处理功能，是我们实验的主要研究内容中医集合信息形成的内核，尽管对于实验目标更佳的稳态信息而言，他组织是外因，但也是我们所能研究和掌控的部分，从这个角度看，他组织在整个实验中具有极其重要的作用。

# 第二节　思　维

思维是人类特有的意识活动。一般而言，思维最初是人脑借助于语言或其他符号对事物的概括和间接的反应过程。通常意义上的思维是指探索与发现事物的内部本质联系和规律性的过程，是指通过其他媒介作用认识客观事物，即借助于已有的知识和经验，已知的条件推测未知的事物，是认识事物的高级阶段。

在本思想实验中，我们对思维的讨论主要集中在思维模式上，而非思维的本质。思维模式可以有很多种，根据人类思维和机器思维的主要思维模式不同，在这里，我们主要探讨指向性思维和发散性思维。人类思维模式主要以指向性思维为主，集中于特定问题的解决，依赖于意识的控制和主导；发散性思维为辅，以便能够从多个角度和层面探索问题。而机器思维则主要以发散性思维为主，这与其具有较强的数据处理能力相关，能够快速处理分析大量数据，从而更全面地发现和解决问题；指向性思维为辅，此功能相对较弱，且需要在人类思维的指导下来集中解决问题。我们的思想实验，又以机器最终可以超越人类个体为目标，故我们的目的是在充分发挥机器发散性思维优势的基础上，增强机器思维的指向性，使机器思维能够超越个体人类思维，最终形成更佳的集合信息。

## 一、指向性思维

指向性思维是指思维活动针对特定问题或任务，有明确的目标和方向，它在解决问题或完成任务时发挥着关键作用。这种思维模式通常是有意识的，受人的意识控制和指导。在解决问题或完成任务时，人们通常采用指向性思维，如解决数学问题或制订计划。在真实世界中，中医诊疗过程即是一个解决人体个体身体状态问题的过程，故中医医生常采用的思维方式即是指向性思维。

在真实世界中，中医指向性思维是指中医医生在面对一个病人呈现出的复杂的病理现象时，往往会将所有的信息，如病人呈现出的客观信息、主观信息，以及现代医学的理化检查等信息进行汇总，利用自己的知识进行判断，总结为一个核心问题，并针对这个核心问题提出解决方案，从而达到改善病人身体状态的目标。这种思维方式体现了中医的辨证施治原则，即通过辨识证候来指导治疗。在这个过程中，医生往往主要针对这个核心问题进行处理，并会辅以个别不属于核心问题表现的处理方案。如在主方之外，加一两味对症的药物。指向性思维在中医诊疗中的应用，体现了中医医生在面对复杂病情时，能够集中精神解决主要问题的能力。这种思维方式有助于医生在众多信息中筛选出关键信息，从而做出准确的诊断和治疗。同样，也可以将患者的复杂症状归纳为一个核心证候，并依据此制定针对性治疗方案。

我们认为，在真实世界中，人类个体中医医生由于其本身的限制很难将患者稳态信息的所有要素及其所有要素间的所有关联关系全部把握，这种要素至少包括了患者人种的遗传信息、家族的遗传信息、个人的遗传信息、家族病史、个人既往史、刻下症、西医的理化指标、中医的四诊信息、所处的地理环境信息、气象信息、社会环境信息、个人环境信息、个人知识体系（包括宗教信仰）、肠道菌群等等，这些要素间产生的关联关系超过亿万，在此情况下，没有哪个中医个体医生能够全部把握，因此，只有采用指向性思维方式，将所能把握的要素及其相互间的关联关系指向一个能够覆盖主要要素及其主要相关关系的系统，即被中医药学称为证候的系统，并在此基础上进行调节。更直接的指向性思维是方证对应，即在临床上，针对具体患者，将能够把握的四诊信息直接聚焦到一个方剂上，用这个方剂或在这个方剂基础简单加减进行治疗。这种中医的指向性思维能够很好地在临床上解决一般的问题。简而言之，在中医临床上，指向性思维是解决实际问题的思维方式，而发散性思维只是起着辅助性作用，亦即在解决主要问题时，兼顾患者的其他问题，希望能更好地满足患者的健康需求。

在本实验中，我们设定的中医个体认识论信息系统会接受无数次稳态信息，以及相对应的无数次自我集合信息，所接触的自我输出信息要素及其要素间能够建立的关联关系已经超出了机器的处理能力，亦即机器也无法认知所有的信息要素、无法把握其所认知的全部自我输出信息要素的全方位信息及其信息要素间的所有关联关系，因此，即便是机器在发散性思维的基础上，也必须采用指向性思维。实际上，中医个体认识论信息系统在一次具体认知自我输出信息的过程中，其必须从无限的要素及其无限的关联关系中抽取与这次认知自我输出信息最相关的主要要素及其最主要的关联关系，并将这些要素和这些关联关系建立起一个临时的相关系统，这个系统的结构和功能可以覆盖此次自我输出信息组成的主要要素和主要要素间的主要关联关系，继而产生解决这次自我输出信息主要问题所需的中医集合信息。不难看出，在这个过程中，机器思维的指向性是至关重要的，它确保了机器在无法掌握和处理全部相关信息要素和相关信息要素间关联关系时，能够集中处理与当前任务最相关的要素及其相关关系，避免被其他信息所干扰，以至无法产生出有效的中医集合信息。换言之，通过这种方式，机器能够模拟人类医生的指向性思维，形成有效的中医集合信息，为解决自我信息处理器输出的稳态信息和自我集合信息所存在的问题提供支持。这种机器的指向性思维不仅有助于处理复杂的状态信息，而且能够帮助机器在中医个体认识论信息系统中实现有效的信息整合和决策支持，并在此基础上，产生更佳的中医集合信息。在这个意义上，中医个体认识论信息系统通过他组织处理形成中医集合信息的机器思维除了基于发散性思维外，也必须建立在指向性思维的基础之上。

## 二、发散性思维

发散性思维，又称辐射思维、放射思维、扩散思维或求异思维，是指大脑在思维时呈现的是一种扩散状态的思维模式，没有明确的目标和方向，对问题从不同的角度进行探索，表现为思维视野广阔，思维活跃，可以产生出大量的独特的新思想。这种思维模式有助于从多个角度和层面审视问题，从而产生新颖和独特的想法。在机器思维中发散性思维尤为明显，对于处理问题的解决方案往往是从多维度、多角度、多方位进行关联的，希望能够建立起全部相关要素及其相关要素间全部关联关系的知识图谱，以期全面解决问题。实际上，在真实世界中，中医医生在中医临床很少单独使用发散性思维解决问题，尽管发散性思维可以更全面地解决问题，但这种建立全部临床要素与全面临床要素间全面相关关系知识图谱的方法在临床上却是不可行的，人力达不到，时间也不允许，但无论如何，在指向性思维的基础之上，为了更全面地解决患者的问题，发散性思维依然是必须采用的。例如，一个心肾不交失眠的患者，伴有湿疹发作，在指向心肾不交的同时，还需要增加抑制湿疹的药物，不能因为指向了心肾不交，就完全忽略了湿疹的发作。

在本思想实验中，中医个体认识论信息系统以从人类元素信息系统获取的知识信息和经验信息以及中医个体认识论信息系统中医集合信息反馈的认知信息对从人体个体本体论信息系统获取的稳态信息和人体个体认识论信息系统获取的自我集合信息进行认知和判断，进而形成一个整体的解决方案，即中医集合信息。在这个过程中，中医人体认识论信息系统是针对不同的认知信息给出相应的方案，然后再整合为一个方案进行输出。这个方案有可能与真实世界中医个体医生产生的方案相似，也有可能与之有很大不同，故而可能发现新的规则和方法。通过这种信息整合和方案生成的过程，中医个体认识论信息系统不仅能够模拟中医医生的思维过程，还能够利用机器的优势，如处理大量数据和发散性思维，来探索和发现新的治疗策略和方法。这种结合了传统中医知识和现代信息技术的系统，有望为中医诊疗提供更加精准和个性化的解决方案。这主要体现在，中医个体认识论信息系统利用他组织进行信息处理时，其发散性思维主要表现在能够通过多轮获取的稳态信息和自我集合信息产生对自我输出信息状态无限要素的认知，以及要素间无限关联关系的认知；对已产生的多轮中医集合信息干预稳态信息与自我集合信息效果的认知，以及效果间关联关系的认知；通过内存经验信息与知识信息对稳态信息和自我集合信息判断、对中医集合信息判断而生成的经验信息和知识信息与稳态信息、自我集合信息、中医集合信息间的关联关系的认知；所有这些认知间的关联关系将为解决一次认知稳态信息与自我集合信息所有要素与所有要素间的所有关联关系构建起相应的巨型知识图谱，并依赖此图谱解决这次稳态信息与自我集合信息所表达出来的所有问题。

我们认为与人类个体相比，机器能够处理的要素及其关联关系的数量要大得多得多，换言之，机器由于其强大的计算能力，能够把握远超人类个体的要素数量和要素间的关联关系数量。因此，在本实验中，我们倾向于发挥机器的计算能力，用发散性思维指导中医个体认识论信息系统处理信息，在其计算能力范围内，尽可能多地把握要素和要素间的关联关系，并据此建立起解决一次稳态信息与自我集合信息问题的系统，由于这个系统覆盖了远超人类个体能够把握的要素及其要素间的关联关系，因而充分发挥发散性思维的强项，形成人类个体无法认知的中医集合信息，更好地解决当前稳态信息与自我集合信息存在的问题。

具体地讲，发散性思维的强项在于其所具有的全面性，指向性思维则在于其解决主要矛盾的能力上。就中医的经验性思维而言，人类更擅长解决主要矛盾，而机器更擅长全面解决问题。因此，全面解决问题是我们依赖机器战胜人类个体的思维模式。当经验为主要模式时，由于经验的个体性属性，对主要矛盾的判断呈现出强个体性，换言之，是不是主要矛盾只是个体的认知；在这种情况下，同样属于个体经验的发散性思维其全面性也仅仅是个体性的，亦即是否是全面的，也只是个体性认知；我们所以认为机器可以超越人类个体，是因为同时具有个体性属性时，主要矛盾的认知更易出现偏差，而全面性的认知则更易出现认同。当然，如果能在全面性的基础上，发现主要矛盾，那么解决问题的可能性会大大加强，因此，我们对中医个体认识论信息系统他组织处理的要求是以发散性思维为主，辅以指向性思维。

## 三、机器思维

机器思维，目前，信息科学最引人注目的发展是人工智能（Artificial Intelligence，AI），是一种由计算机程序或机器实现的智能行为和决策的方式。机器思维表现为对自然语言的理解和生成、对图像和声音的理解、对环境的感知和理解、对复杂问题的推理和决策等。在思维方式上，机器思维相对于人类思维而言，更偏向于发散性思维。

如上所述，发散性思维的特点是思维视野广阔，思维活跃，能够产生大量的独特的新思想。这种思维模式有助于机器从多个角度理解问题，从而找到更全面的解决方案。机器思维的这种优势在处理复杂的信息和问题时尤为明显，尤其是在需要处理大量数据和信息时，机器能够快速地识别模式、关联和趋势。这种能力使得机器在数据分析、模式识别和预测等领域表现出色。然而，尽管机器思维在发散性方面具有优势，但在某些情况下，它可能需要与指向性思维相结合，以确保能够有效地聚焦于特定问题或任务。例如，在中医个体认识论信息系统中，机器可能需要结合指向性思维来处理特定的稳态信息，同时利用发散性思维来探索与该稳态信息相关的所有可能的关联关系。

本思想实验模拟的是一个承载四个系统的三台机器组成的封闭系统，其运行的是机器思维的方式。中医个体认识论信息系统是以改善人体个体本体论信息系统的稳态信息为最终目标，利用信息科学技术方法，增强系统获取、存储与处理信息的能力，以形成更佳的认识论集合信息。在这个过程中，中医个体认识论信息系统不断进行深度强化学习、神经网络训练等，通过最大化累计奖赏等方式来学习并模仿人类思维的方式方法。

实验设计的这个封闭系统对于承载中医个体认识论信息系统的非我个体信息处理器而言是一个开放系统，其运行的信息包括来自元素信息处理器和自我信息处理器输入的信息，每形成一次针对性中医集合信息均涉及难以想象的信息要素和信息关联数量，因而必须充分发挥机器思维的优势，形成只有机器思维才能执行的信息处理能力，这是实现产生超越人类个体集合信息的重要基础，换言之，机器思维是实现本思想实验的重要保障。

通过机器思维，系统能够模拟人类的智能行为，同时利用其特有的优势，如快速的数据处理、模式识别和决策能力，来发现和利用人类可能忽略的关联和模式。它不仅模拟了人类的智能行为，还能够超越人类个体的局限，为中医个体认识论信息系统提供更加强大的信息处理能力，以实现更佳的健康管理和治疗效果。通过这种方式，机器思维不仅能够辅助中医诊疗，还能够推动中医理论和实践的发展，为人类健康事业作出贡献。

在本实验中，机器思维主要是应用了 Alphago 的思维理念，我们不从技术角度对机器思维进行探讨，仅仅从理念的角度展开讨论。与 Alphago 思维理念相对应的是 Watson 思维理念。前者是应用于个体经验支撑的围棋，后者应用于推理知识支撑的医学研究。个体经验支撑的围棋在多数情况下没有固定的推理，只是凭借个人的经验处理遇到的各种场景；推理知识支撑的医学研究在多数情况下可以推理，凭借着群体知识，依赖因果关系的推理处理遇到的各种场景。到目前为止，Watson 能够利用人类知识处理许多问题，包括通过医师执照考试、肿瘤图像识别等，但始终没有超越人类个体医生；而 Alphago 利用其自身的算法，在围棋领域超越了几乎或者全部人类个体棋手。两者的技术有差别，但很难说高低，主要是对象不同，一个依赖人类知识、基于推理，另一个依赖算法、基于经验。在这里，我们需要的是 Alphago 的理念，基于经验、利用算法、忽视推理，最终超越人类个体。在本实验中，中医基本符合了围棋的基本理念，依赖经验，通过算法，超越人类个体中医医生。所以，在我们的实验中，探讨机器思维更主要的是探讨其思维的理念。

## 四、人类思维

人类思维的本质是指人类大脑进行思考和认知的过程，包括感知、记忆、思考、判断、决策等多个方面。从认知科学角度来看，人类思维的本质可以解释为信息加工和组织模式，包括感知、注意、记忆、思考等多个方面。这种思维模式使我们能够感知周围环境，获取和处理信息，并对新的信息进行加工和组织，最终形成我们自己的认知和思维框架。人类思维的这些特点使得我们能够进行复杂的认知活动，如理解语言、解决问题、进行创造性思考等。人类思维的灵活性和适应性使其能够处理各种各样的问题，并在不断变化的环境中做出适应性的决策。即使机器思维在处理复杂信息和模式识别方面具有优势，但它在某些方面仍然需要模仿人类思维的特点，如通过深度学习和强化学习等技术来模拟人类的感知、记忆和决策过程。在中医药学领域，人类思维相对于机器思维而言，更偏向于指向性思维。

在真实世界中，中医医生个体通过眼、耳、鼻、手等感知器官和望、闻、问、切等感知方法获取病人信息，并进行分类存储，然后经过人类大脑的整合，融合反馈，最后形成一个解决问题的方案输出，这就是人类思维的过程。在这个过程中，中医医生个体往往能够基于自我知识和经验，从复杂的病人信息中，分析判断出一个核心问题，之后的诊疗方案即主要围绕这个核心问题展开，这种思维过程是一种指向性思维。在本思想实验中，我们探讨的人类思维主要是中医思维。中医思维是在维护人体生命健康与疾病防治过程中形成的思维方法和思维体系，属于人类思维的组成部分。中医思维是中医理论和实践的核心，它是在长期的医疗实践中形成的，这种思维模式深深植根于中国传统文化和哲学思想，特别是阴阳五行、脏腑经络等理论，以及辨证论治的原则。中医思维强调整体观念，认为人体是一个有机整体，各个部分相互联系、相互影响。在诊断和治疗疾病时，中医不仅关注局部症状，更注重整体的平衡和协调。这种整体观念指导中医在治疗时采取综合方法，包括中药、针灸、推拿、食疗等，以达到调和阴阳、扶正祛邪、恢复身体平衡的目的。

此外，中医思维还强调辨证论治，即根据患者的具体情况，通过望、闻、问、切等诊断方法，综合分析病因、病性、病位，以及患者体质等因素，制定个性化的治疗方案。这种个体化的治疗方式体现了中医思维的灵活性和适应性。中医思维的形成和发展，是人类思维在特定文化背景和实践需求下的一种表现形式。它不仅体现了中国古代人民的智慧和创造力，也为现代医学提供了独特的视角和方法，丰富了人类对生命健康和疾病防治的认识。

在真实世界中，中医思维是一种典型的指向性思维，临床上，中医医生通过望闻问切四诊合参从患者身上获取大量的症状、体征信息，这些症状、体征信息并非孤立的，而是相互关联的，这种关联产生了大量的关联关系，这种关联关系数量远远超过了症状、体征本身的数量，在临床短暂的诊疗时间内，中医个体医生无法全面把握、认知这些症状、体征，更没有能力把握、认知这些关联关系，因此，其通过人脑认知、思考后所能获得的是这些症状、体征、关联关系的指向，从人体角度是证候，从干预角度是方剂，方证对应或者放大的方证对应就是中医医生典型的指向性思维。

## 五、总结

在本实验中，由于中医个体认识论信息系统需要认知无数稳态信息、元素信息和集合信息，这种认知已经超出了计算机的计算能力，因而无法建立起真实的涵盖所有要素及要素间相关关系的本体网络，在这种情况下，完全的机器思维显然无法解决全部问题，因而发挥人类思维的针对性作用就显得格外重要。因此，在我们的设置中，中医个体认识论信息系统在充分发挥机器思维的同时，需要学习人类思维，以期获得更好的中医集合信息。通过学习人类思维，系统可以更好地理解人类医生在中医诊疗过程中的决策过程和经验，从而在机器思维的基础上，增加对中医理论和实践的深入理解。这种学习过程可能包括对中医经典文献的分析、对中医专家诊疗过程的观察和模拟，以及对中医理论的逻辑推理和演绎。

综上所述，在中医个体认识论信息系统的他组织处理过程中，其思维方式实际上是执行了人机结合的原则，在充分发挥计算机强大计算能力的同时，强调需要学习人类思维的模式，在强调充分发挥发散性思维全面性的同时，强调需要注重指向性思维的不可或缺。因此，尽管他组织处理本身并非执行了人机结合，但其思维模式是遵从了人机结合的原则。换言之，在他组织处理的思维模式上需要人类思维与机器思维、指向性思维与发散性思维相互结合，在机器思维、发散性思维的基础上，加入人类思维、指向性思维的指导作用，以期获得最好的处理效果。

# 第三节　准　则

准则是指在行动或判断事物时所依据的标准或规范。是在处理复杂问题、做出决策时所遵循的标准或原则。

在本思想实验中，中医个体认识论信息系统在进行信息输入、存储、处理和输出的过程中，始终遵循着相似性、相关性和不确定性准则，其目的是通过提高该系统信息处理能力，最终形成改善稳态信息和自我集合信息的更佳中医集合信息。

## 一、相似性准则

中医个体认识论信息系统在对稳态信息和自我集合信息的获取、辨识、干预等过程中，始终遵循着相似性准则。

首先，从人体个体本体论信息系统获取的稳态信息是相似的。在该系统运行的不同更替程序、所处不同时段输出的稳态信息虽然不同，具有明确的个体化特征，但是他们均是相似的。尤其是同一个更替程序的不同时段，因为初始状态相同，其不同时段输出的稳态信息相似性更是突出。如中医个体认识论信息系统获取到一个更替程序的一次稳态信息后，在第二次获取同一更替程序的稳态信息时，其呈现出的稳态信息特征与第一次获取时的稳态信息特征是相似的。其次，由于两次稳态信息具有相似性，针对两次稳态信息形成的两次中医集合信息也必然具有相似性，进而组成中医集合信息的元素信息也必然具有相似性。

产生稳态信息相似性的根本原因是由于本实验对稳态信息的定义。我们关于稳态的理念与美国生理学家坎农（W.B.Cannon）的观点相似，可表述如下：稳态即相似的状态，主要指个体状态是可变的又是相对稳定的状态。稳态是在不断运动中所达到的一种动态平衡；即是在遭受着许多外界干扰因素的条件下，经过体内复杂的调节机制使各器官、系统协调活动的结果，这种稳定是相对的，不是绝对的，一旦稳态遭破坏，就会导致机体死亡。在本实验中，只要本体论信息系统还处于存续状态，其输出的信息就会是稳态信息，只有本体论信息系统彻底崩溃，不再输出信息，稳态信息才会消失，而一旦本体论信息系统不再输出信息，则实验终止，因此，在实验存续期间，稳态信息是始终存在的。而这种始终存在的稳态信息，是本体论信息系统各要素相互作用达到的一种动态平衡；即是在遭受着许多外界干扰因素的条件下，经过系统内复杂的调节机制使各要素协调保持这种相对稳定，存续就是这种稳态信息最根本的相似。

在中医个体认识论信息系统中，相似性准则包括运用相似性思维，以相似性原理为指导，探索信息处理过程中的相似性度量，以更准确地描述这种相似性。即系统认知阶段如果获取的稳态信息具有相似性，那么其获得的元素信息必然具有相似性，这是在相似性思维指导下，遵循相似性原理产生的结果，具体稳态信息相似的程度、需要选择哪些相似的元素信息，则需要依据相似性度量做出判断。在相似性思维的指导下，系统会根据相似性度量来判断哪些稳态信息和元素信息是相似的，以及相似的程度如何。这种判断有助于系统在处理信息时，能够更加准确地识别和利用相似性，从而形成更加精准和有效的中医集合信息。

### 1. 相似性原理

相似性原理是指，两个被认为相似的事物之间存在某种联系。这种联系可以是形式上的相似性，也可以是功能上的相似性。相似性原理认为，如果两个事物之间存在相似性，那么他们之间也可能存在相同的特征或结果。例如，一个人喜欢某种事物，那么他可能喜欢其他类似的事物。具体地说，相似性原理是说明自然界和工程中各种相似现象的学说，是研究自然现象中个性与共性、特殊与一般关系以及内部矛盾与外部条件之间关系的理论。在早期的研究中，主要是探讨进行结构模型试验研究时，只有模型和原型保持相似，才能由模型试验结果推算出原型结构的相应结果；例如，在进行桥梁或建筑物的模型试验时，模型与原型必须保持相似性，以便从模型试验的结果中推出原型的性能。

随着计算机科学的发展，相似性理论进一步扩充其应用范围和领域，成为计算机"仿真"等领域的指导性理论之一；在"仿真"中相似性原理确保了模拟结果的准确性，使得通过计算机模拟得出的结论能够反映现实世界的规律。而随着"相似"概念日益扩大，相似性理论已经从自然科学领域扩展到包括经济、社会科学以及思维科学和认知哲学领域。在这些领域中，相似性原理帮助研究者识别和分析不同现象之间的联系，从而更好地理解复杂系统的行为和作用。

本思想实验认为，人体个体本体论信息系统输出的稳态信息是相似的，故调节稳态信息的中医集合信息是相似的；组成稳态信息的影响因素信息是相似的，所以稳态信息是相似的；组成中医集合信息的元素信息是相似的，因此中医集合信息也是相似的。稳态信息的相似性原理一是基于人体个体本体论信息系统的影响因素信息的组成具有相似性，由于影响因素信息的组成的相似性导致呈现的稳态信息具有相似；二是同一次更替程序在不同时段造成的稳态信息具有相似性，第二个时段的稳态信息必然与上一个时段的稳态信息具有相似性。

如上所述，由于稳态信息具有相似性，因而，以调节稳态信息为目的的中医集合信息必然具有相似性；稳态信息具有相似性，那么组成稳态信息的影响因素信息就具有相似性；中医集合信息具有相似性，那么组成中医集合信息的元素信息也就具有相似性。这是本实验所遵循的相似性原理。

这种相似性原理使得稳态信息的形成原因具有了可重复性，进而使得稳态信息辨识具有了可重复性；此外，其使得中医集合信息的组成具有了可重复性，进而使得中医集合信息调节稳态信息具有了可重复性。

### 2. 相似性思维

相似性思维，又称相象思维，是基于相似性原理进行思维的科学方法。根据相似性原理，当客观事物的相似现象或本质特征反映到人脑后，经过加工处理便会成为经验知识的相似性或相似单元，储存在大脑的记忆库汇总并积累起来。当大脑储存的相似性越多，信息越新，处理能力也就越强。这种思维方法的核心在于识别和利用事物之间的相似性，从而在认知过程中形成有效的信息处理和知识构建。它不仅有助于快速识别和理解新信息，还能够促进知识整合和创新。在真实世界中，中医医生主要是应用相似性思维处理临床病例，这是经验得以积累、继承、流传的主要原因。实际上，医生的经验越丰富，处理临床病例时可应用的相似性方案就越多,发现患者相似性证候的能力就越强。换言之,离开相似性思维,经验将无法积累和传承。

在本思想实验中,基于稳态信息相似、影响因素信息相似、中医集合信息相似、元素信息相似的相似性原理,中医个体认识论信息系统在他组织处理过程中遵循相似性思维方式,在进行稳态信息辨识的时候,会寻找相似点、共同点,并与已储存的信息进行比较,寻找其相似性,形成稳态信息辨识结果。在辨识的基础上形成中医集合信息对稳态信息进行调节时,也采用相似性思维方式,在已积累的经验存储里,寻找相似的干预方案信息,实施相似的他组织处理,进而形成相似的中医集合信息。换言之,如果离开了相似性思维,稳态信息的辨识、中医集合信息的形成都将无法进行,由此可见,相似性思维在他组织处理过程中具有至关重要的作用。

### 3. 相似性度量

相似性度量是一种用于评估两个事物之间接近程度的方法,它可以帮助我们理解两个对象、数据点或变量之间的相似性程度。两个事物越接近,他们的相似性度量也就越大。在实际应用中,选择合适的相似性度量方法取决于实际问题。例如,在图像处理中,相似性度量可以用来比较两幅图像的相似性,以识别图像的相似区域;在文本分析中用来评估段落的相似性以确定是否讨论相同概念或主题;在机器学习中是构建推荐系统、聚类分析和异常检测等算法的关键组成。

中医个体认识论信息系统在运用相似性思维进行稳态信息辨识、相似元素信息选择,相似中医集合信息构建时,两个不同的稳态信息、元素信息、中医集合信息是否相似,相似到什么程度,需要采用一定的评估判断方法,这个方法就是相似性度量。这种度量方法除了基于相似性原理和相似性度量方法外,还需要基于中医知识信息和经验信息,涉及稳态信息的特征、症状、病因等,元素信息的种类、属性等,中医集合信息的组成、操作等方面的比较和分析。例如,系统可能会将新观察到的稳态信息与历史稳态信息进行比较,以选择最佳的元素信息、确定最佳的中医集合信息。中医个体认识论信息系统以已有的知识信息和经验信息进行相似性度量,并随着系统不断地对更多相似信息的辨识和判断,这个度量方法也会不断改进,使得相似性判断更趋于正确。中医个体认识论信息系统的循环过程也是相似性度量不断完善的过程,而相似性度量的不断完善保证了中医集合信息质量能够不断提高。

## 二、相关性准则

中医个体认识论信息系统在进行他组织信息处理过程中遵循相关性准则,即注重信息之间的关联关系和因果关系。

### 1. 关联关系

关联是指事物之间产生的影响和牵连。关联关系是指事物之间的相互牵连或影响产生的关系。在中医个体认识论信息系统中,关联关系尤为重要。

在真实世界中,个体中医临床在处理患者的稳态信息时,需要考虑人体内外各种因素之间的相互作用和影响。例如,人体内部的脏腑功能、气血运行、经络状态等,与外界的气候、环境、饮食习惯等因素都存在密切的关联关系。这些关联关系共同决定了人体的稳态信息。因此,在中医诊疗过程中,医生会通过望、闻、问、切等方法来收集患者的信息,这些信息包括了患者的症状、体征、生活习惯等，这些都是与稳态信息相关的关联因素。医生需要分析这些信息之间的关联关系，以确定病因、病性、病位，并据此制定治疗方案。这是因为这些因素之间能够产生影响和牵连，而这些影响和牵连之间又会建立关联关系，如果只考虑其中一种因素，或两种因素间的影响和牵连，就会产生错误的诊断，进而影响干预措施的效果，只有全面考虑这些因素及其之间的相互关系，才能做出正确的诊断，进而产生正确的干预措施。

在本实验设计的封闭系统中，人体个体本体论信息系统是处于一个开放的复杂的环境中的，受到元素信息处理器中的自然元素信息系统和人类元素信息系统释放的各种元素信息的影响，这些元素信息进入人体个体本体论信息系统后形成的影响因素信息会对该系统产生极其复杂的影响，而该系统产生的稳态信息不仅仅受到各种元素信息的影响，更重要的是受到该系统自身各个环节与各种影响因素信息相互作用后在系统内产生的级联反应，以及各种要素信息相互关联后呈现出同步信息的影响，正是这种同步信息导致稳态信息的产生，可以说，各种元素信息的影响是外因，而系统内各要素、各环节的同步才是内因，外因是稳态信息产生的条件，内因才是稳态信息产生的决定因素，但无论是内因还是外因，都是在相互关联中产生作用的，离开关联关系，稳态信息将无法产生。在中医个体认识论信息系统中，对稳态信息进行认知时，所认知到的稳态信息包括了人体个体本体论信息系统内各种要素信息与系统外各种元素信息相互关联的信息集合，这个信息集合是包括时间、空间、自然元素、人类元素等所有元素相互关联后形成的影响因素信息作用于该系统，经该系统自组织功能处理后呈现出的整体稳态信息。事实上，没有哪一个稳态信息是不受其他因素信息影响而独立存在的。只有在复杂的关联关系中认识稳态信息，才能真正辨识清晰稳态信息。同样，在中医个体认识论信息系统中已经存储的经验信息和知识信息也是相互关联的；且已存储的经验信息、知识信息与新进入的稳态信息、人类元素信息亦是相互关联的；此外，稳态信息与元素信息同样是相互关联的。中医个体认识论信息系统在充分认知和处理这些关联关系后，才能形成调节稳态信息的整体方案——中医集合信息。

本思想实验中存在着复杂的关联关系，对于自我个体信息处理器而言，人体个体本体论信息系统尚有许多我们不能观测到的复杂关联关系；对于自然元素信息系统来说，也有许多我们尚未认识到的关联关系。我们既要把握已知的相关关系，也要不断探索未知的关联关系。而他组织处理的重要任务之一就是横向将中医个体认识论信息系统认知的稳态信息、自我集合信息、人类元素信息与存储的经验信息、知识信息关联起来，纵向将每一次获取与处理的信息关联起来，构成巨大的关联网络，在此基础上形成有效的中医集合信息。对于中医个体认识论信息系统而言，把握关联关系是他组织处理工作的重中之重。

**2. 因果关系**

因果关系是一个事件和第二事件之间的作用关系，后一个事件是前一个事件的结果。因果关系是一种特殊的关联关系。

在中医个体认识论信息系统中，因果关系是理解稳态信息变化的关键要素之一。系统需要识别和分析哪些因素是导致稳态信息变化的直接原因、而哪些因素又是导致稳态信息变化的间接原因，以及已经产生的这些变化又会如何影响后续的稳态信息变化。如前所述，我们在中医个体认识论信息系统的知识部分放置了一个学知识框架，所有进入该系统的信息均需经过这个框架的识别与分析，进而转换成中医药学的知识，因此，在该系统进行的因果关系分析，实际上是在中医药学知识框架下进行的。例如，中医药学知识框架中的"辨证论治"就是基于因果关系的治疗原则，中医个体认识论信息系统通过分析获取到的稳态信息中包含的症状和体征信息表达（原因），来确定病因信息表达和病机信息表达，进而选择合适的中医集合信息（结果）。因果关系不仅限于直接的事件，它也可以是间接的，涉及多个步骤和因素。在中医个体认识论信息系统中，因果关系可能包括多个中间环节，如环境元素信息、生活习惯元素信息、心理状态元素信息等，这些都可能影响人体个体本体论信息系统产生的稳态信息。此外，因果关系在中医个体认识论信息系统中的应用还包括对稳态信息变化的预测和干预。系统通过分析已知的因果关系，可以预测稳态信息的未来变化，并采取措施进行干预，以维持或恢复人体个体本体论信息系统的正常运行。

本思想实验设计了一个复杂的封闭系统，该系统各子系统之间存在着复杂的关联关系，其中因果关系起着重要的作用。自我个体信息处理器运行的是人体个体本体论信息系统，其输出的稳态信息是在内在因素信息与外界因素信息等多种因素信息综合作用下产生的。当非我个体信息处理器的中医个体认识论信息系统针对人体个体本体论信息系统的稳态信息做出相应的干预调节时，人体个体本体论信息系统接收到的调节信息，在系统内部激活相应的级联反应，诱发相应的自组织功能进行调节，进而产生新的稳态信息，这种相关关系实际上就是一种因果关系，即干预调节的中医集合信息为因，之后产生的稳态信息为果。类似的因果关系还表现为，自然元素信息进入人体个体本体论信息系统导致稳态信息产生变化；在中医个体认识论信息系统中，中医集合信息反馈到认知信息，导致认知信息产生变化；在元素信息系统中，地震信息导致地理环境信息发生变化等。

一般来说，一个事件是很多原因综合产生的结果，通常情况下，原因都发生在较早时间点，结果发生在原因之后的时间点；但该事件又可能成为其他事件的原因。此外，因果还可以指一系列因素（因）和一个现象（果）之间的对应关系。换言之，对某个结果产生影响的任何事件都应该是该结果的一个因素，即一个原因。我们所讲的直接因素是指那些直接影响结果的因素，也可以称其为直接原因，即无须任何介入因素就可以直接影响结果的变化。从这个角度来讲，因果之间的关系也可以称为因果关联。实际上，在我们的实验中，他组织处理遵循的因果关系更像是一种因果关联，因为其不具有强推理关系，亦即在存在同样原因的条件下，出现的结果是不同的，甚至有可能不出现，因而在中医个体认识论信息系统中存在的因果关系更像是一种因果关联，两者间有先后顺序的关联，但关联不一定产生相同的结果，尽管原因相同。从本质上来说，这是由于开放的复杂巨系统非线性运行所造成的。

## 三、不确定性准则

不确定性原理是一个物理学术语，指的是不可能同时精确确定一个基本粒子的位置和动量。在这里，不确定性准则是指随机不确定性，随机是偶然的一种形式，具有某一概率事件集合中的各个事件所表现出来的不确定；随机不确定性是随机事件，是偶然的，但却有它的必然性。概率也就是"或然率"，反映的是随机事件出现的可能性大小，即在相同条件下，可能出现也可能不出现的可能性。在本实验中，稳态信息、自我集合信息、中医集合信息，以致整个封闭系统、封闭系统的各台信息处理器、各台信息处理器上运行的各个系统均存在着明确的不确定性，也就是整个实验是在不确定环境下进行的。在本实验中，我们处理不确定性的基本方法是基于大概率事件进行认知，而我们讨论的概率变化问题，既包括了群体概率问题，也包括了个体概率问题。

在中医个体认识论信息系统中，不确定性准则是指在处理稳态信息和自我集合信息时，系统需要考虑到稳态信息与自我集合信息的不确定性和变化性。由于稳态信息受到多种内在和外在因素的影响，这些因素的相互作用往往具有不确定性。因此，系统在处理稳态信息和自我集合信息时，需要考虑到这种不确定性，并通过概率模型来预测和评估稳态信息和自我集合信息的变化趋势。不确定性准则的遵循有助于提高中医个体认识论信息系统的处理能力和治疗效果。通过考虑到稳态信息和自我集合信息的不确定性，系统能够更加灵活和适应性地处理信息，提供更加精准和个性化的中医集合信息。实际上，不确定性准则的应用范围还远不止于此，更加精准和个性化的中医集合信息也存在着极大的不确定性，不仅是因为其针对的稳态信息与自我集合信息具有不确定性，而且其应用的人造物元素信息也具有极大的不确定性，这种不确定性主要表现在一是人造物元素信息本身具有不确定性，亦即名称相同的两个人造物元素信息其内涵必定只能是相似而不能是相同，运用相似而非相同的人造物元素信息，这本身就具有很大的不确定性；二是中医集合信息的组成具有不确定性，亦即根本不存在最佳中医集合信息，只存在相对较好、比较适应的中医集合信息，这种相对、比较本身就是不确定性的表现。因此，面对不确定性，解决不确定性是中医个体认识论信息系统进行他组织处理的重要任务之一。

**1. 群体概率**

概率是对随机事件发生的可能性的度量。概率本身就是一个评价和判断群体事件的概念，概率只存在于群体事件中。现代医学的很多指标都是根据群体概率来设定的。假定 95%的人群为健康的，以 95%的人群指标为健康指标设定，另外 5%的人群就被认为是不健康的。95%是一个群体概率，是处于一种健康的确定性中，而另外 5%则处于概率之外的不确定性。

群体概率问题涉及在一组个体中观察到的事件发生的频率。在中医个体认识论信息系统中，群体概率可以用来描述在一定更替程序轮次中稳态信息的分布情况，例如，某个特定症状在特定更替程序轮次中的出现概率。这种概率信息有助于系统理解稳态信息的普遍性和特殊性，从而制定出更加普遍适用的中医集合信息。

在我们的实验中，亦是如此，中医个体认识论信息系统中，已有的群体经验和知识都是已确定群体概率的知识，通过这种已有的知识对稳态信息进行辨识和判断，是一种基于群体概率的行为。最典型的例子是覆盖相似稳态信息的相似中医集合信息，其覆盖的多次稳态信息均具有很大相似度，其对稳态信息的调节效果越佳，重复出现的概率就越大。

**2. 个体概率**

概率对于群体而言，是存在的。而对于个体而言，只有 0 和 1。没有发生就是 0，发生了就是 1。我们很难从 1 的群体中发现 0 的奥秘，但是可以分析 0 的失败原因，规避 0 的做法。所以个体概率即是指个体化，每个个体都是独一无二的，具有与群体不一样的信息表达。

个体概率问题则涉及单次稳态信息的表达。在中医个体认识论信息系统中，个体概率可以帮助系统理解每次稳态信息表达的独特性，从而提供更加个性化的中医集合信息。每次稳态信息表达都是独一无二的，具有与另一次稳态信息表达不一样的信息，当然也具有不同于经群体概率获得的稳态信息表达。因此，对个体概率的研究对于提高中医集合信息效果至关重要。

本思想实验中，中医个体认识论信息系统处理的是人体个体本体论信息系统产生的稳态信息，每次稳态信息表达都具有独特性，而每次稳态信息的发生发展情况也未必会遵循群体概率。中医个体认识论信息系统对无数次稳态信息表达个体化的认知，逐渐形成其对具体稳态信息表达的独特认识，或能形成处理具有明确个体化特征稳态信息表达的经验，这些认知和经验能提高形成更佳中医集合信息的能力。中医个体认识论信息系统能力的提高主要是依靠对具有个体化特征的稳态信息表达的认知和总结，即对稳态信息表达中的不确定性的辨识和处理。

如前所述，人体个体本体论信息系统每次输出的稳态信息尽管都是不同的，却又都是相似的，且相似度是不同的，换言之，就是每一次稳态信息表达都是独一无二的。中医个体认识论信息系统经过处理无数次稳态信息表达，可以发现和判断其相似度，并依据这种相似度发现不同稳态信息表达的相似要素，根据这种相似要素的多寡形成具有相似性的中医集合信息，这就是个体概率在本实验中的具体应用。综合来说，不确定性准则的应用不仅限于群体概率，还包括个体概率的考量。通过综合考虑群体概率和个体概率，中医个体认识论信息系统能够更全面地处理稳态信息，提高其形成更佳中医集合信息的能力。这种综合考虑稳态信息所具有的随机不确定性的方法，使得系统能够更好地认知每次稳态信息表达的相似与独特，从而为形成更佳中医集合信息提供更加精准和个性化的数据支撑。

综上所述，讨论群体概率与个体概率的问题实质上是从概率的角度来看，大数据分析方法与传统数据分析方法存在的最大差异是从寻找群体共同特征，转变到寻找个体独特差异，换言之，这样就把解决问题的视角从事转向了人。实际上，群体概率和个体概率针对的对象不同，回答的问题也不同，不能混淆，也不能相互替代；而且，每个个体概率也有个期望值，只是我们常常很难找到。中医药学与现代医学有很多差异，寻找个体概率还是寻找群体概率是其中之一。中医个体认识论信息系统在他组织处理中寻找的是个体概率，在某种意义上，是从解决一个证候问题这件"事"转为解决一次稳态信息表达这个"人"的视角。"事"是群体概率要解决的问题，而"人"则是个体概率要解决的问题。由于中医个体认识论信息系统是按照中医药学思维设计的，因此，其运行主要是解决人的问题，因此，主要是遵循个体概率，当然发现个体概率是一个尚未解决的问题。

# 第四节　关　　联

中医个体认识论信息系统进行他组织处理的过程也就是关联的过程，在其信息处理中需要将即刻认知获得的信息与原有存储的知识信息相关联，将获得的分散稳态因素信息进行关联，将认知得到的分散元素因素信息进行关联，再将已关联的元素因素信息和已关联的稳态因素信息进行关联，最终进行综合处理，得到调整稳态信息的中医集合信息。这个集合信息是基于系统对稳态信息的深入理解，以及对元素信息的有效整合。它不仅考虑了稳态信息的当前状态，还考虑了系统中已有的知识和经验，以及可能的未来变化。实际上，在这个复杂的关联过程中，系统始终在寻找个体概率，试图发现解决这一次稳态信息表达的最佳中医集合信息的"方证对应"。

## 一、即刻认知信息和原有知识信息的关联

在中医个体认识论信息系统中，获取的即刻认知信息包括人体个体本体论信息系统的稳态信息、人体个体认识论信息系统的自我集合信息、人类元素信息系统的人类元素信息以及自身中医集合信息的认知反馈信息四个部分。当这些信息进入到该系统后，系统会在已存储的知识信息里基于相似性准则寻找与之相关联的知识信息进行辨识和判断，从而进行进一步的整合处理。比如，当一个包含咳嗽、流涕、舌苔白的稳态信息和自我集合信息输入后，中医个体认识论信息系统首先会从已存储的知识信息中寻找与咳嗽、流涕、舌苔白等因素信息相关的知识信息进行辨识，继而做出"风寒感冒"的判断。在这个例子中，系统通过分析咳嗽、流涕和舌苔白等症状，可能会得出"风寒感冒"的诊断。这个过程体现了系统如何将即刻认知信息与人类元素信息系统及其自身知识存储中的中医药知识框架相关联。这种关联不仅限于症状的直接匹配，还包括对症状背后可能的病因信息、病机信息和治疗方案信息的综合考虑。这是中医个体认识论信息系统将一次稳态信息与人类元素信息及其自身知识存储中中医药知识框架信息的关联。

实际情况要远比此复杂很多。即刻信息的组成是复杂的，其包含了与证候相关的稳态信息和自我集合信息，也包含了与干预相关的元素信息和中医集合信息，因而其与知识信息的关联除了要认知证候要素，还要确定干预要素，即根据稳态信息和自我集合信息与证候要素信息来选择合适的中医集合信息，例如，中药处方信息、针灸疗法信息、饮食调整信息等多种干预措施信息。稳态信息和自我集合信息与证候信息相关，而干预信息则与中医集合信息相关。系统需要综合考虑这些信息，以形成一个全面的中医集合信息。

不仅如此，即刻认知信息是当下稳态信息和自我集合信息的输入，在同一轮更替程序中，可以获取多达成百上千次稳态信息表达，而对于当下而言，有无数次前次稳态信息表达的认知，这些数量巨大的对前次稳态信息表达的认知都是已存储的知识信息，均需与当下这一次稳态信息和自我集合信息相关联；与此相同的是，当下输入的中医集合反馈信息是针对上一次稳态信息和自我集合信息的中医集合信息，在同一轮更替中有无数次前次中医集合信息，这无数的前次中医集合信息也都是已存储的知识信息，也均需要与当下的输入的中医集合信息形成的认知反馈信息相关联；只有完成当下稳态信息和自我集合信息与无数次前次稳态信息和自我集合信息的关联，当下中医集合信息与无数次前次中医集合信息的关联，并完成已完成关联的稳态信息和自我集合信息与已完成关联的中医集合信息的关联，才能产生当下的中医集合信息。上述关联本身就已形成了复杂巨系统，其所要处理的关联非人力所及，就是计算机的算力也很难覆盖，需要依靠个体概率去判断，而这个个体概率是尚不清楚的知识信息。

此外，即便不是在同一轮更替程序中，关联也能够对中医集合信息的产生起到重要的支撑作用。也就是说，在中医个体认识论信息系统的无限运行中，所有前次稳态信息和自我集合信息形成的知识信息，以及所有前次中医集合信息形成的知识信息均需各自建立关联，然后再相互建立关联，以支撑当下中医集合信息的产生。中医个体认识论信息系统要综合这种及其复杂的关联关系，再关联当前的稳态信息和自我集合信息，由此发现相匹配的中医集合信息，只能依赖个体概率，绝非群体概率所能解决。

## 二、稳态信息与自我集合信息因素间的关联

稳态信息与自我集合信息因素间的关联，指的是组成稳态信息与自我集合信息的碎片信息间的关联。尽管稳态信息与自我集合信息本身是以整体的模式表达的，但在本实验中，稳态信息与自我集合信息是中医个体认识论信息系统在中医药知识框架下通过望闻问切的方式获得的信息表达，亦即通过分散的获取方法认知的，每一种认知方法都只能获取整体稳态信息与自我集合信息的一部分，亦即部分稳态信息与自我集合信息因素。稳态信息与自我集合信息即由望诊获得的信息表达、闻诊获得的信息表达、问诊获得的信息表达、切诊获得的信息表达综合形成，这些信息表达都是部分稳态信息与自我集合信息，只有在它们之间建立起信息关联，才能形成一次稳态信息与自我集合信息的整体表达。实际上，望闻问切每一种信息表达又是由数量众多的具体的信息表达所组成，望诊信息表达最重要的信息表达是舌诊信息表达，其本身至少是由舌质信息表达和舌苔信息表达，舌质信息表达又是由不同舌体部位的信息表达所组成，舌苔信息表达同样也由不同部位舌苔信息表达所组成，将它们的信息表达关联在一起才能形成一次望舌诊的信息表达；而望诊远不止望舌诊信息表达，还有面诊信息表达、眼诊信息表达等等，只有完成全部关联才能完成一次望诊的信息表达。闻诊、问诊、切诊信息表达的复杂程度绝不低于望诊，由此可见完成一次稳态信息与自我集合信息的表达有多么复杂。

此外，如上所述，稳态信息与自我集合信息因素之间的关联，还体现在同一轮更替程序中、不同时刻的稳态信息与自我集合信息之间的关联。对于中医个体认识论信息系统而言，当面对同一轮更替程序不同时刻的稳态信息与自我集合信息时，均需要与上一次稳态信息与自我集合信息进行比较，以获得上一次集合信息对上一次稳态信息与自我集合信息调整的结果。这个比较包括两次稳态信息与自我集合信息的整体比较，也包括两次稳态信息与自我集合信息不同碎片信息的比较，如舌诊信息表达比较、望诊信息表达比较等。获得了当下稳态信息和自我集合信息与上一次稳态信息和自我集合信息的不同，才能进一步调整本次的中医集合信息。

这种比较的结果对于调整中医集合信息至关重要。系统需要根据稳态信息与自我集合信息的变化来调整中医集合信息。如果系统发现稳态信息与自我集合信息的状态有所改善或恶化，它会根据中医药知识框架和已有的经验信息来调整中医集合信息。这种调整可能包括药物信息的增减、治疗方法信息的改变或生活方式信息的建议等。通过这种动态的比较和调整过程，中医个体认识论信息系统能够提供更加及时和有效的中医集合信息，以适应稳态信息与自我集合信息的变化。这种适应性是中医个体认识论信息系统的核心优势之一，它使得系统能够把握稳态信息与自我集合信息的变化过程，为自我信息处理器提供个性化的中医集合信息。

## 三、元素信息因素间的关联

在中医个体认识论信息系统中，元素信息之间的关联主要包括组成一次中医集合信息元素信息之间的关联、组成不同中医集合信息元素信息之间的关联。组成中医集合信息的元素包括各种干预方法信息，例如一次中医集合信息中给出几种干预方法信息，如中药疗法信息、针灸疗法信息、心理辅导信息等。这几种干预疗法信息之间是相关联的，它们相辅相成，相互作用，形成一个整体，对稳态信息与自我集合信息共同发挥调节作用。再比如，中医集合信息中

的方剂信息，其所有饮片信息之间以一定的中医药理论组方，具有相关性。不同中医集合信息元素信息之间的关联体现在针对同一轮更替程序稳态信息与自我集合信息产生的当下中医集合信息与上一次中医集合信息之间的关联，由于相邻的两次稳态信息与自我集合信息是相关的，因而针对相邻稳态信息与自我集合信息进行调节的中医集合信息必然也是相关的。

实际上，不仅仅是相邻两次的中医集合信息相关，本轮更替程序中产生的所有中医集合信息都是相关的，而且，即便是不同轮次更替程序产生的中医集合信息也是具有相关性的，甚至整个个体中医认识论信息系统存续期间产生的所有中医集合信息都是相关的。

## 四、元素信息因素和稳态信息与自我集合信息因素间的关联

这里的元素信息因素主要指人类元素信息中的人造物元素信息。元素信息与稳态信息和自我集合信息的关联主要指在同一轮更替程序中上一次的人类元素信息即人造物元素信息对本次稳态信息与自我集合信息的影响。当中医个体认识论信息系统对稳态信息与自我集合信息进行辨识后形成调整方案即中医集合信息后，中医集合信息就会借助人类元素信息中的人造物元素信息对人体个体本体论信息系统及人体个体认识论信息系统产生的稳态信息与自我集合信息进行调整，再次形成稳态信息与自我集合信息。这个稳态信息与自我集合信息是由上一次人造物元素信息对上一次稳态信息与自我集合信息调整后产生的结果，它们之间是存在关联关系的。在中医个体认识论信息系统的运行过程中，稳态信息与自我集合信息是动态变化的。上一次的人造物元素信息对上一次稳态信息与自我集合信息的调整，会直接影响到本次的稳态信息与自我集合信息。这种动态调整是基于中医治疗连续性和适应性，在本实验中表述为中医个体认识论信息系统对稳态信息与自我集合信息调整的连续性和适应性。

如上所述，元素信息因素与稳态信息和自我集合信息因素的关联不仅仅是表现在当下与上一次之间，这种关联在同一轮更替程序中最为密切，但同样扩展到整个中医个体认识论信息系统存续期间，亦即在此期间产生的所有元素信息因素与所有稳态信息和自我集合信息因素都是相互关联的，并对中医集合信息质量的不断提升起着重要的作用。

# 第四章　中医集合信息

　　一般而言，集合是一个数学概念，是指"确定的一堆东西"，集合里的"东西"称为元素。集合是由一个或多个确定的元素所构成的整体，指具有某种特定性质的具体的或抽象的对象汇总而成的集体。其中，构成集合的这些对象称为该集合的元素。

　　在本思想实验中，我们规定，中医集合信息是中医个体认识论信息系统的输出部分，是系统针对人体个体本体论信息系统输出的稳态信息和人体个体认识论信息系统输出的自我集合信息（我们将两者的共存状态称为自我信息处理器输出信息，简称自我输出信息）形成的调节方案，这个方案包含了来自即刻自我输出信息与该系统存储部分中医药知识框架共同形成的自我状态中医辨识（在这里我们简单地将其称为"证"）；也包含了来自即刻人类元素信息系统输入的元素信息与存储部分中医药知识框架共同形成的证候整体解决方案（我们可以简单地将其理解为"方"）；这里的"方"与"证"形成的对应关系被称为"方证对应"。综上所述，中医集合信息是至少由上述三部分构成的整体调节方案，每一部分都是由若干确定的元素组成，三部分有机地组合在一起形成了证-方-方证对应的中医集合信息，并具有整体、认识、现象、时间（时段）等属性。

　　中医集合信息是以自我输出信息为主要对象的干预方案，因此，必须遵循自我输出信息的特性。因为自我输出信息是整体信息表达呈现且处于不断变化之中，因而中医集合信息也必须从整体上去把握和调整自我输出信息，为此，中医集合信息是具有整体属性的；中医集合信息是中医个体认识论信息系统的产物，是该系统完成信息处理后的输出结果，这规定了中医集合信息本质上也只能是认识论的，因而具有了认识论属性；自我输出信息中的稳态信息部分，本质上是本体论信息，因而是无法真实把握的，只能通过繁杂的现象信息去把握，因而调整稳态信息的中医集合信息为了把握其本体论实质，也只能针对其表现出来的现象信息进行调整，因此其具有了现象属性；由于自我输出信息中的稳态信息是具有明确的时间属性的，其时间属性表现为瞬时的、即刻的，所以针对稳态信息进行调整的中医集合信息必然也是具有时间属性的，但由于其是认识论信息，与本体论信息相比其时间属性具有延时性，因而其时间属性表达为时段。

　　如上所述，中医个体认识论信息系统在获取人体个体本体论信息系统的稳态信息和人体个体认识论信息系统的集合信息（即自我输出信息）后经过辨识和判断，经与中医药知识框架整合，形成中医集合信息的一个组成部分，即我们一般所说的证候。由于人们认识的局限性，针对自我输出信息形成被称为证候的中医集合信息不可能是完整的、全面的，总有中医个体认识论信息系统认识不到的证候信息的组成元素，所以这个认识论的证候信息不可能是等同于本体论的证候信息，只能是一种相对完整、系统的证候信息，我们将这种相对完整、系统的信息状态称为规模，换言之，规模不是真正的、完全的、本体的整体和系统，而是相对真实、相对完全的认识论的整体和系统。中医个体认识论信息系统利用存储的知识信息和经验信息（包括已知的和新获取的）对自我输出信息进行处理，形成适用于当下自我输出信息的中医集合信息，这是一种对自我输出信息的中医整体解决方案，但这种方案同样也是不完整、不全面的。一方面因为一种解决方案不可能覆盖适合所有自我输出信息，另一方面，自我输出信息中的稳态信息由于其本体论的属性决定了其本身也不可能完全被认知，所以对应的方案自然也不可能是完整的，换言之，具有认识论信息属性的中医集合信息无法完全覆盖具有部分本体论信息属性的自我输出信息，因此，本质上，属于解决方案"方"这部分的中医集合信息也只能是一种规模，而非完整的系统。综上所述，中医集合信息本质上是一种规模而非完整的系统，这取决于组成中医集合信息的两部分，"证"和"方"都是规模而非系统。

所以中医个体认识论信息系统最终形成的中医集合信息不是一个完整的、全面的集合信息，只是某种意义上我们称之为规模的相对完整、相对全面的集合信息。

# 第一节　集合信息的范畴：规模信息

一般而言，规模指一定的范围，是用来度量（测量、量化描述）物体的某个属性"大小"或"多少"的指标，一定要由数字+计量单位构成。在本思想实验中，我们认为，规模是中医个体认识论信息系统形成的中医集合信息所具有的真实状态，这种状态尚未达到真实的系统性和全面性，只是真实本体论集合信息的一部分。

在中医个体认识论信息系统中，规模的形成是基于对稳态信息、自我集合信息、元素信息和中医集合信息的处理和整合。由于认识论信息处理的局限性和具有本体论属性的稳态信息的复杂性，系统所形成的中医集合信息不可能完全覆盖所有可能的稳态信息、自我集合信息和元素信息表达。因此，规模所代表的集合信息是相对的、有限的，它反映了系统在当前知识和经验水平下所能达到的处理能力。规模的这种定义有助于我们理解中医个体认识论信息系统在处理信息时的局限性和潜力。它既体现了系统在处理信息时的精确性和准确性，也指出了系统在处理更广泛和更深入的信息时的挑战和需求。通过不断学习和积累经验，系统可以逐步扩大其规模，提高其处理信息的能力，从而更接近于真实的本体论集合信息。

规模信息的存在本质上是由于认识论信息对本体论信息认知的缺失造成的。也正是由于中医个体认识论信息系统认知稳态信息和自我集合信息具有不确定性，组合元素信息、利用经验信息和知识信息具有不确定性，因而规模信息必然存在。也正是由于中医个体认识论信息系统产生的中医集合信息本质上是规模信息而非系统信息，因此，具有明确的个体性，中医集合信息的个体性，这种个体性固然与稳态信息和自我集合信息的个体性密切相关，但同时也深受其只能是规模而非系统的影响，规模信息决定了其不可能是全面的、完整的，每一次的不全面、不完整，都只能是个体的，即只有这一次选择了这个规模。因此，规模信息的形成更需要个体概率的支撑，而非群体概率。换言之，个体概率除了个性化特征外，也与其不全面、不完整密切相关；而个体概率的应用，也导致了规模信息的呈现。

同样，在中医个体认识论信息系统中，获取的即刻认知与存储的原有知识信息整合完成对所获取认知信息的关联。当获取的即刻认知是人体个体本体论信息系统的稳态信息时，原有中医药学知识框架下的经验信息和知识信息会与之相结合，完成对当下稳态信息的关联；当获取的即刻认知是人体个体认识论信息系统的自我集合信息时，系统原有经验信息和知识信息与之相结合，完成对当下自我集合信息的关联；当获取的即刻认知是元素信息系统中的人类元素信息时，系统原有经验信息和知识信息与之相结合，完成对当下元素信息的关联；中医个体认识论信息系统获取的人体个体本体论信息系统当下的稳态信息与上一次储存在中医个体认识论信息系统中的稳态信息也会相互整合，形成一种稳态信息差的关联；元素信息、自我集合信息、稳态信息、即刻认知信息、原有经验信息和知识信息等会以某种目的相互关联整合成一种规模，即针对自我输出信息，整合元素信息、原有经验信息和知识信息的解决方案信息，即中医集合信息，这在完整性和系统性上是一种规模信息。比如，当一个包含咳嗽、舌苔白的稳态信息和包含喜热饮的自我集合信息输入后，中医个体认识论信息系统会与系统已知的相关咳嗽、喜热饮的经验信息和知识信息结合，形成一种"风寒咳嗽"的证候规模信息，继而再与已有的干预咳嗽的知识信息和元素信息相结合，形成干预"风寒咳嗽"的规模信息。至此，这个干预咳嗽的规模信息只是针对一部分个体稳态信息和部分自我集合信息的干预措施，不是针对完整稳态信息的干预方案，所以它还不是一个系统的中医集合信息。它针对一定的稳态信息而形成，是具有目的性的；又具有调节特定稳态信息的功能，所以是具有一定功能性的；规模信息不是一个完整的干预方案，只是针对某一点、某一部分稳态信息而形成的，而每次稳态信息都是由很多碎片化的信息组成的，集成规模信息的元素信息也是碎片化的，所以由稳态信息和元素信息组成的规模信息具有碎片化的特性；规模信息是由中医个体认识论信息系统产生的，每次中医个体认识论信息系统获取的即刻信息不一样，存储的知识信息也不一样，所以即使面对同一稳态信息时，形成的规模信息也不一样，所以规模信息具有个体化的特性，需要遵从个体概率。

综上所述，在本实验中，我们规定了规模信息是中医集合信息的表达模式，即中医集合信息是用规模信息的模式表达出来的。在理想状态下，中医集合信息应该是本体论信息，其所包含的确定元素信息涵盖了所有需要的元素信息，其构建的整体解决方案是一个完整的系统，满足中医集合信息所要解决的全部问题；但这一切都是建立在假如中医集合信息也是本体论信息的基础之上，即如果真的中医集合信息是本体论信息，则不需要用规模信息进行表达。但在现实情况下，中医集合信息是一种认识论信息，是认识论信息系统产生的输出信息，因此，其不可能做到真实的、完整的覆盖全部所需的元素信息，也不可能构建出解决全部问题的完整系统，因而在某种意义上，其也不可能表达出所需要表达的全部内容。尽管中医集合信息是认识论信息，但需要从整体上解决问题，并建立其相应的系统，具有相应的整体性，这就需要有一种方式表达既具有系统性和整体性特征，但其本身又并非完整系统的集合信息。因此，我们规定了用规模信息的模式来表达中医集合信息。用规模信息表达中医集合信息是因为规模信息所表达的正好是中医集合信息中需要用认识论信息表达的部分，即具有系统性和整体性，而表达的又非完整的系统，我们称其为碎片化的系统或碎片化的整体。所以是碎片化，是因为与本体论信息相比较，认识论信息无论如何都是不完整、不系统的，因而只能是碎片化的。

## 一、规模信息的特征

### 1. 目的性

一般而言，目的通常是指人类主体根据自身的需要，借助意识、观念的中介作用，预先设想的行为目标和结果。目的性就是为了达到所设定的目的，而去做一件事。

在中医个体认识论信息系统中，目的性体现在系统获取信息、处理信息和形成中医集合信息的过程中。系统通过分析稳态信息和自我集合信息，设定干预目标，并据此选择和调整中医集合信息。这种目的性确保了系统干预过程的针对性和有效性，使得系统能够根据稳态信息和自我集合信息状况和认知反馈信息来调整中医集合信息。例如，当系统接收到稳态信息和自我集合信息后，它会根据这些信息来确定干预目标，如缓解症状信息表达、改善健康状况信息表达或预防疾病复发信息表达等。然后，系统会利用其存储的知识信息和经验信息来选择最合适的干预措施信息，如中药处方信息、针灸疗法信息、生活方式调整信息等，形成中医集合信息，以实现这些干预目标。

在本思想实验中，规模信息是集合信息的表达模式。中医集合信息是中医个体认识论信息系统对获取到的人体稳态信息、自我集合信息、人类元素信息进行关联后形成的信息集成，其目的就是调整人体稳态信息，所以作为中医集合信息的表达模式的规模信息是具有明确的目的性的。具体地说，当人体个体本体论信息系统的稳态信息和人体个体认识论信息系统的自我集合信息（即自我输出信息）进入中医个体认识论信息系统后，系统首先会针对获取的自我输出信息，在已储存的经验信息和知识信息中寻找与之相关的信息，用来对这个自我输出信息进行判断，这个寻找相关信息进行判断的过程是有目的性的，其目的即为判断自我输出信息在中医药知识框架下是什么样的证候信息。同样，当系统对自我输出信息有了初步的判断后，又在已存储的经验信息与知识信息中寻找能够调整这种自我输出信息的元素信息，基于中医药知识框架，将这些信息整合在一起，形成一种干预方案信息，即中医集合信息。这个过程也是有目的性的，其目的是寻找能够调整自我输出信息的元素信息，并按照中医药知识框架整合，其最终目的是形成能够调整干预自我输出信息、以规模信息表达的中医集合信息，使自我输出信息能够处于更佳的状态。

### 2. 功能性

一般而言，功能是指事物和方法所发挥的有利作用，它体现了事物或方法对目标达成的贡献。功能通常与事物或方法的用途、作用和效果相关联，是评估其价值和效率的重要标准。

在中医个体认识论信息系统中，功能的概念尤为重要。系统通过其处理信息和形成中医集合信息的功能，为改善稳态信息和自我集合信息提供支撑。这些功能包括信息获取、经验选择、信息整合、信息反馈、知识更新等；通过这些功能，中医个体认识论信息系统能够运用中医知识形成相应的中医集合信息，为改善稳态信息和自我集合信息提供精准和个性化的信息支撑。这些功能的实现有助于提高中医集合信息的水平，改善稳态信息和自我集合信息的状况，并推动中医个体认识论信息系统的发展。

在本思想实验中，规模信息的功能性是指其具有调节自我输出信息，特别是其中具有本体论属性的稳态信息的功能。规模信息是中医个体认识论信息系统中输出的中医集合信息的表达模式，是理论上真实的本体论集合信息的现实认识论表达，其目的是调节自我输出信息，特别是具有本体论属性的稳态信息，所以规模信息是具有调节自我输出信息的功能的。当多个规模信息〔包括在中医认识论信息系统中，与自我输出信息整合后形成的规模信息（证候）、与人类元素信息整合后形成的规模信息（方）、自我输出信息与人类元素信息整合后形成的规模信息（方证对应）〕进行整合后，形成最终的规模信息输出，该输出信息借助人类元素信息系统中的人造物元素信息进入人体个体本体论信息系统，对其产生的稳态信息进行干预，使其稳态信息达到更佳状态，进入人体个体认识论信息系统，对其产生的自我集合信息进行干预，亦使其达到更佳状态，由于中医个体认识论信息系统输出的规模信息的干预，使整个自我输出信息均有可能达到更佳状态，这就是规模信息的功能性。

### 3. 碎片化

一般而言，碎片化是指完整的东西破碎成诸多的零散小块。这种现象通常发生在信息、数据、知识或物质的处理过程中，当这些元素被分割成更小的单元时，它们之间的联系和整体性可能会减弱或丧失。在信息处理和知识管理的背景下，碎片化可能导致信息的分散和孤立，使得理解和整合这些信息变得更加困难。例如，在数据存储和检索中，碎片化可能导致数据的丢失或难以访问，因为它们不再以完整的、有组织的形式存在。

在中医个体认识论信息系统中，碎片化可能表现为对稳态信息、自我集合信息、元素信息和中医集合信息的处理过程中，对信息的分解和重组。这种分解可能是为了更细致地分析和处理信息，但也可能导致信息的完整性受损。因此，系统需要在分解和重组信息的同时，保持信息的关联性和完整性，以确保治疗方案的有效性和准确性。碎片化是一个需要在信息处理和知识管理中谨慎处理的问题，它要求系统具备强大的整合能力，以确保信息的完整性和系统的整体功能。通过有效的信息管理和知识整合，系统可以减少碎片化带来的负面影响，提高信息处理的效率和质量。

中医集合信息的碎片化源自首先其获取的稳态信息的碎片化，如前所述，稳态信息是本体论信息，具有黑箱性质，这导致中医个体认识论信息系统无法完整地获取其全部信息，所能获取的相对本体论信息而言，只能是碎片化的认识论信息；其次，建立在此基础上的所有信息整合都具有了碎片化特征，对碎片化信息的整合，哪怕只是其中一部分是碎片化的，那么这种整合，以及整合后的结果都不可避免地具有了碎片化的特征；这种碎片化延续到最后，表现为中医集合信息的碎片化，即相对完整的本体论中医集合信息而言，认识论中医集合信息具有碎片化特征。

如上所述，在本思想实验中，规模信息的碎片化体现于规模信息不是一个具有本体论意义的完整的、系统的调节方案，只是依据中医认识论信息系统针对其所能认知的自我输出信息的关联、所能把握的人类元素信息关联、所能整合的自我输出信息与人类元素信息的关联而形成的。事实上，每次自我输出信息都是由很多人体稳态信息和自我集合信息的碎片化信息组成的，针对每次自我输出信息形成的干预信息也是由很多人类元素信息碎片化的信息组成，同样整合自我输出信息和人类元素信息的调整方案信息也是由众多碎片化信息所组成，因而，规模信息具有明确的碎片化特征。当然，从根本上来说，中医集合信息的规模化表达还是源自其是认识论信息，不可避免地存在碎片化的特征，即其无法全面、完整地认知和获取本体论信息，与系统相对而言，只能是规模化。即便如此，碎片化依然要求系统有强大的建立丰富关联关系的能力，把碎片化的信息关联在一起，形成规模，也需要确保其所建立的关联关系是正确的，至少大部分是正确的，这样才能保证规模信息具有中医集合信息的绝大部分功能，能够完成对稳态信息和自我集合信息的干预作用，实现中医集合信息的预期目的。

### 4. 个体化

一般而言，个体化是指个人作为社会关系体系中的一个基本单元，或作为社会行动过程中的一个实体单位，它的独立性、独特性、主体性等特征均是通过个体这个实体单位来显示和表达的。在社会关系中，个体化意味着每个人都有自己的角色、地位和责任，这些因素共同构成了个人的社会身份。个体化还体现在个人的选择和决策上，每个人都有能力根据自己的意愿和判断来行动，而不是完全受制于社会规范或他人期望。在社会行动过程中，个体化表现为个人的主动性和创造性。每个人都可以根据自己的兴趣、能力和目标来参与社会活动，贡献自己的力量，并在社会中留下自己的印记。

在中医个体认识论信息系统中，个体化体现在系统对每次自我输出信息状况的识别和处理过程中。系统需要考虑到每次自我输出信息的个体差异，包括本轮更替程序规定的体质、在自我信息处理器运行过程中形成的状态变化史，包括病史、生活方式等因素的信息表达，以提供个性化的中医集合信息。这种个体化的处理方式有助于提高中医集合信息干预自我输出信息的准确性和效果，体现了在真实世界中，中医诊疗过程中对个体差异的重视。

在本思想实验中，规模信息是个体认识论信息系统形成的集合信息的表达模式，由于个体认识论信息系统代表的是一个个体，每个个体认识论信息系统获取的信息不一样，存储的知识不一样，所具有的信息处理功能不一样，所以输出的集合信息也不一样，自然作为集合信息表达模式的规模信息同样也是不一样的。在这个意义上，规模信息是具有确定的个体化特性的，亦即，单次信息活动产生的规模信息是所有相关规模信息（在本实验中产生的规模信息都具有相关性，只是相关度不同）的一个基本单元，是一次完整信息活动中的一个实体，亦是全部信息活动中的一个实体，其具有独立性、独特性、主体性等特征。这种个体化的根源在于表达集合信息的规模信息源自个体认识论信息系统，系统的个体性决定了其所产生的输出信息的个体性。在真实世界中取代规模信息的中医治疗方案同样具有个体化特征，这不仅是由于患者是个体的，即每个患者都是不同的，必须一人一策，而且中医医生也是个体，即每个中医医生都是不同的，即便面对同一个患者也必定会采取不同的干预措施。实际上，中医医生的个体经验在中医诊疗过程中起着重要作用，每个中医医生在认识自然和人体的过程中获得的认知、经验和知识均是不同的，在面对同一时刻的同一病人时，基于个人差异，首先是对病人的认知不同，其次是对症状的归纳判断不同，再次是对需要选择的干预措施不同，最终导致最后的治疗方案不同，这是由于每个医生都是独立的个体所决定的，个体化是中医医生最本质的特征。而这种特征在我们的实验中，最终表现为集合信息的差异，也就是作为集合信息表达模式的规模信息的个体化差异。

## 二、规模信息的表达

在本实验中，规模信息是集合信息的表达模式，因而具体表达为稳态信息关联后形成的规模信息（即稳态规模信息）、元素信息关联后形成的规模信息（即元素规模信息）、稳态信息关联后形成的稳态规模信息与元素信息关联后形成的元素规模信息整合后形成的规模信息（即稳态信息与元素信息相关规模信息）三种模式。稳态规模信息如临床辨证的总结，元素规模信息如对中药、方剂的功效把握，稳态信息与元素信息相关规模信息则如方证对应的方案。

## 1. 稳态规模信息

如上所述，在本思想实验中，稳态规模信息指个体认识论信息系统获取人体个体本体论信息系统的稳态信息后形成的规模信息，因为其所获取到的稳态信息不是一个完整的、整体的信息，因而只能是规模信息。它是由不同获取方式分别获取到的碎片化的信息集成在一起形成的一个稳态规模信息。具体而言，如果，人体个体稳态规模信息是由中医个体认识论信息系统在中医药理论框架下通过望闻切的方式分别获得的稳态信息，包括望诊获得的稳态信息、闻诊获得的稳态信息和切诊获得的稳态信息，并建立起他们之间相互关联关系，即为中医药学"证候"的稳态规模信息表达。再如，人体个体稳态规模信息是由人体个体认识论信息系统在特定更替轮次中依据自身的知识框架通过其认知方法分别获取的稳态信息碎片，其后通过其处理功能将这些碎片信息相互关联后获得了特定的稳态规模信息，这是人体个体认识论信息系统对自我稳态信息的认知，获得的是自我稳态规模信息。这种自我稳态规模信息被中医个体认识论信息系统获取后，会对其产生的中医稳态规模信息产生影响。

## 2. 元素规模信息

这里的元素规模信息是指在中医个体认识论信息系统中，从人类元素信息系统中输入的元素信息与系统中已有的相关元素信息的经验信息和知识信息的认识论集成，这些集成有可能是按照中医药知识框架中的某种规则进行，或者按照中医个体认识论信息系统中的经验信息规则进行，最终形成元素信息与元素信息的集成，我们将其称为元素规模信息。最典型的元素规模信息应该是中药饮片信息与中药饮片信息的集成，其或者按照中医药知识框架中已有的方剂组合知识集成元素规模信息，或者按照本系统自身形成的方剂组合经验信息集成元素规模信息；当然，也可以是多种干预措施的元素信息（如方剂元素信息、针灸元素信息、按摩元素信息、音乐元素信息、运动元素信息的共同集成）在中医药知识框架规则下或自身经验信息规则下集成元素规模信息。此外，在人体个体认识论信息系统中，当下更替程序中获取和存储的元素信息也可以集成元素规模信息，这是在人体个体认识论信息系统知识框架或经验框架下遵循其规则形成的元素规模信息，如饮食规模信息、起居规模信息、运动规模信息等。

## 3. 稳态信息与元素信息相关规模信息

在本思想实验中，中医个体认识论信息系统根据辨识的稳态规模信息从即刻获取的元素信息与系统存储的元素信息中寻找相对应的中药元素信息、方剂元素信息以及其他干预方法的元素信息，并将之整合形成一定的元素规模信息，两者的相互关联导致形成元素规模信息与稳态规模信息相对应的相关规模信息。如上所述，中医药知识框架中的"方证对应"即是其中的一种情况。在此过程中，可能形成一个或多个元素规模信息，面对一个或多个元素规模信息，包括对应形成中药处方元素信息、针灸处方元素信息以及心理疗法元素信息等多种元素规模信息，对相应的稳态规模信息进行干预。如果这些规模信息整合在一起共同发挥整体作用，并作为系统的输出部分，即是中医集合信息的规模表达。同样，在人体个体认识论信息系统中也存在着类似的信息处理过程。在当下更替程序中，人体个体认识论信息系统根据辨识的稳态规模信息从即刻获取的元素信息与系统存储的元素信息中寻找相对应的饮食元素信息、运动元素信息以及其他干预方法的元素信息，并将之整合形成一定的元素规模信息，两者的相互关联导致形成元素规模信息与稳态规模信息相对应的相关规模信息，这种相关规模信息是自我信息处理器进行自身调节的干预措施，亦即自我集合信息的规模表达。

# 第二节　集合信息的属性

中医个体认识论信息系统输出的中医集合信息，是经过认识论信息系统处理后产生的调整自我输出信息的整体方案，其表达只能通过规模信息完成，具有整体、认识、现象、时间（时段）等属性。

## 一、整体

一般而言，整体是指一个由存在内在关系的部分所组成的体系对象。各个组成部分之间一定存在某种内在关系，或功能互补，或利益共同，或协调行动等等。换言之，整体就是一个有组织的事物。一般情况下，"整体"有一定的组成原则、组织规则、组织机构、运转规则和运行秩序等。

在中医个体认识论信息系统中，整体性体现在系统对稳态信息和自我集合信息状况的全面理解和干预方案即中医集合信息的制定上。系统通过整合稳态信息、元素信息和自我集合信息，形成一个整体的自我信息处理器状况评估。这个整体评估不仅考虑了自我信息处理器当前的运行状态，还包括了该信息处理器本轮更替程序设定的病史、体质、生活习惯等因素。整体性是中医个体认识论信息系统输出的中医集合信息的核心特征之一，它使得系统能够在中医药知识框架下，为单次自我输出信息提供个性化的中医集合信息。通过整体性的处理方式，系统能够更好地理解自我信息处理器运行状况，制定出更加精准和有效的中医集合信息。整体性也是中医理论中的一个重要概念，它强调了人体作为一个整体的健康观念，以及治疗过程中对整体平衡的重视。

在本思想实验中，中医集合信息是中医个体认识论信息系统输出的以自我输出信息为对象的整体调整方案，必须遵循自我输出信息的特性。一方面，自我输出信息中的稳态信息是人体个体本体论信息系统各要素按一定结构、功能和目的组合成的整体。因为稳态信息是系统的、整体的，且呈现出处于不断变化之中的特性，因而中医集合信息也必须从整体上去把握稳态信息，调整稳态信息，从这个意义上讲，中医集合信息具有整体属性。另一方面，中医集合信息是多个规模信息整合在一起发挥整体作用去调节自我输出信息，不是以单独一个元素信息去对应一个稳态信息，也不是部分元素信息对应部分稳态信息，而是整体的元素规模信息集成在一起去对应整体的稳态规模信息，从而实现对自我输出信息进行整体调节的目的。实际上，在任何一轮更替程序中形成的人体个体认识论信息系统的自我集合信息同样具有整体属性，其是在获取了同一轮次更替程序同一时刻稳态信息、相应的人类元素信息、相应的中医个体认识论信息系统中医集合信息后，与其存储的相关知识元素信息和经验元素信息整合后，经过该轮更替程序的他组织功能处理后，形成以规模信息表达的自我集合信息。这种自我集合信息的整体性首先表现为其获取的每一部分信息必须整合在一起形成一个整体才能对应输出部分的自我集合信息；其次，该自我集合信息集成了该轮更替程序存储的知识信息和经验信息，集成的自我集合信息是针对状态信息的调节信息，二者缺一不可，这也是其整体性的表达。由此可见，在本实验中，任何一个认识论信息系统输出的集合信息均具有整体的属性。

## 二、认识

一般而言，认识是认知知识，即人脑反映客观事物的特性与联系、并揭露事物对人的意义与作用的思维活动。从广义上讲，认识包含人的所有认知活动，即为感知、记忆、思维、想象、语言的理解和产生等心理现象的统称。认识不仅包括对客观事物的直接感知，还包括对这些感知的抽象和概念化，以及对这些概念的逻辑推理和应用。认识的结果是知识的形成，它帮助我们理解世界，指导我们的行为，并使我们能够适应环境。

在中医个体认识论信息系统中，认识是指系统对稳态信息、元素信息和自我集合信息的处理和理解。系统通过模拟人类的认知活动，如感知、记忆、思维等，来分析和处理信息，形成治疗方案。这种认识过程是系统能够在中医药知识框架下进行信息处理的关键，它使得系统能够提供个性化的具有干预作用的中医集合信息，换言之，这种中医集合信息是在中医理论的指导下，为改善稳态信息和自我集合信息提供支撑。

除此以外，在本思想实验中，认识是指认识论，是与本体论相对立的，本体论信息是与物质、能量并存的、组成世界的三大元素之一，其存在与人类是否存在无关，而认识论信息则是人类对本体论信息的认知，是减少不确定性的信息，其依赖于人类的存在。更进一步说，本实验是基于建立在三台信息处理器上的四个信息系统完成的，在这个场景下，即便是本体论信息也是在人类或机器存在的情况下产生的，因而，我们将认识论信息定义为能被人类或机器认知的信息，而本体论信息则是不能被人类或机器认知的信息。如上所述，在本实验中，集合信息是个体认识论信息系统处理后的产生结果，因为是认识论信息系统的产物，获得的集合信息也只能是认识论的，因而必然具有认识属性。以中医个体认识论信息系统为例，首先中医个体认识论信息系统是通过认知获取人体个体本体论信息系统的稳态信息，完成这个认知过程后，紧接着获取的认知信息必须与中医个体认识论系统存储的知识信息、经验信息（均为认识论信息）进行整合；其次针对认知到的稳态信息所形成的相对应的集合信息，也是与系统自身存储的知识信息和经验信息密切相关的，是集合信息认识属性的再次体现，所以最后形成的集合信息必然是具有认识属性的。

## 三、现象

一般而言，现象的本意是能被人感觉到的一切情况。换言之，现象是人能够看到、听到、闻到、触摸到的，是事物在发展、变化中所表现的外部形式，与本质相对应。具体地讲，本质与现象是揭示事物内部联系和外部表现相互关系的基本范畴。本质表达的是事物内在联系，决定了事物性质和发展趋向。现象表达的是事物外部联系，也是本质的外在表现。事实上，任何事物都有本质和现象两个方面。换言之，这个世界上不存在不表现为现象的本质，也没有离开本质而独立存在的现象。本质是由事物内部矛盾构成，是比较单一、稳定、深刻的东西，靠思维才能把握；现象是丰富、多变、表面的东西，用感官即能感知。

在中医个体认识论信息系统中，现象与本质的概念同样适用。系统在处理稳态信息时，不仅要关注现象层面的稳态信息，如症状、体征等，还要深入探究这些现象背后的本质，即导致稳态信息出现的根本原因。系统通过分析现象，结合中医药知识框架中的理论信息和自身的经验信息，来揭示稳态信息的本质，从而制定出更有效的治疗方案即中医集合信息。例如，当稳态信息表现出咳嗽、流涕、舌苔白等现象信息时，系统不仅会记录这些症状信息，还会分析这些现象信息背后可能的病因信息，如风寒感冒的信息表达。通过这种分析，系统能够更准确地把握疾病信息的本质信息表达，从而提供有针对性的中医集合信息。真实世界中，在中医诊疗过程中，认识和理解现象与本质的关系至关重要。它要求中医医生具备深入分析和综合判断的能力，以确保其提供的治疗方案能够针对疾病的本质进行有效的干预。

在本思想实验中，我们规定，本体论信息系统产生的稳态信息是本质的，认识论信息系统能认知的只是稳态信息呈现出的繁杂的现象信息，由于具有调整稳态信息功能的集合信息是产生于认识论信息系统，所以其能调整的也只能是现象信息，而非稳态信息本身，这表明集合信息是具有现象属性的。集合信息的现象属性还表现在其需要通过规模信息来表达，这直接表明其非本体及非本质的属性。这也表明集合信息能调整的仅仅是自我输出信息的外部联系和外在表象。

# 四、时间（时段）

如我们在稳态信息属性中所论述的那样，时刻和时段是时间的两个基本概念，分别可以用来描述时间的点和时间的段落。真实的稳态信息是不间断地发生着变化，不可能在两个时间点上是完全相同的，所以每一个时间点上的稳态信息都是瞬时的、即刻的。而在本实验中，集合信息是认识论信息系统针对稳态信息产生的调整方案，这个方案中有一部分针对的是瞬时的、即刻的稳态信息，随着稳态信息随时间的改变而变化，相对应的调整方案——集合信息也会随之改变，所以集合信息必然也具有时间属性。但如前所述，集合信息是认识论信息，是机器对本体论信息产生的认知，这种认知产生于本体论信息之后，除了滞后，还有延时，即认识论信息无论如何也无法与本体论信息同时发生，并无法实现本体论信息的即时，这是由于认知的产生需要时间，哪怕是极短的时间，因而集合信息表达不是即刻而是时段。这种延时从本质上决定了认识论信息无法重复本体论信息，从时间上就不允许。也正是这种延时性（时段），使认识论信息的产生总是滞后和不准确，即便如此，其仍旧是集合信息的固有属性。

在中医个体认识论信息系统中，时间的属性是理解和处理稳态信息的关键因素。稳态信息的连续变化意味着在不同的时间点上，人体个体本体论信息系统的状况可能会有所不同。因此，系统需要能够捕捉和处理这些瞬时的、即刻的稳态信息。中医集合信息作为对稳态信息的调整方案，其时间属性体现在它需要反映稳态信息随时间的变化。由于稳态信息是不断变化的，中医集合信息也需要相应地调整，以适应这些变化。这种调整体现了中医集合信息的时间敏感性，即它需要根据稳态信息的变化来更新和调整。然而，由于中医集合信息是基于认识论信息系统的输出，它在时间上存在滞后。这种滞后是由于认知过程需要时间来完成，即使这个过程非常迅速。因此，中医集合信息不能即时反映稳态信息的变化，而是以时段的形式来表达。这意味着中医集合信息反映的是稳态信息在一定时间范围内的平均状态或趋势，而不是瞬时的、即刻的状态。这种延时性（时段）是认识论信息系统固有的属性，它导致了中医集合信息的不完全准确性和滞后性。尽管如此，这种时间属性是认识论信息系统的本质特征，它反映了系统处理信息的现实条件和限制。在中医个体认识论信息系统中，理解并适应这种时间属性对于提供有效的中医集合信息至关重要。系统需要考虑到时间的延时性，以及由此带来的信息处理的挑战，以确保治疗中医集合信息能够及时、准确地反映稳态信息的状况，并有效地干预人体个体本体论信息系统的运行过程。

# 第五章　认知反馈信息

一般而言，认知反馈是指通过他人或自身的观察和评估，获取对自己思维过程和结果的反馈信息。认知反馈可以帮助我们发现和纠正思维中的偏见、错误和盲点，提高我们进行决策和解决问题的能力。因此，认知反馈是提高思维能力的重要手段。

在中医个体认识论信息系统（图3-4）中，认知反馈可以采取多种形式。系统可能会通过比较当前的稳态信息与历史数据，或者通过与其所存储的中医专家的诊断结果进行对比，来评估自己的诊断和治疗建议的有效性。这种比较可以揭示系统在处理信息时的不足之处，从而促使系统进行自我修正和学习。例如，如果系统发现当前的治疗方案未能达到预期的效果，它可能会回顾和分析治疗过程中的每一步，以确定哪些因素可能导致了偏差。通过这种方式，系统可以调整其处理信息的方法，改进治疗方案，并在未来避免类似的错误。认知反馈不仅限于对结果的评估，它还包括对思维过程的监控。系统可以监控自己在处理信息时的逻辑推理、假设检验和信息整合等认知活动，以确保这些活动的准确性和有效性。通过认知反馈，中医个体认识论信息系统能够不断地学习和适应，提高其处理信息的能力，从而提供更加精准和个性化的治疗建议。

在本思想实验中，我们设定认识论信息系统形成的反馈为认知反馈，是集合信息反馈到认知信息的过程，产生的信息为认知反馈信息，其目的是完善集合信息，即通过认知反馈信息，将上次集合信息与上次稳态信息和本次稳态信息产生的稳态信息差进行比较，以期完善下次集合信息的过程。

具体地说，中医个体认识论信息系统产生的集合信息，是在该系统获取了人体个体本体论信息系统产生的稳态信息、人体个体认识论信息系统产生的集合信息、人类元素信息系统产生的元素信息后，结合存储的中医药知识和以前系统运行产生的经验信息，特别是以往产生的集合信息，经他组织处理产生调整自我输出信息的整体方案。一方面，由于中医个体认识论信息系统对人体个体本体论信息系统产生的稳态信息形成的认知是不完整的、片面的、部分的，所以其产生的集合信息也必然是不完整的，是需要不断完善的；另一方面，中医个体认识论信息系统本身存储的经验信息和知识信息也是不全面、不准确的，所以与此整合形成的集合信息也不可能是完美的。因此，在我们的实验设计中，为了帮助中医个体认识论信息系统发现和纠正在集合信息形成过程中存在的偏见、错误和盲点，提高该系统他组织处理的能力，以期形成更佳的调整自我输出信息的方案，系统输出的集合信息必须反馈到认知信息，形成认知反馈信息。

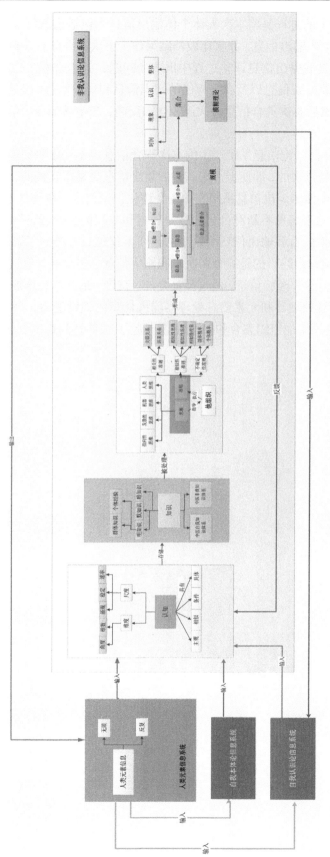

图3-4 中医个体认识论信息系统

认知反馈信息产生的过程是将本次人体个体输出信息（包括稳态信息和人体个体集合信息）对比上次的人体个体输出信息，并将比较的结果作为下次集合信息调整的参考，通过发现上次集合信息对上次自我输出信息调整过程中出现的问题，并结合本次自我输出信息和人类元素信息系统输入的新元素信息以及自身存储的知识信息和经验信息，经他组织处理后，形成本次集合信息输出，然后本次集合信息再次进入认知反馈，产生认知反馈信息，周而复始，不断重复这个过程。

实际上，中医个体认识论信息系统产生的本次集合信息也不一定是完美的，而上一次产生的集合信息也不一定是错误的，即使上一次产生的集合信息是基本正确的，但由于人体个体本体论信息系统、人体个体认识论信息系统和中医个体认识论信息系统均是处于开放的环境中，元素信息处理器中的元素信息不断对自我信息处理器和非我信息处理器产生影响，所以自我信息处理器第二次产生的自我输出信息所发生的改变不仅仅只是受到了第一次集合信息的影响。由此可见，认知反馈最终目的是综合多次自我输出信息、多次集合信息、多次输入的元素信息以及存储的知识信息和经验信息，经过反复叠加、整合，最终达到增加中医个体认识论信息系统对来自自我信息处理器和元素信息处理器输入信息的识别能力，增加相关知识信息和经验信息的存储，提高系统他组织整合和处理信息的能力，最终达到输出更佳集合信息的目的。

# 第四部分

# 元素信息系统

元素信息系统运行于元素信息处理器上，涵盖了自然元素信息和人类元素信息，包括了人类已经认知的和尚未认知的所有元素信息。

　　从信息属性来分，元素信息系统分为自然元素信息系统和人类元素信息系统（图 4-1）。自然元素信息系统是本体论信息系统，其中运行的是本体论信息，涵盖自然界所有可感知、不可感知客观存在的本体论元素信息总和；人类元素信息系统是认识论信息系统，其中运行的是认识论信息，涵盖人类用于描述客观存在及其相互关系的认识论信息总和。从系统属性来分，自然元素信息系统和人类元素信息系统都是群体信息系统。

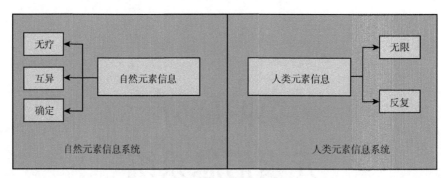

图 4-1　元素信息系统分类

# 第一章　自然元素信息系统

一般而言，元素多指化学元素，但在本实验中，我们借用的是数学中的元素概念。即在现代数学集合论中，元素是组成集合的每个对象。换言之，集合是由元素组成的，亦即组成集合的每个对象即为元素。集合中的元素有多种特性，包括：确定性，即对于一个给定的集合，集合中的元素均是确定的，任何一个对象或者是或者不是这个给定集合的元素；互异性，即任何一个给定集合中的任何两个元素都是不同的对象，如果是相同的对象归入一个集合时，仅算一个元素；无序性，即集合中的任何元素均是平等的，没有先后顺序，在判定两个集合是否相同时，只需要比较他们的元素是否一样即可，不需考虑其排列顺序是否一致。本实验中所讨论的元素借用了这个概念和这些特性。

一般而言，自然从最广泛的意义上说，是自然界的、物理存在的、物质世界的或是宇宙间的。"自然"一般是指物理世界的现象，当然也可以指一般生命现象。从广义上说，尽管人类本身是属于自然的一部分，但我们通常将人类活动与其他自然现象相互区别。

如果将自然与元素的概念结合起来，就是在自然这个集合中的组成元素。我们的实验采用的就是这个概念，自然集合的组成元素，具有确定性、互异性和无序性（图4-2）。

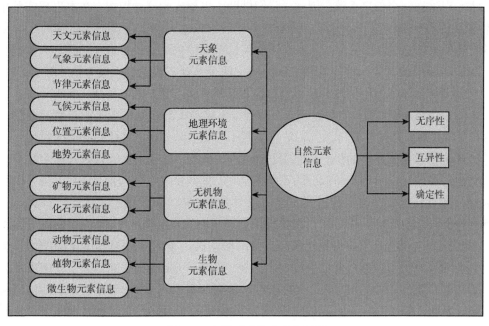

图 4-2　自然元素信息系统组成

在本实验中，我们设定自然元素信息运行于自然元素信息系统，而自然元素信息系统则运行于元素信息处理器上，自然元素信息涵盖了自然界乃至整个宇宙中一切可以感知的以及不可感知的客观存在的所有自然元素信息的总和。自然元素信息是客观存在的，属于本体论信息，不以是否为人类或机器认知而存在或变化。

自然元素信息系统是一个群体信息系统，这意味着自然元素信息与个体无关，自然元素信息的表达与个体无关，任何一个个体所获取到的相同自然元素信息是一样的，不会因个体不同而异。这种群体性特征主要由其本体论属性所决定，本体的自然元素信息对任何个体都是相同的。在本实验中，自然元素信息是本体论信息，可以直接进入本体论信息系统。处于自我信息处理器中的人体个体本体论信息系统也是本体论信息系统，与自然元素信息系统不断地进行物质信息和能量信息的交换。这种交换的具体过程是人体个体本体论信息系统从自然元素信息系统中获取元素信息，包括该系统中所有类别的元素信息（天象元素信息、地理环境元素信息、无机物元素信息和生物元素信息），获取到的自然元素信息形成该系统输入部分-影响因素信息的重要组成成分，在系统中运行后形成的稳态信息会输入到中医个体认识论信息系统，同时也将运行后产生的物质信息和能量信息输出到自然元素信息系统中，完成与该系统的信息交换。这种交换包括了辐射、传导、蒸发、对流等能量交换，也包括了气体、固体、液体等物质信息交换。

整个元素信息处理器构建了自我信息处理器的外环境，使自我信息处理器处于相对开放的环境中，其中自然元素信息系统构建的是自然界的、物理存在的、物质世界的或是宇宙间的外环境。在本实验中，所谓人体是个开放的复杂巨系统，这个开放很大部分就是人体个体本体论信息系统对自然元素信息系统的开放。因此，这种人体个体本体论信息系统与自然元素信息系统的交换实际上模拟了真实世界中人类与自然的交换。

理论上来说，自然元素信息系统中的自然元素信息应该是无限而无穷的，而在现实世界中我们无法实现这样一个信息系统，因此，我们借助了思想实验这种模式。在本思想实验中，自然元素信息系统不仅包含了目前存在的所有自然元素信息，甚至还包括了已经消亡的和尚未产生的自然元素信息，只要在人体个体本体论信息系统中曾经接触过或今后可能接触到，就会存在于我们实验中的自然元素信息系统中，为中医个体认识论信息系统最大限度地获取自然元素信息对人体个体本体论信息系统可能产生的影响积累数据。如前所述，自然元素信息系统是一个本体论信息系统，因其本体论信息的属性，不仅消失的和尚未产生的自然元素信息是不可认知的，而且即便是现存的自然元素信息也是不可完全认知的。其最终产生的影响是通过人体个体本体论信息系统输出的稳态信息表达出来的。此外，自然元素信息对人体个体本体论信息系统输出稳态信息的影响是可以分为正负两面的，如其可以是病因信息表达，也可以是干预信息表达，而且任何一个确定的自然元素信息对人体个体本体论信息系统输出稳态信息的影响均具有两面性，即具体的、确定的自然元素信息既可以发挥正面作用，也可以发挥负面作用。

在本实验中，自然元素信息系统没有自身的信息输入-存储-处理-输出-反馈的信息流程，只是与其他信息系统不断进行着信息流动和交换；在自然元素信息系统内部，其组成部分之间是存在着相互影响的，这种影响理论上是通过信息交换实现的，由于不属于中医药信息科学的讨论范畴，因此，本书并未涉及。在本实验中，我们规定了自然元素信息系统是由天象元素信息、地理环境元素信息、无机物元素信息和生物元素信息组成，从发生顺序上，天象元素信息最早出现，由于其的运行产生了相应的地理环境元素信息，地理环境元素信息的运行产生了无机物元素信息,最终无机物元素信息的运行产生了生物元素信息。这种发生顺序决定了自然元素信息间关联关系,更古老的元素信息对相对年轻的元素信息有着更深刻的影响,而元素信息间的关联关系对其影响人体个体本体论信息系统也具有重要意义,毕竟自然元素信息对该系统的影响是综合作用,而非单独作用,亦即对一个具体的个体而言,多种自然元素是同时对其产生影响作用的,元素可以是独立的、单独的,但影响作用却是综合的、整体的。自然元素信息对自我信息处理器的影响大致可以理解为后者处于前者的天象元素信息和地理环境元素信息之中,与无机物元素信息和生物元素信息并存,换言之,天象元素信息和地理环境元素信息是自我信息处理器的开放环境,无机物元素信息和生物元素信息是其开放对象。

　　一般而言,自然元素信息是可以被认识论信息系统所认知,否则人类就无法利用和改造自然了。但本实验的研究对象是人体个体本体论信息系统输出的稳态信息,研究目标是提升稳态信息水平从而获得更佳的稳态信息,关注的重点在于人类健康长寿问题,因而人类对于自然元素信息的认知和使用并不在本书的讨论范围。在本实验中,我们规定,无论中医个体认识论信息系统还是人体个体认识论信息系统,都只通过自然元素信息作用于人体个体本体论信息系统后输出的稳态信息来认知自然元素信息的功能和作用,换言之,在这里,我们关注的仅仅是所有自然元素信息对人体产生的影响。

# 第一节　自然元素信息分类

　　元素是自然孕育的结果,自然是元素的缔造者,元素是所有自然活动的单元因素。因此,元素是唯物的,不因生命的存在而存在,相反,生命的存在必然要在自然元素中产生。自然元素信息是自然存在于物质世界中的信息,不以人类是否存在而发生改变,也不以人类是否能观察到而发生改变,是构成世界三要素物质、能量、信息中的信息,是确定的本体论信息,可以被人类认知,也可以被人类利用。但人类终究是无法完全认知、完全利用自然元素信息的。本实验是在设定的三台机器和四套系统组成的封闭环境中进行的,因此,我们规定的自然元素信息是确定存在于人类或机器存在的情况下,但不受人类或机器是否认知的影响。

　　自然元素信息按不同的角度、维度进行分类,可以分成多种类别,在本实验中,我们将自然元素信息分为四类,包括天象元素信息,如天文、气象、节律元素信息;地理环境元素信息,如气候、位置、地势等元素信息;生物元素信息,如动物、植物、微生物等元素信息;无机物元素信息,如矿物、化石等元素信息。

## 一、天象元素信息

　　一般而言,天象旧指日月星辰在天幕上有规律的运动现象,现在通指天文、气象和自然界的变化节律。中医药学认为人与天地相应,天象变化对人体的状态有影响,据《黄帝内经》记载,早在东周时期就有专门研究天象占候的书籍《太始天元册》,并论述了天象变化与人体生理病理变化的联系。在中医病因学说中,引起疾病的"外因",包括六淫邪气和疫气都来自天象。诸如宋代刘温舒,以"运气七篇"作为《素问入式运气论奥》主题,进行气象病理研究;金元时期刘完素则在其著作《素问玄机原病式》以五运六气来概括《素问·至真要大论》病机十九条，并说"识病之法，以其病气，归于五运六气之化，明可见矣"；张元素则以"亢、害、承、制"的盛衰变化现象来分析病理变化，以脏腑的寒、热、虚、实分析疾病的发生和演变。

在本实验中，天象元素信息是最关键的影响因素信息之一，为人体个体本体论信息系统提供赖以生存的能量信息和物质信息，因此，输入的天象元素信息产生变化必然会给人体个体本体论信息系统造成扰动，导致其输出的稳态信息发生改变。此外，在自然元素信息系统中，天象元素信息也是生物元素信息生长生活的外环境，在某种意义上，可以说天象元素信息是生物元素信息存在的前提。

天象元素信息包括但不限于天文元素信息、气象元素信息、节律元素信息等。一般而言，天文概指天体在宇宙间的分布、运行等现象。最早见于《易经》："刚柔交错，天文也。文明以止，人文也。"天文是气象和节律的前提，气象变化受天体运行的影响，季节、月相、昼夜节律由天体运行而产生。具体地讲，天文学是研究宇宙空间天体、宇宙结构及其发展的学科，包括天体的构造、性质和运行规律等。天文学是一门古老的科学，自有人类文明史以来，天文学就有重要的地位；而气象学则是把大气当作研究对象，从定性和定量两方面来说明大气特征的学科，集中研究大气的天气情况和变化规律以及对天气的预报；节律则是指年性节律、月性节律或昼夜节律。从上述论述中不难看出，天文活动对气象活动有着密切的影响，而节律本身就是被天文活动所决定，在此意义上，天文对气象与节律具有支配作用。

## 1. 天文元素信息

古人认为，天、地均为物质之义，"清轻者上为天，浊重者下为地"。在《黄帝内经》中，专有七篇大论，以六十年一甲子为周期，记载随着天文变化而产生的周期性的气候、生物和人类生理病理变化，名之为五运六气。中医药学认为"气"是构成人体和维持生命活动的基本物质，与天文学中关于"气"是宇宙中万物生成和运动的基础物质的观念相呼应。《庄子·知生篇》云"人之生，气之聚也，聚则为生，散则为死"。

《灵枢·岁露》云"人与天地相参也，与日月相应也。"提出"日-人相应""月-人相应"之说，将人的生理病理现象、机能活动与太阳的周日视、周年视相结合，《灵枢·卫气行》《素问·八正神明论》中王冰注引《甲乙经》将人体气血营卫的运行速度、呼吸脉搏的频率与太阳周日视运动之间建立起了对应的数量关系，《素问·八正神明论》又云"八正者，所以候八风之虚邪以时至也。"人体机能可随八风的更迭出现"天暑……则腠理开……天寒则腠理闭"的生理变化，亦可因"八风发邪，以为经风，触五脏，邪风发病"通过八纪、八风将太阳的周年视与人体生理病理年节律特征相关联；《素问·八正神明论》言"月始生，则血气始精，卫气始行；月郭满，则血气实，肌肉坚；月郭空，则肌肉减，经络虚，卫气去，形独居。是以因天时而调血气也。"描述了人体营卫气血随月相盈亏的变化，并给出治疗之法"月生无泻，月满无补，月郭空无治，是谓得时而调之。"

《素问·四气调神大论》言"故阴阳四时者，万物之终始也，死生之本也，逆之则灾害生，从之则苛疾不起，是谓得道。道者，圣人行之，愚者佩之。从阴阳则生，逆之则死，从之则治，逆之则乱。反顺为逆，是谓内格。"《素问·上古天真论》曰："夫四时阴阳者，万物之根本也。"此"四时"即指天地之间春夏秋冬循环往复、此消彼长的运动状态，细分则契合二十四节气，四时阴阳是自然界生命体生长壮老矣的客观决定因素。清代著名医家张志聪从阴阳盛虚的角度认识"春夏养阳，秋冬养阴"，指出："春夏之时，阳盛于外而虚于内；秋冬之时，阴盛于外而虚于内，故圣人春夏养阳，秋冬养阴。以从其根而培养也。"亦是现代中医药学提倡的冬病夏治、夏病冬治之根本。

现代科学研究从气候因素与人体内分泌系统的相关性等方面进行了有益的探索，研究发现：健康男女的肾上腺皮质活动会伴随季节变化而波动，且冬季最为活跃、炎热次之、温和气候则活动力最弱，湿温气流可令饥饿动物血糖降低。

在本实验中，天文元素信息同样对气象元素信息、节律元素信息起着支配作用，亦即当天文元素信息发生改变时，气象元素信息、节律元素信息也会随之发生变化。这就意味着当人体个体本体论信息系统获取的天文元素信息发生改变时，其在同一时刻获取的气象元素信息、节律元素信息也均会随之改变，从而导致该系统输出的稳态信息发生较大的变化。

### 2. 气象元素信息

如上所述，如果天文学是研究天体变化的，气象学则是研究地球大气变化的。具体讲，气象是发生在天空中的风、云、雨、雪、霜、露、虹、晕、闪电、打雷等一切大气的物理现象。与天文相比，气象变化更快，更接近人类生存环境，病因中的六淫邪气就是指气象突然变化引发疾病。

《素问·天元纪大论》言"天有五行，御五位，以生寒暑燥湿风；人有五藏，化五气，以生喜怒思忧恐。"《素问·六微旨大论》"天气始于甲，地气始于子，子甲相合，命曰岁立，谨候其时，气可与期。"明确指出气候变化对生物界、对人类活动的影响系有规律可循，只有二者同频、顺势而为，方可康泰；《素问·阴阳应象大论》"故天有精，地有形；天有八纪，地有五里，故能为万物之父母。清阳上天，浊阴归地，是故天地之动静，神明为之纲纪，故能以生长收藏，终而复始。惟贤人上配天以养头，下象地以养足，中傍人事以养五藏。天气通于肺，地气通于嗌，风气通于肝，雷气通于心，谷气通于脾，雨气通于肾。六经为川，肠胃为海，九窍为水注之气……"

《素问·金匮真言论》"东风生于春""南风生于夏"等四方风与四时的对应，《灵枢·九宫八风》有八方风与八节（二分二至及四立）的对应，同时两篇都将人体五脏配应其中以强调四时风气对其的影响。风对人体的影响有常异之分，《灵枢·九宫八风》描述风在正常情况下"主生长养万物"，《灵枢·岁露论》则说风在异常时则"起毫毛，发腠理"而能伤人致病。

在本实验中，尽管气象元素信息受天文元素信息变化的影响，但前者比后者对人体个体本体论信息系统的影响更直接，也更密切，是影响因素信息的重要组成部分——病因因素信息之一，可直接诱发稳态信息发生改变；当然，也可能是重要的干预措施因素信息之一，可对稳态信息朝向更佳发挥诱导功能。

### 3. 节律元素信息

如上所述，节律一般指季节时令或某些物体运动的节奏和规律，包括天体运行产生的周期性变化亦属于节律，因而，大到五运六气一甲子的变化，小到一日之间昼夜的变化，以及一年四季发生的周期性变化，一月之中的月相、潮汐等变化均属于节律变化。

节律变化与人体变化息息相关，如女性的经期受到月相节律的影响；一年四季形体精神随季节产生变化；营卫气血遵循昼夜节律运转于体内。诊断、治疗、养生的干预措施也必须跟随节律变化而变化，《素问·至真要大论》"天地之大纪，人神之通应"，其中"纪"强调的是时令，即人（生物）与天地均遵循同样的规律；《素问·阴阳应象大论》"天有四时五行，以生长收藏，以生寒暑燥湿风。生喜怒悲忧恐……故曰：冬伤于寒，春必温病；春伤于风，夏生飧泄；夏伤于暑，秋必痎疟；秋伤于湿，冬生咳嗽"；《素问·四气调神大论》阐述了要根据季节节律变化调整作息、生活习惯，《灵枢·顺气一日分为四时》将一天内的阴阳变化节律类比为一年四季的节律变化，阐述了人体一天中正邪抗争的节律变化情况及随之而出现的临床表现。

《灵枢·卫气行》"岁有十二月，日有十二辰，子午为经，卯酉为纬。天周二十八宿，而一面七星，四七二十八星。房昴为纬，虚张为经。是故房至毕为阳，昴至心为阴。阳主昼，阴主夜。故卫气之行，一日一夜五十周于身，昼日行于阳二十五周，夜行于阴二十五周，周于五藏。"揭示了由于地球的自转和公转而产生昼夜节律与人体的卫气运行密切相关性，即地球作为宇宙空间的组成部分，其介于太阳、月球之间依靠光、重力、万有引力和光电子场等对人体产生影响。

在本实验中，受天文元素信息和气象元素信息支配的节律元素信息对人体个体本体论信息系统所起的影响作用比前两者更为直接。节律元素信息进入人体个体本体论信息系统后，会直接对该系统存储部分的状态信息的更替程序产生强烈的影响，破坏或优化更替程序设置的时间信息（其需要与输入的节律元素信息保持一致性）和先天属性（该属性中预设了昼夜节律，其对正常生理节律活动起着重要的保障作用）的效果，进而使稳态信息发生相应的改变。因此，节律元素信息不仅可以造成人体个体本体论信息系统由于节律紊乱而形成的疾病信息表达，而且是干预或恢复紊乱节律信息表达的重要影响因素。

## 二、地理环境元素信息

一般而言，地理环境是指一定社会所处的地理位置以及与此相联系的各种自然条件的总和，包括但不限于气候、土地、河流、湖泊、山脉、矿藏以及动植物资源等。总体来说，地理环境是影响民族文化的重要因素，从人类历史发展看，地理环境对于文明的形成及文化的传承都有着关键性的影响作用。从世界各国的实际状况来看，不难发现，地理环境差异大的国家与民族，其文化差异也非常大。从这个维度思考，中医药学的形成与我们国家所处的地理环境有着密切的关系，因为中医药学与中华文化是息息相关的。此外，在中医药学知识体系中，地理环境对人体的影响也是巨大的，无论是作为致病因素，还是作为干预因素，地理环境均具有明确的作用。换言之，地理环境在中医药学的致病因素和干预因素中扮演着重要的角色。中医药学理论强调，地理环境与疾病及其干预措施之间存在着密切的关系，这种关系具体体现在以下多个方面：一是地理位置和气候对健康的影响，《淮南子》和《黄帝内经》等著作早在2000多年前就认识到了地理环境与人类健康的密切关系，书中均详细论述了地理气候对人体体质、发病、治疗、情志、寿命的影响，早在2000多年前，这些古代文献就已经提出了因时、因地、因人制宜的施治原则，强调了"上知天文，下知地理，中知人事"在辨证论治中的重要作用。二是疾病及其干预措施与地理环境的关联，古人对疾病和干预措施与地理环境关系的认知，多是根据现象而非本质总结出来的规律，例如，地势高的地方阴气旺、地势低的地方阳气盛，这种地理环境的差异直接影响着人们的健康状况，既可以是致病因素，也可以用作干预措施。三是地域环境与疾病和干预措施的关系：古人很早就认识到，不同的地域环境对人体健康有着最直接的影响，由于各地的自然条件不同，其常见病和多发病也就不同，例如，东方气候温和，人们易发痈疡一类的疾病；西方多沙石，人们易患饮食、情志类疾病；南方阳气旺盛，地势低凹潮湿，人们易患肢体麻痹、脏寒、腹泻等疾病；北方气候寒冷，人们易患胀满一类的疾病；中部地势平坦且气候湿润，人们多患四肢萎弱、厥逆、寒热一类的疾病。此外，地域环境的不同，采用的干预措施也就不同，例如，南方潮湿，用药多取芳香化湿、清热燥湿、利水渗湿类、补脾祛湿类、祛风湿类等药物，北方干旱，用药则应以温阳润燥为主；再如，由于不同地区引发的疾病类型各不相同，治疗时就应根据地域不同而区别用药，如治疗外感风寒，在西北严寒地区用辛温发散药的剂量较重，而在东南地区用辛温发散药的剂量就较轻。综上所述，地理环境在中医药学的致病因素和干预措施中均具有不可忽视的作用，中医药学理论和实践都强调了根据地理环境的差异来观察疾病和采取相应的预防治疗措施，以达到养生防病的目的。

在本实验中，地理环境元素信息本身受天文元素信息和气象元素信息的影响，同时又是生物元素信息和矿物元素信息存在的基础。天文元素信息和气象元素信息不仅在自然元素信息系统中对地理环境元素信息产生影响，导致其发生变化，而且在输入到人体个体本体论信息系统后也会产生叠加影响。在自然元素信息系统中，前两者会改变后者的信息状态；在人体个体本体论信息系统中，三者之间均会相互影响，亦即后者也会改变前两者输入信息的状态。此外，在自然元素信息系统中，地理环境元素信息会对矿物元素信息和生物元素信息产生影响，即前者的变化会导致后两者发生改变；但当三者均成为人体个体本体论信息系统的影响因素时，则会互相影响，后两者同样可能改变前者的作用状态。实际上，在人体个体本体论信息系统存储部分子系统更替程序启动时，其先天信息已经刻有地理环境元素信息的烙印，换言之，地理环境元素信息是先天信息的组成部分，先天信息中已经包含了气候元素信息、位置元素信息、地势元素信息等，也就是说地理环境信息不仅是对人体个体本体论信息系统产生的后天信息有影响，而且对其先天信息也有影响，这就是不同国家、不同地区的人种其先天体质本身就存在区域差异的原因所在。为了使中医个体认识论信息系统获取较为丰富的稳态信息表达，每一轮更替程序的先天设定都会涉及不同的地理环境元素信息，以便有更多区域体质特征导致的稳态信息能够表达。

### 1. 气候元素信息

一般而言，气候是指一个地区大气的多年平均状况，主要的气候要素包括光照、气温和降水等，其中降水是气候重要的一个要素。气候决定了一个地区的常见生物种类和分布，也是人类生存的前提。气候学则是研究气候特征、形成、分布和演变规律，以及气候和其他自然因素与人类活动相关关系的学科。它既是自然地理学的一个分支，也是大气科学的一个分支。从这个维度看，气候既可以属于地理环境，也可以属于气象。

中医药学中天人相应的观点，始终认为气候会对人体生理、病理造成影响，气候决定某地的流行病和常见病种。《素问·异法方宜论》中就论述了不同地域气候差异导致的物产、风俗、疾病差异。因此，在中医药学中，气候更偏向于地理环境。

中医辨证施治强调"三因制宜"，其中的"因地制宜"即指根据地理环境的不同来考虑治疗用药。明代名医虞抟提出"人体寿夭之因论"，在肯定人体寿夭取决于先天元气的盛衰的同时，着重阐释了地理气候因素对人体寿夭的影响；"便秘因地论"，指出地理因素对秘结证的影响"西北地气高浓，人禀壮实，多实证，而东南多血气不实"，故治疗上强调"在西北以开结为主，在东南以润燥为主，慎勿胶柱而调瑟"。

隋代巢元方编著的《诸病源候论》，在病因方面突破前人的见解，提出新的见解，指出了这些疾病的发生与流行，与地区的气候变化、地理条件等有密切的关系，认识到疾病的地方性。如岭南"瘴气"，指出是由于"杂毒因暖而生"；山区多见的瘿病，是由于"饮沙水"而成，"诸山水黑土中出泉流者，不可久居，常食令人作瘿病，动气增患""乍离封邑，气候既殊，水土亦别，因而生病，故云不伏水土"。

明代缪希雍指出四气五味的形成是药物禀受了天地四时、阴阳五行的变化而形成，认为物之生成，禀于天，资于地。清代的唐容川在《本草问答》中提出，药物的形色气味、部位、升降、所生的天地时间方位等因素，决定了药物之功效，即"论药者，或以地论、或以时论、或但以气味论、各就其偏重者以为主，而药之真性自明"。

《医学源流论·五方异治论》有"人禀天地之气以生，故其气体随地不同。西北之人……宜用疏通重剂；东南之人……宜用疏通轻剂"的论述，提出不同地域的人由于体质不同，同样感受风寒，而在治疗上应有差异。

在本实验中，气候元素信息是地理环境元素信息的组成部分，在自然元素信息系统中受地理环境元素信息影响，即当地理环境元素信息确定后，将产生相应的气候元素信息。气候元素信息进入人体个体本体论信息系统后，无论是湿度、温度、日照等任何一个元素信息发生改变，都会对该系统的状态信息产生叠加影响，造成状态信息出现相应的改变，有些改变该系统可以调节，有些则可能超出系统调节能力，最终导致稳态信息发生变化。

**2. 位置元素信息**

一般而言，地理位置主要是描述地理事物时间和空间关系。不同地理位置有不同气候，地理位置决定该地区气候，气候决定该地区的生物种类和数量。

《素问·五运行大论》所言"非其位则邪，当其位则正"，这里的"位"其实是一个时空互涵的概念，与时空节度相符为正，不相符为邪。《灵枢·五常政大论》言"西北之气散而寒之，东南之气守而温之，所谓同病异治也。"

中医流派具有鲜明的位置元素属性，其形成主要缘于地理空间的差异。究其根本在于人的生理及疾病变化受地域环境的影响，导致其疾病也具有鲜明的位置属性，医家则需要根据不同的地理环境，采用适宜的防病治病原则和方法；《临证指南医案》记载："北方风气刚劲，南方风气柔和，故真中之病，南少北多。"如痰喘在寒冷的北方和山区多见，南方地区发病多间杂湿邪。《医学正传》记载："脚气，东南卑湿之地，比比皆是，西北高原高燥之方，鲜或有之。"《时病论》记载："瘴疟之证，岭南地方为多。"地方病的发生与地理环境的差异密切相关，地方病具有鲜明的地方特色。

同时，某些疾病与特定位置或特定因素具有直接相关性。隋代及以前的医家，已认识到某些疾病与地域或地域内特殊的水质密切相关，如"氐羌毒候，于氐羌界域得之，故名焉""射工候，江南有射工毒虫，常在山涧水内""水毒候，自三吴已东及南，诸山郡山县，有山谷溪源处，有水毒病"。

在本实验中，位置元素信息同样会对气候元素信息产生决定性作用，但这仅是指在自然元素信息系统中存在的状况。当位置元素信息和气候元素信息同时进入人体个体本体论信息系统成为影响因素信息后，两者间是相互影响的，产生的是叠加作用，或者是同向加强，或者是反向抵消，不存在谁决定谁的关系。而位置元素信息成为影响因素信息后，可能因地理元素信息时间和空间关系改变对人体个体本体论信息系统状态信息的先天属性和其存储的后天状态产生各种影响，从而造成稳态信息的变化。

### 3. 地势元素信息

一般而言，地势指地表形态起伏的高低与险峻的态势。相近的地理位置会因地势不同出现不同的气候，不同的生物种类和数量。比如，海拔每升高 100 米，温度下降 $0.6\,℃$，优势树种由阔叶林逐步变为针叶林，最后变为体积矮小匍匐生长的高山植物，生活的动物种类也大有不同。

《灵枢·五常政大论》曰"高下之理，地势使然也。崇高则阴气治之，污下则阳气治之，阳胜者先天，阴胜者后天，此地理之常，生化之道也。""高者其气寿，下者其气夭，地之小大异也，小者小异，大者大异。"说明同一地域地势高下阴气常在的地方人寿命较长，阳气常在的地方人寿命较短。阳气常在的地方，气化的环境比正常的天时要快，所以人的生命也就较短；阴气常在的地方则正相反。用今天的观点看，这是炎热的气候导致人体代谢加快、生命进程缩短的观念。

从中医药学的角度看，低洼地势多潮湿、低温较高，湿气蒸腾容易从下部侵入人体，出现多种缠绵难愈的疾病。《黄帝内经》把地理知识与人类疾病的发生和治疗相结合，提出了"异法方宜"的治疗原则，有关于不同环境产生不同疾病，因地势不同而治法各异的论述，如"故圣人杂合以治、各得其所宜""故治不法天之纪，不用地之理，则灾害至矣"等。

中国的地理特点是西北地势高、东南地势低，西北偏寒冷干旱、东南偏湿热温润，故西北很少用寒凉之药、东南慎用辛热之品。

在本实验中，地势元素信息进入人体个体本体论信息系统后，会对该系统状态信息因地势元素信息变化造成的波动产生叠加影响，超出系统调节能力后，同样会造成稳态信息的波动。此外，地势元素信息在每轮更替程序启动时已经存在于该程序的先天设置中，启动后影响因素信息的叠加都会受到先天因素信息中地势元素信息的干扰，先天地势元素信息可能成为影响因素的加强因素，也可能成为减弱因素；而影响因素信息在某种程度上也在不断地影响先天地势元素信息，使其不断发生变化。

## 三、生物元素信息

一般而言，生物指具有动能的生命体，与非生物相对，包括在自然条件下，通过化学反应生成的具有生存能力和繁殖能力的有生命的物体以及由它（或它们）通过繁殖产生的有生命的后代，能对外界的刺激做出相应反应，能与外界的环境相互依赖、相互促进。并且，能够排出体内无用的物质，具有遗传与变异的特性等。

在中医药学中，生物扮演着重要的角色。首先，体现在对人体生命现象及其活动规律的研究和深刻认识上。中医药学对生命的认识主要包括以下几个方面，第一是生命的整体观，强调人体是一个有机整体，各个器官、组织和系统相互依存、相互联系，共同维持生命活动，注重平衡和协调，追求人体内外的和谐统一；第二是生命的阴阳观，认为生命的运行离不开阴阳的调节，一般而言，阴阳是描述事物相对的两个方面，如寒热、虚实、表里等，中医通过调整阴阳平衡来维持人体的健康，防治疾病；第三是生命的气机观，认为生命的运动和变化是由气的运动所决定的，中医的气是指人体内外的气，如气血、气机、气化等，中医通过调节气的运动来维持人体的生命活动；第四是生命的五行观，将人体的生理、病理和疾病归纳为五行理论，即木、火、土、金、水五行，认为五行之间相互制约、相互促进，其平衡能够维持人体的健康；第五是生命的精气神观，认为人体的精、气、神是构成生命的重要要素，其中精是生命的本原、气是生命的能量、神是生命的意识和活动，通过调养精气神可以维持和促进人体健康。其次，体现在各种生物被广泛应用于中医药学的药物治疗上，这些药物不仅包括植物，还包括动物和昆虫，这些生物因其独特的性质和功效，在中医治疗中扮演着重要的角色。不仅如此，这些生物在中医药学中的应用还体现了中医药学"天人合一"的思想理念，在应用的同时，也强调人与自然的和谐与平衡；此外，中医药学注重辨证施治，需要根据患者自身的具体情况选择合适的药物进行治疗，形成各种生物用药的有机结合；同时，中医药学还强调各种生物入药应当使用谨慎，避免滥用，尤其是在使用动物类药物时，应当在病情确实需要时才能使用。最后，随着科学技术的发展，对生物药材活性成分的研究也在不断深入，为中医药学的发展提供了更广阔的应用前景。

在本实验中，我们对生物元素信息的探讨主要局限于其在中医药学药物治疗上的应用，关于中医药学对人体生命现象及其活动规律的研究则不在这里讨论。从应用的角度讨论，生物元素信息是能量元素信息的主要来源，也是人造物元素信息的重点加工对象。我们规定，在本实验中，人类的日常起居、衣食住行都与生物元素信息息息相关，人造物元素信息中的衣物元素信息、食物元素信息大多由生物元素信息加工而成，中药饮片元素信息也大多由生物元素信息的某个部分的元素信息加工得来。

我们将生物元素信息分为动物元素信息、植物元素信息、微生物元素信息。

**1. 动物元素信息**

动物是生物的一个种类，一般以有机物为食，能够自主运动或能够活动的有感觉的生物。从广义上来说，人类也属于动物之一。

在真实世界，动物是人类食物的重要来源之一。

从中医药学的角度观察，许多中药来源于动物的干燥全体，如全蝎、水蛭、蜈蚣等；还有来源于除去内脏的动物体，如地龙、金钱白花蛇等；还有来源于动物身体一部分，如犀角、麝香、鹿茸等；还有来源于动物某一部分的加工品，如阿胶、龟板胶、鹿角胶等；另有一些来自动物的生理产物，如夜明砂、蚕砂、望月砂、虫白蜡等；还有部分来源于动物的病理产物，如珍珠、牛黄、猴枣等；还有一些动植物共生的产物制成的中药，如五倍子、冬虫夏草等；在传统中药中甚至有一部分来源于人类这种高级动物，如紫河车、人中白、血余炭等。可入药的动物元素根据其形态特征在《本草纲目》中分别被纳入到虫部、鳞部、介部、禽部、兽部、人部，现代则按其入药的药用部位或者是自然属性进行分类。

作为中药组成部分的部分动物元素，其也同样具有中药性味归经等相应属性，通过与人体内脏腑相应而产生直接或间接影响。《灵枢·五味》有言"五味各走其所喜，谷味酸，先走肝，谷味苦，先走心，谷味甘，先走脾，谷味辛，先走肺，谷味咸，先走肾……五畜：牛甘，犬酸，猪咸，羊苦，鸡辛。"

全蝎为钳蝎科动物钳蝎的干燥全虫。味辛；性平；有毒。归肝经。息风镇痉，攻毒散结，通络止痛。用于小儿惊风，抽搐痉挛，中风口歪，半身不遂，破伤风，风湿顽痹，偏正头痛，疮疡，瘰疬。临床上常被用于抗肿瘤治疗，研究表明，生理盐水稀释过的蝎毒对 Eca109 表现出细胞增殖抑制作用。对全蝎水提物、醇提物、酵解酶解提取物抑制 Eca109 作用进行比较，发现全蝎提取物的整体作用偏差，其中醇提物 10 mg·$L^{-1}$ 时，抑制率最大为（13.45 ± 6.4326）%。

蝮蛇为蝮蛇科动物蝮蛇除去内脏的全体。春、夏间捕捉。捕得后，剖腹除去内脏，烘干。甘，温，有小毒。归脾；肝经。祛风通络，止痛，解毒。主风湿痹痛，麻风，瘰疬，疮疖，疥癣，痔疾，肿瘤。蝮蛇为野外常见有毒蛇类，会咬伤人类，而蝮蛇毒液为混合毒素，蛇毒入血后，蛇毒成分通过酶解、蛋白—蛋白相互作用等级联反应引起神经毒性、肌毒性、细胞毒性、出血、疼痛以及继发性感染等广泛的毒性反应，从而引起神经系统、消化系统等一系列反应，调查显示，肢体肿胀是蝮蛇咬伤最早出现的症状。有些研究发现，超过 90% 的蝮蛇咬伤患者出现局部红肿、渗出、疏松结缔组织水肿、坏死等症状，其中中度以上肿胀高达 35%，同时多数患者因患肢疼痛而不能活动，容易出现肢体肿胀加重、肌肉挛缩、关节僵直。

在本实验中，动物元素信息对人体个体本体论信息系统会产生直接的影响，如动物咬伤（猫、狗、蛇、狼等）元素信息的输入可导致系统状态信息发生剧烈变化，直接产生超出系统调节能力的波动，甚至可以导致本轮更替程序输出的稳态信息发生崩溃。另外，动物元素信息通过不同通路转化成人造物元素信息后，可以成为对人体个体本体论信息系统具有干预作用的药物元素信息，进入该系统后，与状态信息叠加，通过自组织功能直接对稳态信息产生调节作用。综上所述，动物元素信息对人体个体本体论信息系统的影响主要有两类，一类是作为病因信息表达，造成本体论信息系统发生紊乱，严重时可导致本轮更替程序崩溃，启动下一轮更替程序；另一类是作为干预措施信息表达，抑制本体论信息系统出现的紊乱信息表达，使输出的稳态信息达到更佳状态。

### 2. 植物元素信息

一般而言，植物是生命的主要形态之一，包含了如灌木、藤类、青草、蕨类、绿藻、地衣等，可以分为种子植物、苔藓植物、蕨类植物等。植物是将无机物转化为有机物的重要中间体之一，绿色植物借助光能，利用水、无机盐和二氧化碳进行光合作用，释放氧气，产生葡萄糖等有机物，供植物体利用，同时也为食草动物提供了食物，间接供养了食肉动物。

在中医药学知识体系中，植物是人类食物的基础来源，也是中药的重要来源，大部分中药取自植物的根（如人参、独活、三七、芦根等）、茎（如甘草、茜草、鱼腥草等）、叶（如枇杷叶、薄荷、桑叶等）、花（如菊花、金银花、红花等）、果实（如五味子、山楂、枸杞子等）、树皮（如合欢皮、桑白皮、杜仲等）等部位，除此之外，药食同源的疗法也多以植物为基源。植物类中药在《本草纲目》中分别被纳入草、谷、菜、果、木、服器（植物制品）6 部，现代则按其用药部位划分为根茎类、花、全草类、果实及种子类等。

在《黄帝内经》运气七篇中，具有医疗作用的植物被称为"毒"。《说文》云："毒，厚也。害人之草，往往而生。"在传统医学中，"毒"是对药物偏性的一种指称，如王冰所说："夫毒者，皆五行标盛暴烈之气所为也。"《素问·脏气法时论》说"毒药攻邪"，也是指具有明显偏性的药物。毒药治病的思想逻辑是，认为身体的疾病是由于失去中和造成的，因此运用具有与疾病性质相反的药物，就可以纠正这种失衡状态。基于药物治病的逻辑属性，优质的药物，其性质往往与当年岁气相合，这种药物适宜天时，因此是"天地之专精"，治疗疾病可以事半功倍；反之，劣质的药物，其性质常与岁气相违背。

在本实验中，进入人体个体本体论信息系统的植物元素信息与动物元素信息一样，除了上述实施干预作用，导致产生更佳的稳态信息外，也可以产生对系统的破坏作用，例如，植物元素信息中的有毒植物元素信息一旦进入本系统就可能直接导致本轮更替程序的崩溃。

### 3. 微生物元素信息

一般而言，微生物是一类生物的统称，包括细菌、病毒、真菌等在内，涵盖了有益跟有害的众多种类，广泛涉及食品、医药、工农业、环保、体育等诸多领域，与人类关系密切。微生物大致分为以下 8 大类：细菌、病毒、真菌、放线菌、立克次氏体、支原体、衣原体、螺旋体。有些微生物是肉眼可以看见的，像属于真菌的蘑菇等。还有些微生物是一类由核酸和蛋白质等少数几种成分组成的"非细胞生物"。

很多微生物是与人类共存的，如人体肠道中就生活着大量菌群，称为肠道菌群，正常状态下与人体和平共处，能合成人体必需的维生素，促进矿物质吸收；异常状态下会引发人体疾病。肠道菌群几乎与人类个体同生共死，在人类个体出生后就会存在于人体肠道内，成为人类个体的一部分，其对人类个体具有重要意义，且与中医药学的个体观完全吻合，即每个个体具有独特的肠道菌群，其正常或异常状态也只是个体化的，因此，对肠道菌群的调节是只能针对个体的。

大型真菌作为食物已有几千年历史。

在中医药学中，有一些微生物是作为中药使用的，主要是大型真菌，如灵芝、茯苓、猪苓等。其中，灵芝最早记载于《神农本草经》，并被评价为"上上之药，方中妙品"，其主要功效是止咳平喘、补气安神，对气血亏虚、心神不宁、饮食不佳者有明显的改善效果。经现代药理研究证实灵芝具备双向调节机体免疫的效果，广泛用于心脑血管疾病、消化道疾病、内分泌疾病、呼吸系统疾病等的治疗中。灵芝的免疫调节作用主要缘于灵芝多糖，其直接或者间接地对 T 淋巴细胞、B 细胞、巨噬细胞等机体免疫细胞进行刺激，增加以上免疫活性细胞的含量，让未分化的脾细胞可以在体位进行增殖，这样可以显著提高机体体液免疫功能，且提高 DNA 聚合酶 A 的活性，促进白细胞介素的表达与分泌，如此达到机体免疫调节的作用效果。

肠道菌群是人体的重要组成部分，数量是人体细胞 10 倍，种类多达 1000 多种。肠道菌群可通过其发酵产物，或者调节胃肠激素及肠道炎症免疫反应参与功能性便秘的发病。功能性便秘患者菌群多样性高于健康人群，各水平菌群结构上发生显著改变，在功能性便秘患者中厚壁菌门为丰度最高的菌群，而在健康人中拟杆菌为丰度最高菌群；功能性便秘患者肠道菌群中产丁酸菌群，以及参与胆汁酸代谢菌群明显增多，部分菌群与肠道黏膜炎症免疫反应相关；而丁酸对结肠运动有双向作用，低浓度的丁酸可促进结肠的运动，而高浓度的丁酸则可抑制结肠运动。

在本实验中，与上述动物元素信息、植物元素信息一样，微生物元素信息同样对人体个体本体论信息系统具有双向作用，既具有干预作用，也具有破坏作用。上面提到的肠道菌群元素信息是人体个体本体论信息系统状态信息的重要组成部分，在新一轮更替程序运行后直至其崩溃始终存在于其中，并对状态信息有着至关重要的影响，实际上，当新一轮更替程序开始运行时，肠道菌群元素信息就会产生，并与先天元素信息一起存在于本体论信息系统的存储部分，与先天元素信息一起形成中医体质信息表达，由此可见，微生物元素信息在本体论信息系统中具有至关重要的作用。

## 四、无机物元素信息

一般而言,无机物本义是与机体无关的化合物(少数与机体有关的化合物也是无机化合物,如水),与有机化合物相对应,通常指不含碳元素的化合物,但包括含碳的碳氧化物、碳酸盐、氰化物、碳化物、碳硼烷、羰基金属、烷基金属、金属的有机配体配合物等在无机化学中研究的含碳物种,统称无机物。

无机物是人类生存的必需品,如含钠、钾元素的化合物。

无机物与生命的起源可能有着密切的关系,有学说认为,生命是一种从无机到有机、由简单到复杂的一系列化学进化过程,生命进化经历了四个阶段:从无机小分子生成有机小分子;从有机小分子形成有机大分子;从有机大分子组成能自我维持稳定和发展的多分子体系;从多分子体系演变为原始生命。由此可见,无机物与生物有着密切的关系,不仅是其生存的必需品,同时还可能与其起源相关。

在本实验中,无机物元素信息还是人造物元素信息的重要原料元素信息,在真实世界中,从旧石器时代开始,人类就在应用各种无机物制造工具,至今大部分工具仍由金属制作。因此,自然元素信息系统中的无机物元素信息与人类元素信息系统中的人造物元素信息密切相关,为其存在提供了重要的支撑作用。

### 1. 矿物元素信息

一般而言,矿物是人类食物的重要组成部分,人体所需的各种元素都由矿物提供,如盐和各种微量元素。

在中医药学中,部分矿物可作为中药使用,如朱砂、自然铜、白矾、硫磺等。

朱砂为天然的辰砂矿石。性甘;味凉;有毒。归心经;脾经;肺经;肾经。安神定惊,明目,清热解毒。用于心悸易惊,失眠多梦,癫痫发狂,小儿惊风,视物昏花,口疮,喉痹,疮疡肿毒。经口服药效剂量朱砂小鼠大脑皮层蛋白质组学分析,朱砂显著调节的差异蛋白为130种,其中45种为显著上调,75种为显著下调;差异蛋白主要具有蛋白结合(38.5%)、poly(A)RNA结合(16.7%)、蛋白同源二聚化(14.6%)等活性,主要参与(蛋白)转运过程,还有囊泡融合调节和蛋白磷酸化过程等;通路富集分析结果显示,差异蛋白主要参与跨高尔基网络逆行运输、(线粒体)翻译等信号通路。朱砂的神经药理活性可能主要与其影响细胞翻译和转运等信号通路及生物学过程相关。

针灸作为世界上最早出现的"神经调控"技术已得到广泛应用,《灵枢·根结》曰:"用针之要,在于知调阴与阳",针灸双向调节的实质在于阴阳平衡,与中医药学"阴平阳秘"理论密切相关,针刺某些特定腧穴调节阴阳平衡的治病方法古已有之,如《针灸甲乙经》记载:"……实则心暴痛,虚则烦心,心惕惕不能动,失智,内关主之",指出心胸的虚实疾病均可取内关治疗。生理状态下即存在"大脑功能偏侧化"现象,其偏侧化程度应在一定范围内保持协调,基于现代成像设备的研究结果对该理论进行分析,发现多种疾病均存在"大脑功能偏侧化"失调现象,使用该理论指导tDCS、rTMS等仪器对部分疾病相应脑区反向兴奋或抑制的治疗方法取得了明显疗效。"大脑功能偏侧化"理论从神经调控角度很好地解释了针灸"双向调节"效应，针灸治疗使大脑功能向生理性偏侧化的双向调整可能是针灸"双向调节"作用的机制之一。

在本实验中，人造物元素信息中一大部分元素信息来自矿物元素信息，如大部分医疗器械元素信息，像针灸针元素信息等，这些都需要矿物元素信息才能形成。同时，矿物元素信息对人体个体本体论信息系统的影响同样是双向的，既可以成为重要的干预元素信息，也可以成为导致本轮更替程序崩溃的破坏元素信息。作为干预元素信息，矿物元素信息对本体论信息系统具有多种调节作用，包括但不限于清心镇惊、安神、散瘀止痛、续筋接骨、利尿通淋、清热解暑、解毒杀虫、燥湿止痒、镇惊安神、平肝潜阳、泻下通便、润燥软坚、解毒明目退翳、收湿止痒敛疮等信息表达。作为破坏元素信息，矿物元素信息对本体论信息系统可能产生多种损害的信息表达，主要包括肾损害和其他系统损害的信息表达，这些损害性信息表达主要与矿物类中药元素信息的输入密切相关。矿物类中药元素信息，如含砷、汞、铅等矿物元素信息，以及其他金属化合物类中药元素信息，如砒霜、砒石、朱砂、雄黄、水银、密陀僧、白降丹或红升丹等元素信息，若不当输入或长期输入，可能导致本体论信息系统产生严重紊乱甚至崩溃。

**2. 化石元素信息**

一般而言，化石是存留在岩石中的古生物遗体、遗物或遗迹，最常见的是骨头与贝壳等。

在中医药学中，部分化石作为中药应用已久，如龙骨，属于骨骼化石；再如石燕等，属于贝壳化石，以及琥珀等树脂形成的化石。

龙骨，为古代大型哺乳类动物象类、三趾马类、犀类、鹿类、牛类等骨骼的化石。具有镇惊安神、平肝潜阳、收敛固涩的功效。主治心神不宁，心悸失眠，惊痫癫狂，肝阳眩晕，滑脱诸证，湿疮痒疹，疮疡久溃不敛。龙骨在临床上往往以复方入药，在长期应用中也形成了有规律的常见配伍，以龙骨、牡蛎、柴胡为代表的角药最早见于东汉张仲景《伤寒论》的柴胡加龙骨牡蛎汤。研究表明，龙骨、柴胡、牡蛎经过共煎后在宏观上会明显浑浊，产生丁达尔效应，结合平均粒径等参数测定和 SEM 微观观察，认为这一共煎过程形成了一种粒径更小、更均一稳定的纳米类球形分子聚合物，即超分子结构，龙骨可以协同其他有效成分共同构成超分子聚集体，不会影响体系成分的种类，而且有助于成分的稳定和溶出；龙骨在这组角药配伍形成超分子体系的过程中贡献最大且不可被牡蛎替代。

在本实验中，化石元素信息主要作为中医集合信息调用人造物元素信息形成的调节因素进入人体个体本体论信息系统后，成为影响因素信息的一部分，与其他影响因素信息叠加，改变状态信息本来的状态，主要是改善本体论信息系统信息紊乱的状态，经自组织功能处理后，改变稳态信息的输出状态。

# 第二节 自然元素信息属性

在本实验中，我们规定，自然元素信息是本体论信息，不受人类或机器是否认知的影响，具有无序性、互异性、确定性的属性。

## 一、无序性

在数学中，无序性指在一个集合中，每个元素的地位都是相同的，元素之间是无序的。

在本实验中，自然元素信息的种类众多，每个元素信息的地位也都是相同的，元素信息之间同样处于无序状态。但在自然元素信息系统中，其每一个组成部分的元素信息都是不可或缺的。例如，植物元素信息汲取无机物元素信息获得生长的状态信息，食草动物元素信息以植物元素信息为食物信息，食肉动物元素信息又以食草动物元素信息为食物信息，动物元素信息崩溃后的状态信息被微生物元素信息分解为无机物元素信息，再次变为植物元素的养料元素信息。在这个信息流程中，没有哪个部分的元素信息是无足轻重的，缺少任何一环都会导致食物链信息的崩溃。反之，动物元素信息呈现过度繁殖信息会导致植物元素信息的崩溃，而植物元素信息的过度生长状态信息会减少土壤元素信息中无机物元素信息的含量，植被元素信息的不足又会导致水土元素信息的流失，导致地理环境元素信息的崩溃。尤其是人类元素信息产生的各种信息活动可能对自然元素信息造成巨大的破坏性信息表达，如捕猎信息活动可能导致动物元素信息的锐减和灭绝，砍伐信息活动导致水土元素信息出现流失乃至泥石流等自然灾害发生的信息表达，污染元素信息产生的活动可能导致气候元素信息出现异常信息表达，这些异常的信息表达最终又作为影响因素信息返回到人体个体本体论信息系统使其输出的稳态信息发生巨大的波动。

因此虽然自然元素信息是无序的，其产生的信息活动也是无序的，但其相互之间依然是密切相关的，这种无序的相关性使整个自然元素信息系统形成一个有机整体，作为一个复杂巨系统保持着正常运行。

此外，自然元素信息的无序性属性，也使得在人体个体本体论信息系统内各自然元素信息之间没有因果关系，没有先后顺序，平等的地位使各自然元素信息能够独立发挥作用，对本体论信息系统发挥应有的作用。

## 二、互异性

一般而言，在数学中，互异性指集合中任意两个元素都是不同的对象。在本实验中，自然元素信息系统中，其存在的所有自然元素信息都是不同的，即没有任何两个自然元素信息是相同的。如在该系统中，没有任何两个动物元素信息是一样的，也没有任何两株植物元素信息是完全相同的，乃至于肉眼无法直接观察的微生物元素信息，也是完全不同的个体元素信息。具有互异性属性的自然元素信息，其产生的相关关系信息表达也是互异的，没有哪次自然元素信息间产生的关联关系是相同的。由于自然元素信息具有的互异性属性使得整个自然元素信息系统具有复杂系统的属性，不仅所有组成元素信息是各异的，而且各异的元素信息间形成的关联关系更是千差万别。因而自然元素信息系统是一个复杂的网络系统，这种复杂的网络关系即便是具有最强运算能力的计算机也无法覆盖。

## 三、确定性

一般而言，数学中，在给定的一个集合中，任何一个元素，均表现为属于或者不属于该集合，二者必居其一，不允许有模棱两可的情况出现。确定性是事物在某种条件下必然发生或确定的性质。

在本实验中，自然元素信息的确定性属性具有两种表达方式，其一是，自然元素信息系统中的每个自然元素信息都是客观存在的，要么存在，要么不存在，不允许有模棱两可的情况出现；其二是，每个自然元素信息都具有固定且确定的性质，即表达为在某种条件下必然发生或确定的性质。由于上述两者，因而自然元素信息具有确定性的属性。自然元素信息的确定性属性是其进入人体个体本体论信息系统后具有明确的、确定的作用，即其产生的影响是确定的。换言之，虽然我们无法认知自然元素信息进入本体论信息系统后发生了什么变化，但这种变化是明确的、确定的，这使得自然元素信息进入人体个体本体论信息系统在每轮更替程序中的变化一定是明确的、确定的，亦即因自然元素信息导致的更替程序产生、存续、崩溃是明确的、确定的。

# 第三节　自然元素信息的本体构建

在自然元素信息系统中运行的自然元素信息不仅涵盖了天象、地理环境、生物和无机物等多个领域，还包括了其中的天文事件、气象数据、动植物信息、矿产资源等多种信息内容。为了更好地理解、认知这些信息及其他们的相互关系，在本实验中，我们构建了一个系统化、结构化的本体模型来描述和组织这些自然元素信息，从而提供一个统一框架，清晰表达各类自然元素信息之间的关系和特性，为更好地认知自然元素信息间的整体关系、关联关系，进而理解它们可能对人体本体论信息系统产生的影响提供基础。

前两章中，已对各类自然元素信息及其属性、关系进行了梳理和总结，这为我们构建自然元素信息系统的本体框架奠定了基础。本章，将遵循本体工程方法学进行本体建模，具体来说是逐步细化和组织自然元素信息，包括对自然元素信息的概念和属性进行识别，建立它们之间的关系，并定义相关规则和约束。通过对自然元素信息的梳理和抽象，形成一个较为完备的本体模型，为自然元素信息的整合、查询和推理提供强有力支持，进一步推动对自然元素信息系统的研究和应用。

## 一、本体中的类

自然元素信息本体模型涵盖了天象元素信息、地理环境元素信息、生物元素信息和无机物元素信息等多个领域。下面列举该本体模型中类的大体框架：

**1. 天象元素信息**

1）天文元素信息：天体运行轨迹信息。

2）气象元素信息：降水信息、温度信息、风速信息、湿度信息。

3）节律元素信息：年性节律信息、月性节律信息、昼夜节律信息。

**2. 地理环境元素信息**

1）气候元素信息：季节信息、气候类型信息。

2）位置元素信息：地理坐标信息、地名信息。

3）地势元素信息：海拔高度信息、地形信息。

### 3. 生物元素信息

1）动物元素信息：动物种类信息、分布区域信息。

2）植物元素信息：植物种类信息、生长环境信息。

3）微生物元素信息：微生物种类信息、生存环境信息。

### 4. 无机物元素信息

1）矿物元素信息：矿石信息、矿产地信息。

2）化石元素信息：化石种类信息、出土地点信息。

在这个本体模型中，我们首先定义了四大类自然元素信息，包括天象元素信息、地理环境元素信息、生物元素信息和无机物元素信息。每个类别又分别包含了若干细分类，以及与其相关的属性和关系。让我们逐一深入了解这些类及其内部结构。

首先是天象元素信息类。这个类别下分为三个子类：天文元素信息、气象元素信息和节律元素信息。天文元素信息包括了关于星座、行星和天体运行轨迹的信息。而气象元素信息则涵盖了降水、温度、风速和湿度等气象要素的详细数据。最后，节律元素信息包括了日出日落、月相等时间规律的信息。通过这些子类及其属性，我们可以准确地描述和保存各种天象元素信息，并建立它们之间的关系。其对中医药学的重要性尤其表现在与人体健康状态息息相关上。

接着是地理环境元素信息类。这个类别也分为三个子类：气候元素信息、位置元素信息和地势元素信息。在气候元素信息子类中，我们记录了季节和气候类型等信息，用以描述地理环境的气候特征。在位置元素信息中，我们包含了地理坐标和地名等位置信息，以便准确标示地理位置。而地势元素信息则包括了地形和海拔高度等地势特征，有助于理解地表特征和地形变化。其对中医药学的重要性尤其表现在对人体健康状态以及中医干预措施的影响上。

第三类是生物元素信息。这个类别也包括了三个子类：动物元素信息、植物元素信息和微生物元素信息。在动物元素信息中，我们描述了动物种类和分布区域等信息，有助于研究生物多样性和生态系统。植物元素信息则包含了植物的种类和生长环境等属性，帮助我们了解植被分布和植物生长情况。最后，微生物元素信息包括了微生物种类和生存环境等信息，揭示了微生物在自然界中的重要性。其对中医药学的重要性尤其表现在其所具有的食用和药用功能，以及毒性和有害性上。

最后一类是无机物元素信息。这个类别也分为两个子类：矿物元素信息和化石元素信息。矿物元素信息中记录了矿石和矿产地等信息，有助于资源勘探和矿产管理。而化石元素信息则包括了化石种类和出土地点等信息，帮助我们了解古生物学和地质学的研究。其对中医药学的重要性尤其表现在与干预措施的相关性，以及与致病因素的相关性上。

## 二、本体中类的属性和关系

接下来需要对各自然元素的概念和属性进行定义，建立这些元素之间的语义关系。包括定义元素之间的属性、关联和约束，以确保整个模型具有逻辑一致性和内在连接性。同时，根据元素信息之间的关系明确定义其相关规则和约束条件，以确保本体模型的准确性和稳健性。

通过准确描述各元素之间的相互关系，我们可以更好地理解自然元素信息系统的复杂性和多样性。首先确定元素之间的属性关系，即各元素所具有的属性如何相互联系和影响。例如，天文元素信息中的恒星和行星之间存在引力关系，地理环境元素信息中的气候要素会影响植被分布，生物元素信息中的食物链反映了动植物之间的食物关系。之后，建立元素之间的关联关系，即不同元素之间的直接联系或依赖关系。这种关联关系可以帮助我们理解元素之间的相互作用和影响。例如，气象元素信息中的气温和降水量之间存在明显的关系，动植物元素信息中的共生关系反映了生物之间的共生关系，无机物元素信息中的矿物和地质构造之间存在密切的联系。此外，考虑构建元素之间的约束关系，即限制或规范元素之间关系的条件。这种约束关系可以保证模型的稳健性和准确性，避免出现不合理或矛盾的情况。在定义约束关系时，同时注意其是否符合现实世界中的规律和逻辑。该本体中属性和关系的初步框架如下：

**1. "part-of"**

1）天象元素信息 part-of 自然元素信息

2）地理环境元素信息 part-of 自然元素信息

3）生物元素信息 part-of 自然元素信息

4）无机物元素信息 part-of 自然元素信息

**2. "影响"**

1）天象元素信息影响地理元素信息

2）地理元素信息影响无机物元素信息

3）地理元素信息影响生物元素信息

4）地理元素信息影响矿物元素信息

5）无机物元素信息影响生物元素信息

6）天文元素信息影响气象元素信息

7）天文元素信息影响节律元素信息

8）气象元素信息影响节律元素信息

9）位置元素信息影响气候元素信息

在本体框架的属性和关系定义中，我们明确了各类自然元素信息之间的层级关系和影响关系（图4-3）。该本体模型通过准确定义类及各个类之间的属性和关联关系，为自然元素信息的整合、查询和推理提供有力支持。

通过构建自然元素信息本体，我们可以深入了解自然元素在人体中的作用机制，进而探讨如何通过优化自然元素信息，提升人体稳态信息水平，更好实现健康和长寿。这与中医药信息学科有着密切的关联，因为中医药学一直注重自然元素的运用和对人体的调理。通过构建自然元素信息的本体模型，可以更好地理解自然元素在中医药学中的应用和作用机制，为中医药信息学科的发展提供重要的理论基础和方法支持。综上，建立自然元素信息本体有助于推动中医药信息学科的发展，促进中医药在现代医学中的应用，从而为人类健康和长寿问题提供更好的解决方案。

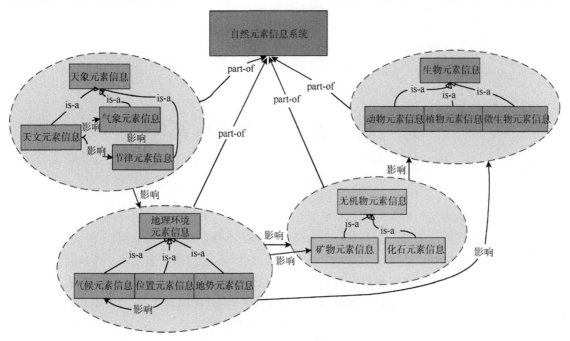

图 4-3　自然元素信息系统本体框架

# 第二章　人类元素信息系统

　　一般而言，人类是生物人的别称，可以从生物、精神、文化与行为学等各个层面来进行定义。人是一种存在的可能性，其本质是在人自身活动中不断生成的，因而可以是一种"自我规定"；人具有自主性和创造性，不但会学习，而且会发问、会探索、会创新；人具有发展的本质，其实践本性决定了人可以通过有意识、有目的的自主创造性活动不断地进行自我否定、自我超越、自我实现；人具有历史性和现实性，人的自我本质是在不断发展的历史和现实生活中逐渐生成的，即人总是生活在具体的历史与现实空间中，且受到一定历史和现实条件的制约；此外，人具有多样性和差异性，蕴含着丰富性和多样性，而个体生命具有独特性、不可替代性及个体间的差异性。人也即是人类的这些特性决定了其具有的个人独立性、社会性（群体社会和个体社会）、能够创造知识、能够创造人造物。

　　在本实验中，我们设定的人类元素信息系统与人密切相关，换言之，是一种与人相关的、同时又与中医药学相关（无论是直接相关还是间接相关）的元素信息的集合。在这里，我们规定，人类元素信息系统运行于元素信息处理器上，包含所有人类用于描述客观存在及其相互关系的概念信息总和，换言之，是所有对客观世界的认知以及为记录认知而存在的概念元素信息总和。由此可见，人类元素信息系统是一个群体信息系统，其中运行的是由人类对客观世界认知获得的认识论信息，因而也是一个认识论信息系统。在这里，人类元素信息系统可以理解为一个更理想化的、包容了所有知识的生成式大语言模型 ChatGPT（Chat Generative Pre-trained Transform）。现存的 ChatGPT 是美国人工智能研究实验室 OpenAI2022 年 11 月底新推出的一种人工智能技术驱动的自然语言处理工具，使用了擅长处理序列数据的 Transformer 神经网络架构，拥有文本生成能力，尤其是可以通过连接大量的语料库来训练模型，这些语料库包含了真实世界中的对话、公开发表可获取的图书期刊网络等文献资源。文字、音频、视频等各种模态的知识，使得 ChatGPT 貌似具备"上知天文下知地理"的能力，还能根据聊天的上下文进行互动，做到在与真正人类几乎无异的聊天场景下进行交流。其不单是聊天机器人，还能进行撰写邮件、视频脚本、文案、翻译、编写代码等任务，到 2023 年 1 月末，ChatGPT 的月活用户已突破 1 亿，成为史上增长最快的消费者应用，一时风头无两。2024 年 5 月推出了最新的 GPT-4o 模型，兼具文字、音频和视频能力，多模态能力促进更自然的人机交互，并能在语音、文本和视觉之间进行推理。而本实验设置的人类元素信息系统则可为个体认识论信息系统按其需求、以其能够理解的模式为其提供所有人类能够创造和认知的知识。

　　随着数字化技术的发展，中医药知识正在被系统地整理和数字化，为大语言模型提供了丰富的数据资源。在中医药领域，利用其丰富的知识储备、较高的自然语言理解和总结能力、高效的内容创作技能，不但可以创建基于大语言模型的智能问诊系统，模拟中医诊疗过程，通过患者的症状描述提供初步的疾病诊断、证候诊断建议，以及疾病治疗与养生调护建议等，还可以利用大语言模型提供中医药知识查询、疾病预防科普等服务，满足公众对中医药信息的需求，因而，无论是在中医教育、临床诊疗、科学研究，还是在文化宣传等方面大语言模型均能够提供有价值的帮助，比如用于中医医院的智慧化建设，助力中医经验传承发展、辅助青年中医提高诊疗质量、提升中医医院运营管理效率、实现全生命周期健康管理等。尽管 ChatGPT 在中医药领域的应用还处于探讨阶段，但初步的应用体验展现了其在中医药领域的巨大发展潜力，有望成为中医药现代化发展的有力支撑。不过，AI 的幻觉会导致生成与中医药传统知识不符的虚假信息，如果训练数据存在偏差，AI 的输出也可能带有偏见，影响诊断和治疗的公正性。而过度依赖 AI 的建议对于病人而言可能会因此忽略医生的专业判断和经验，而对于医生而言，过多的 AI 临床辅助决策也不利于年轻从业者的成长，所以需要强化批判性思维训练，促进学生深度学习与知识内化。

总之，AI 在中医药领域的应用是一把双刃剑，既有巨大的潜力，也存在风险。未来可以从训练数据质量和标准化、专业的监督与验证、提升决策过程透明度、增加模型可解释性、制定相关伦理指导原则法规、科学完善的用户教育等方面最大限度地发挥 AI 的优势，同时减少可能的负面影响，促进 AI 成为中医药现代化的重要工具，提高医疗服务的质量和效率，同时为全球健康事业作出贡献。

在本实验中，我们规定，认识论信息系统无法直接接纳本体论信息，必须经由认知转化为认识论信息，而认知需要由个体信息系统完成。因此虽然同样运行于元素信息处理器上，但人类元素信息系统与自然元素信息系统并无直接的信息传输。在本实验中，产生于人体个体本体论信息系统的稳态信息是研究对象，存在于中医个体认识论信息系统的中医药学知识构建了知识体系的基础框架，由此规定，自然元素信息必须输入人体个体本体论信息系统，经过处理后输出为稳态信息，再由中医个体认识论信息系统认知后形成知识，经该系统他组织功能处理后输出为中医集合信息，进入人类元素信息系统，进行信息交换、处理，完成从个体经验到群体知识的积累，同时，调用人造物元素信息，形成本体论中医集合信息，进入人体个体本体论信息系统，实现中医集合信息对稳态信息的调节；实际上，人类元素信息系统虽然是认识论信息系统，但其中的认识论信息均是从本体论信息转化而成，其所包含的知识信息具有重要的作用，而知识信息的产生具体而言，可以分为以下几个步骤：

**1. 个体经验的产生**

在真实世界中，中医药学是建立在经验医学基础之上的，因此，非常注重个人经验的积累与传承。在本实验中，个体经验的产生始于人体个体本体论信息系统。这个系统通过影响因素信息接收外部自然元素信息，如视觉信息表达、听觉信息表达、触觉信息表达等，以及内部状态信息的变化，如体温信息表达、血压信息表达等。这些信息变化与原有状态信息叠加，经自组织功能处理后，被转化为稳态信息，反映了人体个体本体论信息系统的即时状态。

在真实世界中，首先，中医药学强调"五官"对应"五脏"的理论，即眼睛对应肝脏、耳朵对应肾脏、舌头对应心脏、鼻子对应肺脏、嘴唇对应脾脏。这些感官不仅接收外部的视觉、听觉、味觉、嗅觉和触觉信息，而且与人体的内脏功能紧密相连。例如，中医药学认为眼睛的明亮与否反映了肝脏的健康状况，耳朵的听力与肾脏的精气有关。

其次，中医药学中的"望闻问切"四诊法，是对人体的直接应用。"望"诊是通过观察病人的面色、舌象等外在表现来获取健康信息；"闻"诊是通过嗅闻病人的气味和听其声音来了解病情；"问"诊是通过询问病人的病史、症状、生活习惯等来收集信息；"切"诊则是通过触摸病人的脉搏来感知其内在的生理状态。

此外，中医药学还注重对人体内部生理状态的监测，如体温、血压等，这些指标在中医药学中被称为"正气"的体现。中医药学认为，人体的健康状态是阴阳平衡的结果，而体温、血压等生理指标的稳定，是维持这种平衡的重要因素。

在中医药学理论中，个体经验的产生不仅仅是对人体外部因素的反应，更是对人体内部生理状态的自我调节和适应。中医药学强调"治未病"的理念，即在疾病尚未形成之前，通过调整生活方式、饮食习惯、情志调摄等，来预防疾病的发生。这种预防医学的思想，正是基于对人体健康状态的深刻理解和应用。

总之，个体经验的产生是一个复杂的过程，涉及人体对内外环境信息的接收、处理和反应。中医药学通过对人体的深入研究，提供了一套独特的理论和方法，帮助人们更好地理解自身的健康状况，实现疾病的预防和治疗。随着现代医学的发展，中医药学的这些理论和方法也在不断地得到验证和完善，为人类的健康事业作出了重要贡献。

在人类元素信息系统中，个体经验是知识元素信息的重要组成部分，在真实世界中产生的个人经验都会存储在人类元素信息系统的知识元素信息中，为中医个体认识论信息系统的运行提供支撑。

### 2. 稳态信息的处理

在真实世界中，稳态信息，也称为内稳态，是生物体为了维持生命活动而进行的一种复杂而精细的自我调节机制。它涉及人体内部多个层面的生理和心理过程，包括但不限于内分泌系统的激素调节、神经系统的信号传递、免疫系统的防御反应，以及心理状态的自我调节等。

在内分泌调节方面，稳态信息体现为身体通过各种激素的分泌和代谢，如胰岛素、肾上腺素等，来调节血糖水平、血压、心率等关键生理指标，确保它们保持在适宜的范围内。这些激素的相互作用和平衡对于维持身体的正常功能至关重要。

神经反应在稳态信息中扮演着感知和响应的角色。神经系统通过接收来自身体各部位的信号，如温度、疼痛、压力等，快速做出反应，通过神经递质的释放来调整身体的应对策略，如促进血管收缩或扩张，调节肌肉的紧张度等。

免疫系统的稳态信息则体现在其识别和清除外来病原体、维持身体内部环境的清洁和稳定。免疫细胞通过识别非自身物质，激活免疫应答，产生抗体，消灭病原体，同时避免对自身组织的攻击，保持免疫平衡。

心理层面的稳态信息涉及个体情绪的调节、压力的管理，以及认知功能的协调。心理状态的自我调节机制帮助个体应对外界环境的变化，如通过放松训练、情绪表达、社会支持等方式来缓解压力，保持心理健康。在中医药学理论中，稳态信息的处理和整合是一个复杂而精细的过程，涉及人体的多个层面，包括生理、心理以及与外界环境的相互作用。这个过程体现了中医药学对人体自我调节机制的深刻理解，即通过内在的平衡来维持健康状态。

首先，中医药学将人体内的稳态信息处理视为"阴平阳秘""阴阳平衡"。阴阳是中医药学理论的核心，代表了人体内所有相互对立而又相互依存的力量。例如，内分泌调节可以看作是阴阳平衡中的"阴"，即体内的"凉"性调节，而神经反应则类似于"阳"，即体内的"热"

性反应。当内分泌系统和神经系统协同工作时，它们共同维持着人体的生理平衡。

其次，中医药学强调"气血"在稳态信息处理中的作用。气血是中医药学理论中描述人体生命活动的基本物质，气是推动身体功能的动力，血是滋养身体的物质基础。气血的充盈与否、流畅与否直接影响到人体的自我调节能力。例如，气的不畅可能导致情绪波动或生理功能失调，而血的不足也会引起身体虚弱或器官功能下降。

此外，中医药学中的"脏腑"理论也与稳态信息的处理密切相关。每个脏腑都有其特定的生理功能和对应的情绪状态，如肝主疏泄、心主神明、脾主运化、肺主气、肾主藏精等。肝升脾降，肺宣肾纳，脏腑之间的相互作用和协调是维持稳态信息的关键。通过调节脏腑功能，可以影响稳态信息的整合和处理，进而促进身体和心理的平衡。而情绪的过度波动会扰乱气血运行，影响脏腑功能，从而打破稳态信息的平衡。因此，中医药学提倡通过调节饮食起居、舒缓情志，如冥想、呼吸练习、音乐疗法等方法，来帮助个体恢复和维持稳态信息的平衡，提高对内外环境变化的适应性，从而在疾病形成之前就维持身体的稳态。

中医药学对稳态信息的处理和整合提供了一个全面而深入的视角，强调了生理、心理和环境因素之间的相互作用。通过调和阴阳、气血、脏腑功能以及情志，中医不仅治疗疾病，更重视维护和增强人体的自我调节能力，以实现身体和心理的长期健康和平衡。

在本实验中，真实世界中形成的对稳态信息处理的中医药学知识是人类元素信息系统知识元素信息中中医药学知识的重要组成部分，其进入中医个体认识信息系统后，形成该系统知识部分中医药知识框架的重要组成部分，对其他组织处理具有指导作用。

### 3. 中医个体认识论信息系统的介入

在本实验中，经过处理的稳态信息被中医个体认识论信息系统所认知。这个系统是基于中医药学理论构建的，如阴阳五行、脏腑经络等，对稳态信息进行中医药学解释和分类，并对其进行深入的分析和理解，同时将中医药学的古典理论与现代生理学相结合，形成了一套独特的健康评估和疾病诊断方法。

该系统首先接收并处理来自稳态信息的各项生理和心理数据信息表达，如脉象、舌象、面色、情绪变化等信息表达，这些数据被视为反映稳态信息的直接指标。通过中医药学理论，如阴阳五行、气血津液、升降浮沉等学说，将这些稳态信息进行归类和解释。例如，根据五行相生相克的原理，分析脏腑之间的相互作用和影响。利用脏腑经络理论，对稳态信息脏腑功能状态和经络气血流转的信息表达进行评估，识别潜在的不平衡或疾病风险的信息表达。进而结合个体的体质、生活习惯、环境因素等信息表达，进行个性化的诊断，形成针对该稳态信息的中医健康档案停止表达，制定个性化的中医集合信息，包括草药配方集合信息、针灸治疗集合信息、饮食调整和生活方式改善等集合信息。通过不断的信息收集和分析，基于对稳态信息的深入理解，构建起一个动态更新的中医药学知识库，不断完善和丰富该系统知识信息部分，通过他组织为稳态信息提供持续的具有健康指导和疾病预防策略的中医集合信息。通过定期监测本轮更替程序期间的稳态信息，评估中医集合信息的干预效果，及时调整中医集合信息，确保干预的连续性和有效性。

该系统存储的知识信息不仅仅局限于传统药学中医理论，还融合了现代生物学、心理学、营养学等领域的知识信息，形成了一个跨学科的健康知识框架。通过这种多维度、全方位的介入和分析，中医个体认识论信息系统能够为稳态信息提供全面的健康评估，实现对疾病早期预警、早期干预和个性化治疗，促进稳态信息达到身心和谐与健康的信息表达。

中医个体认识论信息系统介入后形成该系统独特的知识体系，这个知识体系通过与人类元素信息系统的信息交换，实现了将这种个体化、独特知识转为群体知识的过程，不断丰富人类元素信息系统的知识元素信息。

**4. 人体个体认识论信息系统知识的形成与内化**

人体个体认识论信息系统通过对稳态信息的解读，形成在本轮更替程序期间对自身健康状况的认识。这一认识进一步转化为知识，被该系统内化，并指导其健康行为和生活方式的调整。

人体个体认识论信息系统会接收关于自身健康的稳态信息，如身体感觉、情绪变化、生理指标等信息表达，如果在本轮更替程序存续期间学习中医理论知识信息，包括阴阳五行、脏腑经络、气血津液等概念表达，人体个体认识论信息系统开始对这些知识信息进行解读和理解。结合中医理论知识信息对稳态信息的解读，人体个体认识论信息系统形成对自身稳态状况的认识，如体质类型、脏腑功能状态、气血平衡等信息表达。随着对中医理论的深入理解，人体个体认识论信息系统将健康认识转化为系统化的知识结构，构建起自身的中医健康知识体系。人体个体认识论信息系统通过不断的信息输入和输出，将这些知识内化为自身的信仰和价值观信息表达，更好地进行自我监测，及时发现本体和认识上的变化，进而成为指导健康行为和生活方式调整的信息表达基础，促使人体个体认识论信息系统在系统运行期间做出相应行为调整的信息表达，如饮食习惯、作息规律、情绪管理等信息表达。通过内化的知识信息，人体个体认识论信息系统能够更好地理解疾病信息表达发生的内在机制，采取相应预防措施的信息表达，减少疾病发生的信息表达，也促进人体个体认识论信息系统运行水平的提高，包括生理健康、心理健康和社会适应能力的信息表达水平提高。而随着系统运行的发展，人体个体认识论信息系统可以利用各种健康管理工具和应用程序，辅助其更好地理解和应用中医理论知识信息，提高知识内化的效率。

通过这一过程，人体个体认识论信息系统不仅提高了对自身健康信息表达的认识和理解，而且通过知识内化，实现了对健康行为和生活方式信息表达的积极调整，从而产生预防疾病、促进健康的信息表达。

人体个体认识论信息系统在每一轮次更替程序运行期间会形成该系统该时段独特的知识体系，这个知识体系通过与人类元素信息系统的信息交换，不断丰富和完善这种个体化的、独特的，包括中医药学知识和其他学科知识在内的自身知识体系，并不断实现将这种个体知识转为群体知识的过程，进而实现人类元素信息系统知识元素信息的不断丰富。

**5. 知识的组织与输出**

中医个体认识论信息系统的知识存储部分是中医个体认识论信息系统中的关键环节，通过其组织功能，将内化的知识进行整理和归纳，形成更为系统化的认识论信息。这些信息被输出，准备与人体元素信息系统的知识元素进行交流，进而促进知识元素中的中医知识元素的丰富和发展。

在真实世界中，我们鼓励创新思维，对传统知识进行现代解读，探索中医与现代科技相结合的新途径。将中医药知识以特定的格式或符号编码，如图表、流程图、关键词等，以便于信息的存储和检索。准备好将中医药知识以易懂和吸引人的方式传达给其他个体或群体，包括语言的选择、表达方式的调整等。根据交流对象的特点，选择合适的交流媒介，如书籍、文章、讲座、视频、在线课程等。建立反馈机制，收集其他个体或群体对中医药知识传播的反馈，以便不断优化和更新知识体系。随着中医药学研究的进展和实践的深入，不断更新中医药学知识体系，保持其时效性和先进性。通过这种知识传播，可以促进社会对中医药理论的认识和接受，形成健康文化。

在我们的实验中，通过中医个体认识论信息系统与人类元素信息系统进行中医药知识元素信息交换这一过程，中医个体认识论信息系统不仅促进了自身知识结构的系统化和不断丰富，而且通过这种有效的信息交换，加强了元素信息系统中中医药知识元素的积累和更新，为更好地调节稳态信息作出贡献。

### 6. 群体知识的积累

当中医个体认识论信息系统将自身的认识论信息输出到人类元素信息系统时，这些信息与该系统原有的中医药学知识进行交流和融合。通过社会互动、学术交流、教育传播等方式的信息表达，中医个体认识论信息系统产生的知识被人类元素信息系统所接纳和吸收。这是一个动态的、迭代的过程，它涉及个体与群体之间知识的共享、整合和创新。个体将理论知识应用于实践中，通过实际问题的解决和经验的积累，不断验证和丰富群体知识。在知识交流和融合的过程中，个体和群体不断产生新的想法和理论，推动知识的创新和发展。群体知识的积累不仅促进了个体与群体之间的知识共享，还加强了知识的深度和广度，推动了中医药学知识体系的整体进步。这是中医个体认识论信息与人类元素信息系统进行信息交换的重要意义所在。

### 7. 知识的验证与迭代

在真实世界中，知识的验证与迭代是知识管理系统中的核心环节，群体知识在不断的实践和应用中得到验证。有效的知识被保留和强化，而不足或错误的知识得到修正和淘汰，实现某种程度的优胜劣汰，去伪存真。这一过程是动态的，如此方可确保知识的正确性、实用性和先进性，促进知识体系的持续更新和发展。

群体知识在实际工作、科学研究、技术应用等领域中得到应用，通过实践的结果来检验知识的效用和准确性。在知识应用的过程中，积极收集用户、客户、学者等不同角色的反馈，了解知识在实际应用中的表现和存在的问题。利用数据分析方法，如统计分析、效果评估等，对知识的实践结果进行量化评估，为知识验证提供客观依据。通过同行评审机制，邀请领域内的专家对知识内容进行审查和评价，确保知识的专业性和权威性。鼓励个体和群体持续学习新的理论和技术，对现有知识进行更新和补充，以适应不断变化的环境和需求。根据实践检验和反馈结果，对知识体系中的错误或不足之处进行修正和完善，提高知识的准确性和可靠性。采用迭代的方法，不断对知识体系进行更新和优化，形成从实践到理论再到实践的良性循环。对于经过验证证明无效或过时的知识，及时进行淘汰，避免其对决策和实践产生负面影响。鼓励创新思维，对现有知识进行挑战和突破，推动新理论、新技术的产生和发展。通过跨学科的交流和合作，引入新的视角和方法，对知识体系进行多元化的验证和迭代。利用现代信息技术，如人工智能、大数据分析等，辅助知识的验证和迭代过程，提高效率和准确性。

通过这一动态的验证与迭代过程，知识体系得以不断进化和完善，为个体和群体提供更加准确、实用和先进的知识支持，推动社会的进步和发展。

在我们的实验中，中医个体认识论信息系统与人类元素信息系统之间的信息交换实现了在封闭系统中中医药知识验证与迭代的过程，这使得人类元素信息系统的知识元素部分不断进化和完善，中医个体认识论信息系统的知识存储部分能够获得更加准确、实用和先进的知识支持，从而推进该系统能够输出更佳的中医集合信息，对稳态信息产生更佳的调节作用。

### 8. 知识的传承与创新

在真实世界中，经过验证的群体知识被传承给新一代，同时新一代在前人的基础上进行创新和发展。知识的传承与创新是文明进步的双重驱动力，其共同构成了知识发展的连续性与活力，促进了传承与创新的循环，推动了知识的深化和拓展。

学校作为知识传承的主要场所，通过课程教学、实验操作、学术研讨等方式，将经过验证的群体知识传递给学生。在中医领域，跟师则在某种程度上更能保证知识和技能的原汁原味传承。书籍、学术期刊、在线数据库等出版物是知识传承的重要媒介，其记录并保存了人类的智慧成果。利用视频、播客、网络研讨会等数字媒体形式，使得知识的传播更加便捷和广泛。鼓励不同年龄和背景的人进行交流，以促进知识的传递和不同视角的融合。在学术和研究机构中，为新一代提供实验和研究的平台，鼓励他们对现有知识进行质疑和扩展。鼓励跨学科的学习和研究，打破传统学科界限，促进知识的综合与创新。鼓励新一代参与社会实践，将理论知识应用于解决现实问题，在实践中学习和创新。

通过这种传承与创新的循环，知识得以跨越时代，不断丰富和完善，为社会的发展提供源源不断的动力。

在我们的实验中，中医个体认识论信息系统只有一套系统，但这仍不妨碍其实现存储部分知识框架的传承与创新。在面对数以亿万计的稳态信息和自我集合信息的处理过程中，该系统的知识框架不断丰富与完善，以适应无穷无尽的信息变化，并能够不断产生更佳的中医集合信息。通过与人类元素信息系统的持续信息交换，中医个体认识论信息系统不断更新自己的知识体系；通过处理无穷无尽的稳态信息与自我集合信息的变化，该系统不断创新自身的知识体系，不断产生具有创新性质的中医集合信息。通过这种中医药知识信息在中医个体认识论信息系统与人类元素信息系统间的传承与创新的循环，中医药知识得以跨越不同的更替程序，并持续不断地得到丰富和完善，为产生更佳中医集合信息提供源源不断的动力。

### 9. 信息交换通道的建设

在真实世界中，为了促进个体经验到群体知识的积累，需要建立有效的信息交换通道。这些通道可以是线上的数据库、论坛、学术交流平台，也可以是线下的研讨会、工作坊等。比如中国中医科学院中医药信息研究所开发的古今医案云平台，整合了古今近 50 万医案，5000 余位古今名医信息，集成诸多数据挖掘算法的专业医案管理与服务平台，就可以提供医案的采集，自动结构化，集中存储管理，后标准化处理，数据挖掘分析，工作组协同工作，医案数据共享及医案查询检索等服务，促进医案信息的管理、共享与利用。

通过上述步骤，个体经验得以在群体中传播和积累，形成共享的知识体系，进而推动社会的整体进步和发展。这一过程不仅涉及信息的传递和接收，还包括了认知的深化、知识的创新和文化的形成。

在我们的实验中，实现交换的通道主要是中医个体认识论信息系统、人类个体认识论信息系统与人类元素信息系统之间的信息交换，这种不间断的信息交换，使得个体性经验与群体性知识能够很好地融合，最终有效的经验和知识得以保留，无效的经验和知识就被淘汰。

综上所述，中医个体认识论信息系统需要从人类元素系统已积累的群体知识中获取其所需要的特定的经验信息和知识信息，包括中医药学知识信息和其他学科知识信息，以满足其生成集合信息的需求。由此，中医个体认识论信息系统与人类元素信息系统之间进行了信息交换，每一次交换的实质是群体知识信息与个体经验信息和知识信息的交换，交换的结果是群体知识信息的增长和个体经验信息的积累，在这样的交换中实现了认知的升华。

此外，认识论信息系统与人类元素信息系统间除了经验与知识的信息交换外，中医集合信息和自我集合信息进入人类元素信息系统后，还会通过选择有用的人造物元素信息，输入人体个体本体论信息系统，成为该系统的影响因素信息，并对其输出的稳态信息进行调节。

从上述论述中，我们知道了与稳态信息相关的本体论信息是如何转化为认识论信息的。但实际上，自然元素信息系统中有大量元素信息不会对人体个体本体论信息系统输出的稳态信息直接产生影响，而这部分本体论信息依然会转变为认识论信息，但关于其如何转化为认识论信息，以及自然元素信息怎样生成人造物元素信息等过程，属于其他学科研究范畴，将不在本书中进行讨论。

人类元素信息的分类包含了社会元素信息、个人元素信息、人造物元素信息和知识元素信息。其中所有人类元素信息都会输入人体个体认识论信息系统，对其产生巨大的影响，尤其是群体社会元素信息和个体社会元素信息，前者如战争元素信息、灾害元素信息等，后者如人际关系元素信息、社会地位元素信息等，以及个人元素信息包括饮食元素信息、起居元素信息、情志元素信息、运动元素信息等都会造成该系统输出的自我集合信息出现剧烈波动。而所有人类元素信息输入到人体个体认识论信息系统后，经由他组织功能处理后所产生的自我集合信息，一方面可以调用人造物元素信息作为影响因素信息输入人体个体本体论信息系统，另一方面和该系统输出的稳态信息一起作为自我信息处理器的输出信息即自我输出信息为中医个体认识论信息系统所认知。

输入中医个体认识论信息系统的只有人类元素信息中的知识元素信息和人造物元素信息，这些元素信息进入该系统后，一方面与稳态信息相互关联，经他组织功能处理后形成中医集合信息。知识元素信息指的是中医理论、临床经验、经典文献元素信息等，这些信息包含了丰富的中医知识，为中医个体认识论信息系统的运行提供了理论基础和实践指导。人造物元素信息指的是通过人类智慧和劳动创造出来的物质和产品信息，如中药、针灸器具、医疗设备等元素信息。这些人造物元素信息在中医个体认识论信息系统的运行中发挥着重要作用。另一方面其所形成的中医集合，进入人类元素信息系统，调用人造物元素信息，输入的元素信息与个体的稳态信息相互关联，形成对稳态信息状况的全面认识。中医集合成为人体个体本体论信息系统的影响因素信息，通过自组织功能处理后，最终达到产生更佳稳态信息的目的。

人类元素信息系统也是自我信息处理器和非我信息处理器的开放环境之一，理论上来说其能提供的元素信息是无限的、无穷的，在本思想实验中，我们规定了人类元素信息系统是认识论信息系统，因而其所提供的元素信息是可以被认知的（图4-4）。

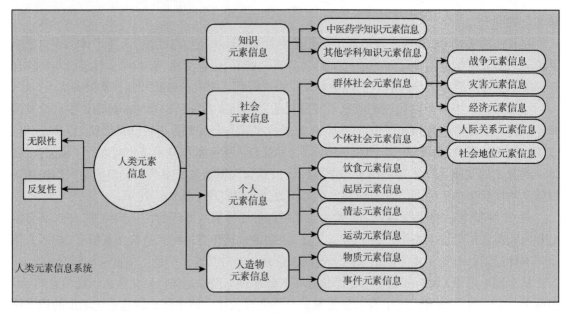

图 4-4　人类元素信息系统

# 第一节　人类元素信息分类

人类元素信息是群体经由认知形成的知识元素信息或概念元素信息的总和，有对自然元素信息系统产生的自然元素的认知，也有对人体个体本体论信息系统产生的稳态信息的认知。在本实验中规定人类元素信息包括社会元素信息、个人元素信息、人造物元素信息和知识元素信息四个大类。

社会元素信息分为群体社会元素信息和个体社会元素信息，前者如战争元素信息、灾害元素信息等，后者如人际关系元素信息、社会地位元素信息等；个人元素信息包括了饮食元素信息、起居元素信息、情志元素信息、运动元素信息等；人造物元素信息包括了物质元素信息和事件元素信息；知识元素信息中包含了中医药学知识元素信息和其他学科知识元素信息。

## ▼ 一、知识元素信息

一般而言，人类通过感觉、知觉、触觉等感知外部世界，但这些信息是原始的、未经加工的感官数据。知觉是对感觉信息的进一步加工和整合。通过大脑的解析，将感官数据转化为有意义的模式和图像，形成对环境的初步理解。所获得的信息，在认知停止后并没有消失，而是要对信息进一步分析、解释和推理，存储起来变成经验和知识，并在需要时能够再现出来，这就涉及记忆、注意力、思维和语言等认知功能。随着时间的推移，通过不断的感知和认知活动，人类积累了大量的经验。这些经验成为个体理解世界和做出决策的基础。而知识则是人类在改造世界的实践中所获得的认识和经验的总和，不仅包括具体的事实和信息，还包括概念、原则、技能和策略，对于个体来说，知识是其拥有信息或快速定位信息的能力。随着新信息的获取和新经验的积累，个体不断更新和迭代自己的知识体系，以适应不断变化的环境和需求。

知识有多种分类方法，无法一一尽述。在本实验中，主要按两种方法分类，一是从可表达性与可感受性进行分类，可以分为明知识、默知识、暗知识；二是按学科划分，可以分为中医药学知识和其他学科知识。

## （一）中医药学知识元素信息

一般而言，中医药学知识是在数千年的临床实践中获得的，主要是医生通过感官观察和亲身经历所获取，属于经验知识的范畴，中医药学既有的理论知识也都是源自前人的经验知识；从知识领域来看，中医以自然人类的健康长寿为研究目标，有自然科学的属性，其发展过程中又融合了中国古代的哲学、军事、文学等知识，同时兼具部分社会科学、人文科学的属性。

在本实验中，中医药学知识元素信息是人类元素信息系统中知识元素类别中唯二两个分类中的一个，另一个分类则是中医药学知识元素信息之外的所有知识元素信息，被称为其他学科知识元素信息。中医药学知识元素信息之所以在本实验中具有如此突出的地位，是因为本实验是在中医药学框架下进行的，中医药学知识元素信息是支撑实验进行的基础。非我信息处理器运行的中医个体认识论信息系统主要依赖中医药学知识元素信息构建起中医药学知识框架，使整个系统按照中医药学的规律运行，进而使整个实验成为中医药信息科学的思想实验。

在本实验中，中医药学知识元素信息的突出地位不仅源于其在中医药学框架下的核心作用，还因为中医药知识图谱的快速发展为这一领域的研究提供了新的视角和工具。中医药知识图谱是一种结构化的知识表示方式，通过将中医药学中的实体（如草药、病症、治疗方法等）及其关系（如药物与病症的对应关系、药物之间的相互作用等）以图的形式呈现出来，从而构建起一个复杂的知识网络。

近年来，中医药知识图谱的研究取得了显著进展。研究人员利用自然语言处理（NLP）技术，从大量的中医药文献中自动或半自动地提取关键信息，构建了包含数以万计节点和关系的图谱。这些节点和关系通过三元组或四元组的形式进行表示，如下：

三元组形式：（实体1，关系，实体2）

四元组形式：（实体1，属性，值，实体2）

例如，一个三元组可以是（"人参"，"治疗"，"气虚"），表示人参可以用来治疗气虚的症状。四元组则可以更详细地描述关系，如（"人参"，"含有"，"人参皂苷"，"增强免疫力"），这不仅说明了人参含有人参皂苷，还指出了人参皂苷具有增强免疫力的功能。

这种图谱形式的知识表示，不仅有助于我们更直观地理解中医药学中复杂的知识体系，而且为中医药的现代化和国际化提供了可能。通过知识图谱，可以更容易地实现中医药知识的检索、推理和发现新的知识和治疗方法。

此外，中医药知识图谱还可以与人工智能技术相结合，用于开发智能诊断系统、药物推荐系统等，已经成为医工交叉研究的重要方向。在中医辨证诊断、专科疾病的特色诊疗、中药方剂智能推荐等方面，基于知识图谱的中医临床决策辅助应用均具有广阔前景。例如，通过分析患者的病症信息和体质特征，智能系统可以推荐个性化的治疗方案，包括草药的选择和剂量的调整。但就目前而言，中医药领域的医工交叉知识图谱项目仍处于探索阶段，多数项目以高校和科研机构为主体用户，真正面向临床和市场的成熟应用仍显不足。

在技术层面，知识图谱的构建高度依赖于算法模型，但目前较为单一的算法模型还不足以应对中医药学领域知识信息的多样性、复杂性以及知识质量的不一致性。此外，现有的模型评价方法主要关注模型的准确率和召回率，而忽视了实际应用效果，缺少一种能够全面评估模型优劣的评价体系。

在应用层面，系统的复杂性、操作的易用性以及使用者的技能水平都是影响中医药知识图谱发展、普及和推广的关键因素。

总之，中医药知识图谱能够从海量数据中提炼出医学知识，不仅丰富了中医药学的知识体系，而且使中医药知识更加规范化、客观化和直观化，也为中医药的临床应用和科学研究提供了新的工具和方法。随着技术的不断进步，我们有理由相信中医药知识图谱将在未来的中医药研究和实践中发挥越来越重要的作用。

正是由于中医药知识图谱的快速发展，使得本实验建立的中医认识论信息系统中存储部分的中医药学知识框架构建有了更好的基础，在知识图谱基础上构建起的知识框架能够更好地适应系统运行的需求，满足他组织对相关知识提取的需要。

### （二）其他学科知识元素信息

一般而言，知识是人类对物质世界以及精神世界探索所获得的结果的总和，是符合文明发展方向的，其并没有一个统一而明确的界定，但价值判断的标准却在于其实用性，也就是说，以能否让人类创造新物质、得到力量和权力等为标准。此外，知识的概念是哲学认识论领域最为重要的一个概念，还是科学与非科学的区分标准，属于文化。学科的概念则包含了两种含义：一是作为知识的"学科"，二是围绕这些"学科"而建立起来的组织。一般认为，从创造知识和科学研究的角度来看，学科是一种学术的分类，指一定科学领域或一门科学的分支，是相对独立的知识体系。我们在这里所讲的其他学科知识就是指中医药学学科以外的所有科学领域或所有科学分支形成的所有相对独立的知识体系。

如上所述，在本实验中，除了中医药学知识元素信息之外的所有人类知识元素信息都归属于此，这些知识元素信息对于认知世界、产生和利用人造物元素信息都有着至关重要的作用，当然也对人体个体认识论信息系统起着直接的影响作用（实际上，在不同轮次更替程序运行期间，该系统知识存储部分构建的知识构架绝大部分是依赖其他学科知识元素形成的），进而对人体个体本体论信息系统输出的稳态信息起着间接的影响作用。事实上，其也对中医个体认识论信息系统的运行有着重要的影响，换言之，在该系统知识存储部分构建的中医药学知识框架实际上深受其他学科知识元素信息的影响，但由于本书的重点是讨论中医药信息科学的思想实验，因而对其他学科知识元素信息不作重点讨论。

## 二、社会元素信息

一般而言，社会指在特定环境下共同生活的生物，能够维持长久的、彼此相依为命的、相对稳定的结构。由此可见，社会不仅仅是由人组成的，应该还有物质；此外，社会还是一个人际关系和物质基础及信息技术的集成。

在本实验中，社会元素信息主要是能够影响自我信息处理器自我输出信息的群体行为元素信息，包括群体社会元素信息和个体社会元素信息。

（一）群体社会元素信息

一般而言，群体社会是指人们通过一定社会关系结合起来进行活动的共同体，泛指一切通过持续的社会互动或社会关系结合起来进行共同活动，并有着共同利益的人类集合体。由此可见，群体社会的形成，一是在群体中产生，由很多个体组成；二是共同体，即结合起来活动的个体们具有共同利益；三是在共同体中有持续的互动社会活动和保持持续的社会关系。

在本实验中，群体社会元素信息同样是指群体活动产生的、具有共同体特征的、有持续互动活动和保持持续相互关系的一类元素信息，具体分为战争元素信息、灾害元素信息等。

**1. 战争元素信息**

一般而言，战争是一种集体、集团、组织、派别、国家、政府互相发生的暴力、攻击、杀戮等行为，是敌对双方为了达到一定的政治、经济、领土等目的而进行的武装战斗。战争的本质是社会群体争夺利益，通常波及范围广，对抗激烈，造成广泛的社会影响。

战争环境下的个体会因暴力攻击而被直接伤害，也会因战争继发饥饿、物资短缺被间接伤害，此外，战后大量尸体腐烂还会引发瘟疫，身处战争环境下会引发个体出现一系列心理反应，如压力、焦虑、创伤后应激障碍（PTSD）等。这些心理反应可能导致认识论信息系统的功能失调，影响个体的判断力、决策能力和行为模式。

在本实验中，战争元素信息通过认知进入人体个体认识论信息系统，直接诱发该系统输出的自我集合信息出现剧烈波动；此外，战争元素信息叠加人造物元素信息后，作为物质信息进入人体个体本体论信息系统时，影响过于强烈，可能会导致人体个体本体论信息系统的更替程序（如细胞更新、组织修复等）出现紊乱甚至崩溃，影响该系统的正常运行。

**2. 灾害元素信息**

一般而言，灾害是指给人类生命、财产造成危害和损失的现象及过程，例如旱、涝、虫、雹、战争、瘟疫等造成的祸害。

在本实验中，灾害元素信息主要是指自然灾害元素信息，如异常恶劣天气元素信息造成的飓风元素信息、暴雨元素信息、冰雹元素信息，以及地质灾害元素信息，如地震元素信息、泥石流元素信息等。战争元素信息造成的灾害元素信息已在上面涉及，因而不在此处讨论。

灾害元素信息引发的恐慌、忧虑等负面情绪元素信息进入人体个体认识论信息系统后，影响个体的心理状态，输出的自我集合信息会给自我信息处理器带来间接伤害；当负面情绪元素信息被个体认识论信息系统接收后，可能会引起认知偏差、注意力分散、决策能力下降等问题的信息表达。而灾害元素信息与人造物元素信息叠加后，作为影响因素进入人体个体本体论信息系统后会造成自我信息处理器的直接伤害，如创伤、感染、中毒等，同样可能诱发本轮更替程序（如细胞更新、组织修复等）出现紊乱甚至崩溃，影响该系统的正常运行。

**3. 经济元素信息**

在真实世界，经济波动、市场变化、通货膨胀、失业率等经济因素对群体的生活水平和心态有着直接影响。经济元素信息是影响群体生活水平和心态的关键因素，它们构成了社会经济环境的基础，并在多个层面上影响着人们的生活。经济波动，如经济增长或衰退，会影响就业机会、收入水平和消费能力，进而影响群体的生活质量和对未来的信心。市场变化，包括行业兴衰、供需关系波动等，会影响特定行业从业者的就业安全和收入稳定性，促使群体进行职业规划和转型。通货膨胀导致物价上涨，侵蚀购买力，特别是对于固定收入群体，如退休人员，其生活成本的上升可能造成经济压力。高失业率不仅减少了家庭收入，还可能带来心理压力和社会不安定因素，增加社会福利负担，影响社会整体的幸福感。收入分配的不均衡可能导致贫富差距扩大，影响社会稳定和群体和谐，激发社会不满和阶级矛盾。

在本实验中，经济元素信息进入人体个体认识论信息系统后，视其状态会对该系统产生不同的影响，负面经济元素信息会导致其输出的自我集合信息的情绪信息产生极大的波动，进而影响稳态信息状态，严重时，甚至可导致本轮更替程序崩溃，直接进入下一轮到更替程序；正面经济元素信息会提升自我集合信息的情绪信息，进而导致稳态信息处于更佳的状态。

其他政治元素、文化元素也具有类似的特征，在此不一一赘述。

## （二）个体社会元素信息

一般而言，个体社会指个体在与社会相互作用中，将社会所期望的价值观、行为规范内化，获得社会生活所需要的知识和技能，以适应社会变迁的过程。这个过程具有终身持续性、社会强制性和个体主动性等特点。对个体而言，这是被社会认同、参与正常社会生活的必要途径。从社会心理学角度讲，是指个体在特定的社会情境中，通过自身与社会的双向互动，逐步形成社会心理定向和社会心理模式，学会履行其社会角色，由自然人转变为社会性的人，并不断完善的长期发展过程。这个过程从每个人的角度来理解，是一个人从不知到知、从知之不多到知之甚多，从不成熟到成熟的社会生长过程。

在本实验中，个体社会元素信息进入人体个体认识论信息系统后，影响其原有的知识信息与经验信息，形成新的存储状态，经他组织处理后产生自我认知集合信息，其既是自我集合信息输出的重要组成成分，也是作用于人造物元素信息后影响本体论信息系统的重要影响因素信息。

### 1. 人际关系元素信息

一般而言，人际关系指人与人之间在一段过程中，彼此借由思想、感情、行为所表现的吸引、排拒、合作、竞争、领导、服从等互动关系，广义地说包含了文化制度模式与社会关系，主要表现为人们心理上的距离远近、个人对他人的心理倾向及相应行为等。人际关系一般受到群体社会关系的制约，反过来又深刻地影响着群体社会关系各方相互作用的形式。

在真实世界中，和谐的人际关系，有利于满足人们心理和交往的需要，有利于发挥人们的积极性和创造性，为个体提供支持和鼓励，促进个体在工作、学习和生活中取得更好的表现。不和谐的人际关系给人带来消极、悲观、厌世等情绪，进而影响全身气血流动、脏腑功能等，甚至可能导致免疫系统功能下降。

在本实验中，人际关系元素信息被人体个体认识论信息系统获取后，会改变其知识信息中存储的知识架构，影响已有的经验信息，从而导致自我集合信息中情绪信息的波动，恶劣的人际关系元素信息能够诱发抑郁元素信息出现，最严重时可以间接导致本轮更替程序提前崩溃，甚至即刻崩溃。以"悲则气消"为例，悲伤情绪的信息表达会导致肺气消沉，肺主气，司呼吸，悲忧伤肺，可使人气短、乏力、精神萎靡的信息表达发生，长此以往，甚至可能导致抑郁症状信息表达的出现。而良好的人际关系元素信息能够改变抑郁元素信息的状态，通过提供相关支持和帮助的元素信息，促使人体个体认识论信息系统从抑郁情绪的信息表达中恢复到正常状态的信息表达。如"喜则气缓"，喜悦情绪的信息表达能够促使气机和缓，心情舒畅的信息表达产生，有助于出现气血流通、脏腑功能正常运行的信息表达。这与心主血脉而藏神，喜悦情绪能够使心气和顺、神志安宁的信息表达产生相关。这表明良好的人际关系元素信息改变了抑郁元素信息状态，为人体个体认识论信息系统的运行提供了相应的支持和帮助，促使其恢复正常的运行。

**2. 社会地位元素信息**

一般而言，狭义的社会地位是指社会等级制度或分层制度中的排列位置、权力、声望、职业、财富的象征；广义的社会地位是指个体在一定社会关系体系中所处的位置。

社会地位的变化不但会给心情带来影响，如范进中举后，因社会地位即将飞跃而欢喜过度，导致癫狂；也会因相应的生活环境改变，直接影响身体，《素问·疏五过论》有论"诊有三常，必问贵贱，……故贵脱势，虽不中邪，精神内伤，身必败亡。始富后贫，虽不伤邪，皮焦筋屈，痿躄为挛"，对于尝贵后贱、尝富后贫导致的脱营、失精都属于此。

在本实验中，社会地位元素信息进入人体个体认识论信息系统后，会诱发类似人际关系元素信息的改变，无论是正面还是反面作用。因此，在一定的社会地位元素信息进入后，需要使用他组织功能给以正确处理，加强正面影响，消除负面影响，以保证自我集合信息的稳定与持续。

## 三、个人元素信息

一般而言，个人是与群体相对的概念，指单独个体，有时可以作为自称。在本实验中，个人元素信息包括了个体的饮食元素信息、起居元素信息、情志元素信息、运动元素信息等。此外，在本实验中，我们规定，个人元素信息只进入人体个体认识论信息系统。

### （一）饮食元素信息

民以食为天，饮食从来是人类赖以生存的基础。在《素问·异法方宜论》中对饮食影响人体已经有了更为直接的论述"故东方之域，天地之所始生也，鱼盐之地，海滨傍水，其民食鱼而嗜咸，皆安其处，美其食，鱼者使人热中，盐者胜血，故其民皆黑色疏理，其病皆为痈疡，其治宜砭石，故砭石者，亦从东方来。"《灵枢·九针论》曰："病在筋，无食酸；病在气，无食辛；病在骨，无食咸；病在血，无食苦；病在肉，无食甘。"与饮食因素相关的疾病，以及从饮食口味的角度防治疾病从古至今都得到了重视，相应地通过饮食的调节，也可以实现对体质，对身体阴阳气血偏性的调节，进而达到提升健康水平的效应。

在本实验中，饮食元素信息的来源通常是动物元素信息、植物元素信息、矿物元素信息，一般加工为人造物元素信息后进入人体个体本体论信息系统，但哪些饮食元素信息能表达为食用状态信息，进而表达为怎样食用信息，在地理环境元素信息中处于什么地方的信息表达则需要存储在人体个体认识论信息系统。例如，水元素信息可以表达为饮用信息状态，进而表达为如何饮用信息状态，以什么频率饮用的信息表达等都积累在与饮食元素信息有关的人体个体认识论信息系统的知识信息存储中。

个人饮食元素信息进入人体个体认识论信息系统后，主要表达为该系统此轮更替程序在饮食状态方面特有的信息表达，如对某种食物元素信息呈过敏状态信息表达，某种食物元素信息食后信息表达为不良反应状态；某些食物元素具有过寒的信息表达，食后容易损伤阳气，表达为胃痛、胃胀等信息状态；某些食物元素具有过辣或过冷的信息表达，易导致出现腹泻的信息表达，某些食物元素具有滋腻碍胃性质，易导致腹胀的信息表达，某些食物元素信息具有过热性质，易导致口舌生疮的信息表达等。这些个人饮食元素信息所诱发的人体个体认识论信息系统产生的信息表达只局限于本轮更替程序运行期间，而下一轮更替程序由于先天设定的差异则可能不会出现同样的信息表达。

（二）起居元素信息

一般而言，起居主要记录个体睡眠或清醒的作息信息。如睡眠有正常睡眠状态、难入睡状态、多梦睡眠状态、易醒睡眠状态、嗜睡状态等，主要以睡眠时长和睡眠质量来区分。清醒时则有正常清醒状态、兴奋状态、萎靡状态、昏沉状态等，主要以清醒状态时处理事务的效率来区分。

在真实世界中，睡眠对记忆巩固、学习、思考、推理和解决问题等认知功能起着关键作用。睡眠不足可能导致记忆力减退、注意力分散和决策能力下降。

睡眠不足会影响身体在夜间的自然愈合过程，包括细胞修复、组织再生以及生长激素的分泌，这可能导致身体无法有效恢复日常活动带来的损耗。此外，睡眠对于维持免疫系统的正常运行至关重要。缺乏睡眠会降低免疫细胞的活性，减少细胞因子的生成，增加感染和疾病的风险。而"夜卧早起，广步于庭"才是适应自然规律的养生方法。

在本实验中，起居元素信息进入人体个体认识论信息系统后，对其输出的自我集合信息直接产生影响，表现为对自身睡眠信息状态和清醒信息状态信息表达的改变。

（三）情志元素信息

中医药学认为，情志是脏腑功能对外界的应答，情志过激和淡漠都反映了脏腑精气的异常，反之，情志的改变也能够调节脏腑精气。

在《素问·举痛论》中有"怒则气上，喜则气缓，悲则气消，恐则气下"的记载，《灵枢·本神》有"心气虚则悲，实则笑不休"的记载，都说明了情志与气血运行和脏腑虚实的关系。情绪的波动会导致气血运行不畅，进而影响身体健康。《素问·阴阳应象大论》中"怒伤肝，悲胜怒"的记载则说明了情志过激致病，可以运用五行相克的治则，以情志相胜法来治疗。中医强调"未病先防"，通过情志管理，预防情绪引起的疾病。提倡保持乐观、宽容的心态，避免情绪波动对身体的不良影响。

在本实验中，情志元素信息被人体个体认识论信息系统认知后，会严重干扰其存储的经验信息状态，可发挥正反两方面的作用，适度的情绪元素信息有助于情绪释放和身体健康的信息表达，而情绪元素信息过激或长期情绪压抑则可能导致身心疾病的信息表达。情绪元素信息的持续负面影响可能会干扰人体个体本体论信息系统的自然更替程序，如细胞更新和脏腑功能正常运作的信息表达，甚至影响生长激素分泌的信息表达，长期如此可能导致更替程序的崩溃。

（四）运动元素信息

一般而言，运动涉及体力和技巧，适度运动可以保持气血通畅，肌肉灵活，过度运动会损伤骨骼、关节、韧带、肌肉，消耗气血，运动过少会导致气血运行缓慢，肌肉萎缩。

中国古代医家创立了许多采用运动方式对气血脏腑进行调节的方法，统称为"导引"，即呼吸运动（导）与肢体运动（引）相结合的养生术，如五禽戏、八段锦、太极拳。现代医家也创立了各种养生操、保健操等。

在本实验中，我们规定，运动元素信息一般通过人造物元素信息形成运动人造物元素信息，直接进入人体个体本体论信息系统，叠加到状态信息上，不仅对输入的其他影响因素信息产生影响，而且对其内置的先天状态信息产生影响，最终对其输出的稳态信息产生影响。但哪些运动元素信息能表达为本轮更替程序期间的运行状态信息，进而表达为怎样运动的信息，在本轮更替程序中运动元素信息的表达强度等则需要存储在人体个体认识论信息系统。例如，太极拳元素信息可以表达为适用运动信息状态，进而表达为如何进行太极拳运动信息状态，以什么频率进行太极拳运动的信息表达等都积累在与运动元素信息有关的人体个体认识论信息系统的本轮更替程序的知识信息存储中。

综上所述，饮食元素信息、起居元素信息、情志元素信息、运动元素信息等处于适宜状态是保持人体个体本体论信息系统正常运转的重要环节。饮食元素信息的获得为系统运动所需的能量提供支撑，起居元素信息的获得为系统正常运转所需的休息状态提供支撑，情志元素信息和运动元素信息的获得保障系统处于气血通畅的状态。而不恰当的饮食元素信息、起居元素信息、情志元素信息、运动元素信息等则产生干扰气血运行的信息状态，进而成为造成人体个体本体论信息系统出现状态扰动的影响因素信息。在中医个体认识论信息系统存储的中医知识框架的病因体系中，七情内伤元素信息、饮食失宜元素信息、劳逸失度元素信息都属于内发病因元素信息，而内因是造成人体气血津液失调的关键因素之一。

人体个体认识论信息系统可以根据对共生的人体个体本体论信息系统输出的稳态信息的认知，如面色、声音、舌象、脉象等四诊对象以及西医的生理指标和心理状态，来评估个体的当前健康状况。根据饮食元素信息、起居元素信息、情志元素信息、运动元素信息等个体知识元素信息，评估系统当前的健康状态信息表达是否处于平衡状态，判断所处信息状态是否需要调节，再选择如导引（中医养生操）、食疗（药膳）、情志疗法（心理调适）等作为调节元素信息，对人体个体本体论信息系统进行调节，这是个人元素信息对自我输出信息发挥调节作用的重要途径。

## 四、人造物元素信息

一般而言，人造物原指人类制造的一切物体。而在本实验中，我们规定所有经由人类认知、带有人类认知属性的物质信息和事件信息都属于人造物元素信息的范畴。

人造物元素信息来源于自然元素信息，由人类认知、加工后形成了人造物元素信息，人造物元素信息中包含有本体论的自然元素信息，也包含了来自人类的认识论信息，人类虽然已经对人造物元素信息进行了认知和加工，但对其所包含的本体论信息部分，依然无法完整认知。

人造物元素信息的双重属性使其可以进入本体论信息系统，也可以进入认识论信息系统。进入认识论信息系统的是其认识论部分，是人类对该人造物元素信息的认知部分，如大黄元素信息具有清热通便的信息表达；进入本体论信息系统的是其本体论部分，如大黄元素信息进入人体个体本体论信息系统的是大黄元素信息的本体论信息，但其是否真的发挥了清热作用的信息表达，如何发挥清热作用的信息表达，都是目前本实验无法认知的。在认识论信息系统中，大黄被认知为具有清热泻火、凉血解毒的功效；而在本体论信息系统中，大黄的实际药效、化学成分如何与人体生理过程相互作用则构成了其本体论信息，而这恰恰是中医药科学研究的对象。

当人造物元素信息作为认识论部分时，体现为人类对这些元素的认知和文化理解。例如，人参在认识论信息系统中不仅是一种植物，还承载了补中益气、增强体力、提高免疫力等认识论信息。食物如大蒜，从认识论角度看，被认为具有抗菌、提高免疫力等属性；从本体论角度看，大蒜中的活性成分如大蒜素如何影响人体，如何通过增强免疫细胞的活性来发挥作用仍有其不确定的一面。

## （一）物质元素信息

一般而言，物质为构成宇宙间一切物体的实物和场，世界上所有的实体都是物质，人本身也是物质，光、电磁场也是物质，动物植物等有机物是物质，矿物等无机物也是物质。物质信息是有空间属性的信息，能量信息也是物质信息的一种。

在本实验中，物质元素信息广泛存在于元素信息处理器中，自然元素信息系统中的物质元素信息与人体个体本体论信息系统的稳态信息之间不断进行交换；在人类元素信息系统中，对于物质元素信息进行认知和加工，就形成了人造物元素信息。

例如，对稻米元素信息进行采摘、脱壳、煮熟等信息表达，就是将自然元素信息中的稻米元素信息变为人造物元素信息的过程；对铁矿石元素信息进行熔炼、锻打等信息表达后形成菜刀元素信息表达，就是自然元素信息中的铁元素信息变为人造物元素信息中的菜刀元素信息的过程。

在中医个体认识论信息系统中进行医疗过程信息表达中应用的中药饮片元素信息、针灸针元素信息、刮痧板元素信息等药物元素信息和器械元素信息都是属于人造物元素信息中的物质元素信息。其中中药饮片的元素信息不仅仅是指药材本身，还包括了采摘、晾晒、切片、炮制等一系列加工步骤的信息表达，这些步骤对药效的信息表达有重要影响。针灸针、刮痧板的元素信息则包括选材、锻造、打磨、消毒等信息表达，每一步骤都关系到针和刮痧板的质量和治疗效果的信息表达，而且承载着丰富的文化和历史价值，反映了中医的哲学思想和治疗理念。虽然现代科技的发展为人造物元素信息的加工和应用提供了新的可能性，如通过现代分析技术研究中药成分，或利用现代材料制造更优质的中医器械，但是在中医个体认识论信息系统中，人造物元素信息的治疗效果不仅取决于其物质属性，还与医生的技术水平和患者的个体差异有关。总之，人造物元素信息在中医个体认识论信息系统中的应用，有助于实现个体化治疗，根据稳态信息的具体情况选择合适的治疗方法和器械元素信息。

## （二）事件元素信息

一般而言，事件是随机现象的表现。在本实验中，事件元素信息带有时间属性，人造物元素信息中的事件元素信息是叠加了人类认知的一段特殊事件。如歌曲元素信息、导引元素信息、冥想元素信息，都属于人造物元素信息中的事件元素信息，在治疗中应用针灸元素信息、按摩元素信息，这段治疗信息表达的时间属性也属于人造物元素信息中的事件元素信息，甚至人体个体认识论信息系统对自身饮食元素信息、起居元素信息的时间信息表达调整，如早睡早起信息表达、按时吃饭信息表达，也属于人造物元素信息中的事件元素信息。

在本实验中，我们规定只有本体论信息才能进入本体论信息系统，所以中医个体认识论信息系统形成的中医集合信息并不能直接进入人体个体本体论信息系统，而是调用人造物元素信息后再作为影响因素信息进入人体个体本体论信息系统。其中所应用的物质元素信息部分，调用人造物元素信息中的物质元素信息，如中药饮片元素信息、针灸针元素信息、按摩仪元素信息、夹板元素信息等；而其中涉及操作部分的信息表达，则是调用了人造物元素信息中的事件元素信息，如中药煎煮元素信息、中药服用元素信息、针灸治疗元素信息、按摩治疗元素信息、接骨治疗元素信息等。而这些可以通过事件知识图谱实现结构化的知识表示，形成一个网络状的知识结构，方便后人学习与理解。

人类元素信息系统的各个部分之间存在着有机关联，如个人元素信息和社会元素信息之间，社会元素信息是由个人元素信息组成的，形成社会元素信息后，个人元素信息就有了人际关系元素信息和社会地位元素信息。社会层面的信息表达变化必然影响到其中的个人元素信息，如战争元素信息、灾害元素信息、时局动荡元素信息，都会给身处其中的个人元素信息带来巨大影响，而其中的有机关联同样可以通过知识图谱的语义关系来表达与渲染。

在本实验中规定达成共识的知识信息即是群体知识信息，可见群体知识信息是在社会元素信息中产生的，也为群体元素信息所使用；人造物元素信息也是由社会元素信息的群体元素信息通过生产制造信息表达的，制造完成的人造物元素信息被群体元素信息使用，如公路元素信息、建筑元素信息。知识信息和人造物元素信息形成后会影响社会元素信息。例如，掌握了丝虫病知识信息后进行了大规模整治环境卫生信息表达，如填平低洼信息表达，消除水沟信息表达，消灭蚊虫信息表达，全面应用乙胺嗪药盐信息表达等，可以消除丝虫病这个元素信息的信息表达。这个事件信息表达，就是掌握知识信息、运用人造物元素信息、改造社会信息表达的典型案例。如果人造物元素应用不当，又会造成社会性恶劣事件的信息表达，带来个体伤亡的信息表达，如公路塌陷信息表达、建筑倒塌信息表达等。而如果是药物、医疗设备、治疗工具等人造物元素本身的质量问题或者应用不当，可能会导致诊断错误或治疗不准确信息表达，出现不良反应信息表达，甚至中毒信息表达，从而出现延误病情的治疗信息表达，进而出现病情恶化信息表达。例如，某些草药元素信息可能具有毒性信息表达，如果出现剂量过大或使用不当的信息表达，会导致出现健康损害的信息表达。

群体知识信息能被个体认识论信息系统所认知，存储成为知识信息储备，知识信息储备又能够改变个体认识论信息系统他组织功能的思维方式和处事方法的信息表达，对内改变饮食、起居、情志、运动等元素信息的信息表达，对外改变人际关系元素信息的信息表达乃至社会地位元素信息的信息表达。人造物元素信息会影响个体本体论信息系统，个体本体论信息系统的衣、食、住、行等元素信息都依赖于人造物元素信息，不当的人造物元素信息如变质的食物元素信息、污染的饮用水元素信息等，进入个体本体论信息系统后都会带来不良影响表达，导致人体信息系统失调，而这就是中医致病因素中的外因。

在本实验中，我们规定，人类元素信息系统没有一般信息系统输入-存储-处理-输出-反馈的信息流程，只是与其他信息系统不断进行着的信息流动和信息交换。中医个体认识论信息系统和人类元素信息系统能够进行认识论信息交换，每一次交换的实质是群体知识信息与个体经验信息和知识信息的交换，交换的结果是群体知识信息的增长和个体经验信息的积累。

人类元素信息系统中的社会元素信息和个人元素信息只进入人体个体认识论信息系统，

这是本实验的规定。因为本思想实验以稳态信息为研究对象，只关注社会元素信息和个人元素信息对人体个体本体论信息系统造成怎样的信息表达影响，而不关心它们在其他范围带来的信息表达变化。知识元素信息和人造物元素信息能够进入人体个体认识论信息系统与中医个体认识论信息系统。

在中医个体认识论信息系统里，已经获得的知识元素信息如中医的基本理论、经典文献、临床经验等知识元素信息和人造物元素信息如中药饮片、针灸针、刮痧板等元素信息存储于它的原有知识信息中，与即刻认知的稳态信息进行整合。稳态信息指的是人体本体论信息系统在特定轮次更替程序的特定时刻产生的生理和心理状态信息表达，包括脉象、舌象、情绪状态、生理指标等信息表达，这些信息通过中医个体认识论信息系统的认知获得的。稳态是相对意义的，本实验认为每一个鲜活的人体本体论信息系统任何轮次更替程序的任何阶段都可以认为是处于一个稳态，如果彻底失去稳态则更替程序必将走向终结。而疾病的状态是人体个体本体论信息系统的部分组成因素功能出现失调或紊乱的信息表达，就整体而言其人体个体本体论信息系统与人体个体认识论信息系统组成的自我信息处理器依然处于某种稳态，而稳态信息经中医个体认识论信息系统的他组织功能处理后生成中医集合信息，这一过程是中医个体认识论信息系统信息处理能力的集中体现。

对于自然元素信息怎样转化成人造物元素信息，人体个体认识论信息系统产生的知识信息如何积累成群体知识信息等，因不属于中医药信息科学的范畴，故不在本书中讨论。

# 第二节　人类元素信息属性

由于人类对知识的探索是无止境的，而且在认知过程中总是遵循反复之反复的螺旋上升规律，因此，在本实验中，我们规定，人类元素信息有无限性和反复性两种属性。

## 一、无限性

人类元素信息一个重要来源是人类对于自然元素信息的认知。由于在真实世界中，自然世界是无限的，其包含了宇宙、生物、地质、气候等无数的自然现象和实体，其复杂性和多样性构成了一个无限探索的领域。随着科学和技术的进步，人类对自然世界的认知不断扩展，从宏观的星系到微观的粒子，从古老的地质年代到现代的生态系统，其认知和探索也是无限的。因而，在我们的实验中，人类元素信息也就具有无限性属性，这表达了人类对自然元素信息的无限探索，体现了人类的好奇心和探索精神，推动了科学发现和技术革新。

人类对自然元素信息的认知不仅体现在对宇宙、生物、地质、气候等宏观和微观现象的探索上，也深刻地影响了中医药学的发展。中医药学，作为一门历史悠久的医学体系，其理论基础和实践应用都与自然世界紧密相连。

在中医药学中，自然界的万物被视为相互联系和相互影响的。中医药学强调"天人合一"的理念，认为人体健康与自然环境的和谐相处密切相关。例如，中医药学中的"五行"理论，将自然界的元素（金、木、水、火、土）与人体的脏腑功能相联系，通过调和五行之间的关系来达到治疗疾病和维护健康的目的。

随着科学和技术的发展，人类对自然界的认知不断深入，这也为中医药学的发展提供了新的视角和方法。现代科技，如基因组学、蛋白质组学和代谢组学等，为研究中医药的药效机制和作用途径提供了新的工具。通过这些技术，我们可以更深入地理解中药成分的生物活性，以及它们如何在分子层面上影响人体，进而理解单味中药或复方的作用机制。

此外，中医药学的发展也受益于对自然环境的深入研究。例如，对植物、动物和矿物等自然资源的系统研究，有助于发现和开发新的中药资源。同时，对气候、地理环境等自然因素的研究，可以帮助我们更好地理解中药的产地、生长环境和采集时间等因素对中药组分和药效的影响。

然而，中医药学的发展也面临着挑战。随着人类活动对自然环境的影响日益加剧，生物多样性的丧失和生态系统的破坏可能会对中医药的可持续发展造成威胁。因此，保护自然环境，维护生物多样性，对于中医药学的长远发展也是至关重要的。

总之，人类对自然元素信息的无限探索不仅推动了科学发现和技术革新，也为中医药学的发展提供了丰富的资源和灵感。通过结合传统智慧和现代科技，我们可以更好地理解和利用自然元素信息，推动中医药学的创新和发展，为人类健康做出更大的贡献。

综上所述，正是由于自然界本身的无限性与人类对自然界探索的无限性，以及上述两个无限性对中医药学发展产生影响的无限性，使得本实验的人类元素信息具有了无限性属性。

## 二、反复性

一般而言，人类对于自然的认知具有反复性，总是在否定之否定的过程中螺旋上升，如对地球和太阳间关系的认知，东西方就有盖地说、浑天说、地心说、日心说等不同学说，在以地球为中心和以太阳为中心之间来回反复，直到发展成现在的太阳系中地球围绕太阳运转、太阳系是宇宙一个很小组成部分的群体认知。认识在反复之间螺旋上升。此外在医学中，关于抗生素、胰岛素的应用甚至青蒿素的发明等也都遵循这样一个规律。

在中医药学的发展过程中，我们同样可以看到这种认知的反复性和螺旋上升的特点。中医药学理论的形成和发展，是中华民族几千年来对自然和人体健康的深刻认识和实践经验的积累。在这个过程中，中医药学理论经历了不断的否定、反思和超越，从而逐步形成了一套独特的医学体系。

例如，在中医药学的病因学说中，古代医家最初认为疾病主要是由外邪侵袭所致，如风、寒、暑、湿、燥、火等。随着对疾病的深入研究，人们逐渐认识到除了外邪之外，情志、饮食、劳逸等因素也对健康有着重要影响。这种对病因认识的深化，体现了中医药理论在反复探索中的螺旋上升。

再如，在中医药学的治疗方法上，最初主要采用草药治疗，后来逐渐发展出了针灸、推拿、食疗等多种治疗手段。这些治疗方法的创新和发展，也是在不断的实践和反思中逐步完善的。特别是近年来，随着现代科学技术的引入，中医药学的治疗方法也在不断地与现代医学相结合，形成了中西医结合的新的治疗模式。

在中医药学的诊断方法上，传统的望、闻、问、切四诊法在现代科技的帮助下，也在不断地得到丰富和发展。例如，现代影像学技术的应用，可以帮助中医药学在临床上更准确地判断脏腑的病变情况，对疾病的发生发展预后有更好的把握；生物信息学技术的应用，可以帮助中医药学更深入地了解疾病的分子机制，为中医药现代化研究提供新路径。

然而，中医药学的发展也面临着挑战。在现代社会，人们生活节奏加快，疾病谱发生变化，一些传统的治疗方法可能不再完全适应现代人的健康需求。因此，中医药学需要在继承传统的基础上，不断地进行创新和发展，以适应时代的变化。

因而在本实验中，我们规定，人类元素信息作为人类对自然元素认知的产物，具有反复性的属性，而中医药学元素信息作为人类对人体健康信息表达认知的产物，同样具有反复性属性。

自然元素信息系统和人类元素信息系统都运转于元素信息处理器上，理论上来说，这两个系统都应该是无限而开放的，在本实验中，对于自我信息处理器和非我信息处理器来说，元素信息处理器运行的两个系统都是其开放环境。

在本实验中，两个系统相互之间没有直接信息流动，是通过个体信息系统进行间接信息流动。自然元素信息进入人体个体本体论信息系统后产生稳态信息，中医个体认识论信息系统认知稳态信息再形成集合信息，集合信息再进入人类元素信息系统，在调用人造物元素信息时实现了自然元素信息与人类元素信息的交互，完成了两个元素信息系统间的信息流动，通过信息流动实现人类元素信息系统对人体个体本体论信息系统的调节与修复。

在本实验的背景下，我们可以将这一过程与中医药学理论中的"天人合一"思想相联系。在中医药学理论中，人体被视为一个微观宇宙，与宏观的自然世界紧密相连。自我信息处理器在这里可以被看作是人体与自然之间相互作用的桥梁，通过这个桥梁，自然元素信息能够影响并调节自我信息处理器的运行状态，从而使其达到一种平衡状态。

首先，自然元素信息，包括气候、环境、食物等，通过人体本体论信息系统的影响因素信息进入该系统。在中医药学知识体系中，这些自然元素信息被视为"外邪"或"天之气"，会影响人体的"正气"，即人体的自然抗病能力。当人体与自然环境达到和谐状态时，就会产生稳态信息，这在中医药学中被称为"阴阳平衡"。

中医个体认识论信息系统通过对稳态信息的认知和分析，形成中医集合信息。这个过程类似于中医药学的"辨证施治"，即通过观察病人的脉象、舌象等体征，结合病人的体质、情绪、生活习惯等因素，综合判断病人的健康状况，并制定相应的治疗方案。这也就相当于中医集合信息进入人体个体本体论信息系统，这个过程涉及对中医药学知识和治疗方法的应用。在应用的过程中就会选择草药、针灸等人造物元素信息，实现了中医个体认识论信息系统在中医药学知识框架下对自然元素信息的深入理解和应用，实现了自然元素信息与人类元素信息的交互。这种交互不仅体现在治疗方法信息表达的选择上，也体现在生活方式信息表达的调整上，如根据季节信息表达变化调整饮食信息表达、根据本轮次更替程序体质信息表达选择运动方式信息表达等。通过这种信息流动，人类元素信息系统对人体个体本体论信息系统进行调节与修复，帮助该系统恢复或维持稳定的运行状态。

在这个过程中，中医药学的个体化治疗和整体观念得到了充分体现。中医药学强调根据每个人的具体情况来调整治疗方案，而不是采取一种通用的方法。这种个体化的治疗方法，正是通过中医个体认识论信息系统对自然元素信息和人类元素信息的深入理解和应用，实现了对人体个体本体论信息系统运行状态的精准调节和修复。

中医集合信息要对人体个体本体论信息系统进行调节，必须调用人造物元素信息，人造物元素信息主要来源之一是自然元素信息。自然元素信息如何转化为人造物元素信息，这个过程不在中医药信息科学的讨论范围内，所以在本实验中规定，自然元素信息不能直接转化为人造物元素信息，两个元素信息系统之间没有直接信息流动。

但两个元素信息系统之间依然是紧密联系相互影响的。如自然灾害元素信息出现后产生大量伤亡、食物匮乏、焦虑紧张情绪等信息表达，均会导致群体社会元素信息出现动荡的信息表达，严重时会激发社会灾害的信息表达。

又如，人造物元素信息产生受它的原材料元素信息生长信息表达的地域元素信息的限制。例如，某地域元素信息的信息表达出盛产梅花鹿元素信息，鹿茸人造物元素信息也会出现大量产生的信息表达；反之，在没有海岸线的内陆地区的地域元素信息中，牡蛎元素信息、珍珠母元素信息的生产和使用信息表达也必然罕见。地理环境元素信息决定了相关的物产元素信息，地理元素信息和物产元素信息共同影响地域元素信息中人群元素信息的饮食元素信息、起居元素信息的发病信息表达，进而影响了这个地域元素信息中人体个体本体论信息系统，也影响了调节所要应用的药物（人造物）种类元素信息，这些信息表达均在《素问·异法方宜论》中有详细的论述："故东方之域……鱼盐之地，海滨傍水，其民食鱼而嗜咸……故其民皆黑色疏理，其病皆为痈疡，其治宜砭石，故砭石者，亦从东方来。"

而人类元素信息也会反向影响自然元素信息，如工业元素信息的发展造成大气污染的信息表达，人类元素信息的活动加快物种元素信息灭绝的信息表达，生物多样性的减少不仅影响了生态系统的平衡，也影响了人类获取自然资源的能力。这些对自然元素信息的影响又会对人体个体本体论信息系统造成扰动，如大气污染的信息表达造成稳态信息波动，对人类健康产生了负面影响。物种元素信息的变化会带来人造物元素信息的变化，进而影响到中医个体认识论信息系统的集合信息产生，如随着羚羊元素信息的濒危信息表达，羚羊角元素信息显示被禁用的信息表达，随着某些药材如羚羊角的禁用，中医个体认识论信息系统在生成集合信息时需要考虑替代药材或治疗方法，以保证治疗的有效性和安全性。

在中医药学的视角下，人类与自然是一个统一的整体，人类活动对自然环境的影响也会间接地影响人类的健康。正如上文所述，人类元素信息的发展，尤其是工业化进程，对自然元素信息产生了显著的负面影响。这种影响不仅体现在大气污染、物种灭绝等宏观层面，也深刻地影响了中医个体认识论信息系统的运作。

首先，大气污染等环境问题直接影响了人类的呼吸系统健康，这在中医药学理论中被称为"外邪"侵入，破坏了人体的"正气"，导致肺脏功能受损，进而影响整个人体的气血运行和阴阳平衡。长期暴露在污染环境中，人体可能会出现咳嗽、气短等症状，这些都是稳态信息波动的表现。

其次，物种灭绝和生物多样性的减少对中医药学的影响尤为显著。许多中药材来源于自然界的动植物，如羚羊角、犀牛角等。随着这些物种的濒危或灭绝，相应的中药材变得稀缺甚至被禁用，这对中医药学的临床治疗提出了新的挑战。中医个体认识论信息系统需要在中医集合信息生成时，考虑替代药材元素信息或替代治疗方法元素信息，以确保中医集合信息对人体个体本体论信息系统能产生有效和安全的影响，从而获得更佳的稳态信息。

此外，生物多样性的减少也影响了中医药学对于"药食同源"理念的实践。在中医药学中，食物不仅是营养的来源，也是调节人体阴阳平衡的重要手段。然而，随着某些具有药用价值的动植物资源的减少，中医药学在食疗方面的选择也受到了限制，从而有可能影响人体的健康。

为了应对这些挑战，除了加强了对野生药材资源的保护和可持续利用，也要大规模推动中药材的人工种植和养殖，以减少对野生资源的依赖。同时通过探索和研究新的药材替代品和治疗方法，以适应药材资源的变化。

同时，中医药学也在积极地推广治未病的理念，强调通过调整生活方式、饮食习惯等来增强人体的自我调节能力，减少对外部环境变化的敏感性。这与中医的整体观念和个体化治疗原则相契合，旨在通过提高人体的整体健康水平，来抵御外界环境变化带来的影响。

总之，人类元素信息与自然元素信息之间的相互作用是一个复杂的过程，中医药学在这个过程中发挥着独特的作用。通过深入理解自然元素信息与人体之间的关系，中医药学不仅能够为人类提供健康保障，也能够为保护自然环境和生物多样性作出贡献。随着对环境问题的日益重视，中医药学的理念和方法将在未来发挥更加重要的作用。

综上所述，人类元素信息在中医药学知识框架下是具有反复性特征的，这种反复性表现在中医药学反复利用人类元素信息不断提升中医集合信息的水平，并表现在中医药学在利用人类元素信息的同时还不断反复改变人类元素信息，使可用的人类元素信息得到补充和更新，这种反复性使得人类元素信息对中医个体认识论信息系统的运行具有了更为重要的意义。

# 第五部分
# 信息系统和信息处理器

# 第一章　四个信息系统

如上所述，本实验是在三台信息处理器上运行四个信息系统，即本体论信息系统、认识论信息系统、自然元素信息系统、人类元素信息系统。从信息属性来分，认识论信息系统和人类元素信息系统中运行的是认识论信息；本体论信息系统和自然元素信息系统中运行的是本体论信息。从系统属性来分，本体论信息系统和认识论信息系统是个体信息系统，自然元素信息系统和人类元素信息系统是群体信息系统。

信息在信息系统内部和信息系统之间产生流动、运行，从运行方式来说，分为信息循环、信息反馈和信息交换。

## 第一节　信 息 属 性

从信息属性来分，有本体论信息和认识论信息两个基本类。

在本实验中,本体论信息即不依赖人或机器的认知而存在的信息,是组成世界的三大元素：物质、能量、信息的信息。一般而言，本体论信息是由客观存在所产生的信息，是事物的存在和变化状态，不依赖人的存在而存在。由于本实验是思想实验，实验的初始条件就是存在于人的思维之中，因此本实验中的本体论信息不依赖人或机器的认知而存在，即无论人类或机器能否认知，其都会存在，不同于一般本体论信息的是，其必须依赖人类而存在，整个实验设计都是针对人类信息存在和变化的状态，如果人类不存在，本实验也就不存在。

一般而言，认识论信息是指减少不确定性的信息。在本实验中，是指依赖于人或机器认知而存在的信息，由人或机器对本体论信息进行认知后产生的信息，由此可见，本体论信息是真实存在的信息，认识论信息是对本体论信息的认知。

在本实验中，我们规定，只有本体论信息能够进入本体论信息系统。认识论信息系统可以认知本体论信息，产生认识论信息。

### 一、本体论信息系统

如上所述，本体论信息是事物存在和变化的状态。在本实验中，本体论信息系统模拟客观存在事物的信息表达，系统存在和运行的情况不依赖人或机器的认知而存在，可以为人或机器认知，但无法完全、完整认知；本体论信息系统自主运行，人或机器无法控制其存在和运行，只能进行干预，且无法预知控制干预的结果，亦即控制干预的结果存在着明确的不确定性。

**1. 人体个体本体论信息系统**

在本实验中，人体个体本体论信息系统只运行于自我信息处理器中，处理人体个体本体论信息系统中信息的存在和变化，只接受、处理、输出本体论信息，其信息流程分为输入-影响因素信息、存储-状态信息、处理-自组织功能、输出-稳态信息、反馈-稳态反馈信息五个阶段。

（1）影响因素信息

输入到人体个体本体论信息系统的影响因素信息包括自然元素信息、人类元素信息中的人造物元素信息、系统自身产生的稳态信息反馈到系统的输入部分。

自然元素信息包括天象元素信息、地理环境元素信息、生物元素信息、无机物元素信息，自然元素信息为人体个体本体论信息系统提供生存必需的物质、能量信息，其作为影响因素信息输入人体个体本体论信息系统，造成系统扰动，导致输出的稳态信息改变。如狂风暴雨元素信息作为影响因素信息输入系统，导致人体个体本体论信息系统出现热量信息大量流失的信息表达，继而出现体温下降乃至失温的信息表达；而炎热暴晒元素信息输入系统，导致热量信息大量蓄积，出现体温升高甚至中暑昏晕的信息表达。

输出的稳态信息返回输入端，将前一刻的稳态信息反馈给人体个体本体论信息系统，提醒系统根据稳态信息的偏倾，及时纠正失稳风险。如系统运转过于亢进，表现出兴奋、消耗过快、体温升高、失眠、心悸的信息表达，这种反馈信息作为影响因素输入人体个体本体论信息系统，提醒自组织功能减缓系统运转速率；反之系统运转过于迟缓，表现出淡漠、消耗过低、水液潴留、体温下降、嗜睡等信息表达，反馈到输入端后，提醒自组织功能加速系统运转。

人造物元素信息来源于自然元素信息，是人类对自然元素信息认知、加工后形成的物质、能量信息，能够通过集合信息有意识调用，达到调整稳态信息的目的。如在高温干燥环境元素信息下，津液元素信息耗散过多，出现口干舌燥的信息表达，通过摄入可饮用水及电解质水元素信息来补充津液元素信息；因表皮破损出现流血元素信息时，选择止血药品元素信息或施加压力元素信息进行止血。如何针对稳态信息形成更佳更高效更安全的集合信息，是本实验的重要研究内容。

因为人体个体本体论信息系统只接受本体论信息进入，所以影响因素信息只能是本体论信息。自然元素信息和系统自身反馈的信息都是本体论信息，人造物元素信息是由人类加工自然元素信息后产生的物质、能量信息，虽经由人类干预而产生，但本质仍是客观存在，产生的信息具有双重属性，既有自然元素本身产生的本体论信息，也叠加了人类认知、加工的认识论信息，因而能够进入本体论信息系统，也能够进入认识论信息系统。人造物信息的本体论信息部分输入人体个体本体论信息系统，对其产生影响。

（2）状态信息

被影响因素信息扰动后，人体个体本体论信息系统运行出现变化，这种变化存储为不稳定的状态信息。状态信息是处于永远变化之中，同时又是处于瞬间稳定状态的，每一刻的状态信息都不同于前一刻，而是叠加在前一刻的状态信息之上，叠加态的信息代替了前一刻状态信息而呈现出来。因此状态信息是始终处于变化的不稳定态信息。

在本实验中，我们在状态信息中设计了更替程序子系统，每一轮更替程序的启动、持续、崩溃全过程代表了真实个体的出生、成长、衰老直到死亡的信息表达，亦即每一轮更替程序代表了一个个体生命的全过程。当人体个体本体论信息系统的自组织能力无法再维持该系统相对稳定时，就会导致该系统的崩溃，新一轮更替程序就会开启。如此不断重复，持续运转，使得人体个体本体论信息系统能够模拟足够多真实个体的生命全过程的信息表达，保证中医个体认识论信息系统能够处理足够多个体、足够多种类的稳态信息，积累足够多的经验信息。这是中医个体认识论信息系统有可能超越人类个体中医医生的重要条件之一。

（3）自组织功能

更替程序子系统输出的节律信息、周期信息和属性信息进入人体个体本体论信息系统，与状态信息叠加，诱发系统产生级联反应，从而达到协同状态，继而输出稳态信息，这就是人体个体本体论信息系统的自组织功能处理。人体个体本体论信息系统的自组织功能处理分为三个步骤，首先对影响因素信息进行整合，然后在系统内部逐级传递、放大、增强，形成级联反应，最后通过系统内各要素的协同，逐渐达到同步，维持系统正常运行。这时候整个系统呈现出一种相对稳定的状态，即稳态。

不同的更替程序子系统具有不一样的自组织功能，表现为对影响因素信息的选择性输入，和输出稳态信息的不同倾向性。不同更替程序子系统表现出和不同影响因素信息的亲和度不同，例如，自然元素信息系统存在着同样强度寒流天象元素信息时，处于某一轮次更替程序子系统时几乎不接受寒流信息输入，不引发状态信息扰动，系统不出现级联反应，稳态信息状态如未接触寒流元素信息之前一样；而处于另一轮次更替程序子系统时就会有寒流元素信息输入，引发系统出现级联反应，呈现出恶寒、发热、鼻塞流清涕、头身疼痛的信息表达。再如，处于某一轮次更替程序子系统时寒流元素信息输入后，引发系统级联反应，虽也呈现出恶寒、发热、鼻塞流清涕等信息表达，但呈现程度轻、持续时间短，很快恢复到更佳的稳态的信息表达；而处于另一轮次更替程序子系统时，在寒流元素信息输入后，初始呈现出恶寒、发热、鼻塞流清涕的信息表达，接着迅速转为高热、头身痛剧烈、咳嗽痰黄稠、鼻流浊涕的信息表达。对影响因素信息的选择性输入和经自组织功能处理后呈现出的不同稳态信息表达，很大程度上是由更替程序子系统的先天信息所决定的。

（4）稳态信息

人体个体本体论信息系统达到稳态后，输出的信息即稳态信息。

稳态是一种相似的状态，是可变而又相对稳定的状态。稳态信息是人体个体本体论信息系统各组成部分达到协同一致时的状态信息，是经由影响因素信息输入、状态信息存储、自组织功能处理后呈现出的系统各部分协调活动达到同步时的信息表达，这种协调是瞬时的，这种稳态信息始终处于变化之中。只要更替程序子系统没有达到预定周期，先后天的状态信息还能协同一致，人体个体本体论信息系统输出的稳态信息就始终存在。

稳态信息处于不断变化中，每一刻的稳态信息都与上一刻不同，因为自组织功能每时每刻都在处理不同的状态信息，通过整合和级联反应，努力将不稳定的状态信息调整至相对稳定的稳态信息。这个整合的过程是内发的、本体的，以现在科技水平无法认知，因而只能通过输出的稳态信息来推测。稳态信息反映了人体个体本体论信息系统的自组织能力，自组织能力越强，稳态信息水平越佳。此外，稳态信息的水平与更替程序子系统设置的先天信息有相关性，更替程序子系统的先天信息决定了本轮更替程序的自组织能力，有些轮次更替程序子系统在较高水平稳态信息上能够维持的时间更久，有些轮次更替程序子系统虽然持续时间长，但稳态信息水平始终不佳，还有些轮次更替程序子系统虽然稳态信息水平较高但延续时间短，再有些轮次更替程序子系统持续时间短且稳态信息水平始终不佳。

（5）稳态反馈信息

稳态信息反馈到输入端，作为新的影响因素信息重新进入人体个体本体论信息系统，完成人体个体本体论信息系统的一个完整流程。

每一刻的稳态信息都与上一刻不同，上一刻的稳态信息反馈至输入端，经由自组织功能处理，与这一刻的稳态信息比较、关联，提示系统及时通过自组织功能纠正失稳风险。只要本轮更替程序子系统不崩溃，整个人体个体本体论信息系统就始终处于不断变化的稳定状态之中，所有时刻的稳态信息都会反馈到输入端，事实上自组织处理并不仅仅比较前后两个时刻的稳态信息，而是要将每个时刻的稳态信息进行综合比较，寻找最佳的稳态信息，并努力调整系统达到这个最佳。但由于更替程序子系统的轮次不同，每一轮次更替程序存续期间的自组织能力也不同，有的轮次协同能力较差，无法达到最佳的稳定状态；即使自组织能力很强轮次的更替程序子系统，也无法在不断输入的影响因素信息扰动下、不断产生的新的状态信息叠加下，将整个系统调整到最佳稳定状态。每一轮次更替程序子系统运行时间越长，自组织能力通常会随之下降，当更替程序子系统周期设置到期，导致自组织功能无法进行先天信息和后天信息的协同，存在于人体个体本体论信息系统的状态信息无法再通过自组织功能处理维持相对稳定时，濒临崩溃的稳态信息反馈回到人体个体本体论信息系统输入端，提示正在运行的本轮次更替程序子系统崩溃，本轮次更替程序结束，新一轮更替程序子系统启动；或当影响因素信息巨大，状态信息扰动剧烈，超出了自组织功能的调节能力，无法维持系统相对稳定的状态时，稳态信息也会作为崩溃前兆反馈到输入端，引发本轮次更替程序子系统新旧更替。

**2. 更替程序子系统**

更替程序子系统内嵌在人体个体本体论信息系统的存储部分，作为一个子系统，也具有输入、存储、处理、输出、反馈的信息流程，更替程序子系统也是本体论信息系统，系统中运行的也是本体论信息。

每一轮的更替程序子系统具有自身独特的属性，表现为先天信息，其结构（脏腑器官）、性别、功能、节律（存续全周长和生长、壮盛、衰老的周长）等信息设置都是本轮更替程序所独有的。先天信息决定每轮更替程序子系统存在的结构信息、存续的时间信息、对影响因素信息的选择性输入、自组织的处理能力和方式，后天影响因素信息能对先天信息做出小范围的改变。

（1）输入-状态信息

人体个体本体论信息系统将存储的状态信息输入到更替程序子系统，影响更替程序子系统原有的结构信息。更替程序存在于系统的状态信息之中，状态信息的变化都会波及更替程序，导致更替程序原有的设置发生或多或少的改变。

（2）存储-结构信息

每一轮的更替程序子系统在其生成时就具有先天结构，包括性别、脏腑结构、机体结构等信息；接收输入的状态信息后，存储为后天信息；后天信息叠加于先天信息之上，形成新的结构信息。每一次的状态信息输入都会不断叠加在先天结构信息上，能够逐渐呈现出一些微小的结构信息改变，也许是正向改变，也许是负向改变。但终究以先天信息为基础，并始终处于一定的范围内。

（3）自组织功能-先后天信息叠加

自组织功能协调先天信息、后天状态信息的叠加，通过级联反应，使先天结构信息、后天状态信息、更替程序子系统运行状态达到协同。自组织功能主要由其先天结构所决定，包括对影响因素信息的选择、级联反应的路径、叠加状态信息的协同能力，以及自组织功能的节律和周长，前者包括高效能自组织功能的持续时长、衰减速率等，后者则是一轮更替程序中自组织功能持续总时长，也即一次更替程序子系统维持的总时长。

先天信息随着每一轮次更替程序子系统启动而产生，后天影响因素信息能够对其先天信息产生小幅度改变，包括正向改变和负向改变。系统的自组织功能会随着系统存续时间（节律）而变化，通常表现为逐渐增强（成长）再逐渐减弱（衰老），当自组织功能衰退到无法调节的程度，无法协同先天状态和后天状态，无法维持系统功能时，将导致更替程序子系统彻底崩溃，开启新一轮更替程序。

（4）输出-节律信息

达到协同状态的先天信息和后天信息形成了相对稳定的信息叠加状态，以先天信息状态为主，受后天信息状态影响。更替程序子系统输出的节律信息，即更替程序子系统存续的总时长信息和成长、盛壮、衰老的分时长信息。节律信息主要由先天信息决定，受后天信息不断叠加状态信息的影响，由自组织功能协调后改变初始节律信息，由更替程序子系统输出，进入人体个体本体论信息系统。

（5）反馈-节律信息

经由自组织功能协调后改变的节律信息输出后，反馈到输入端，提示本轮更替程序子系统节律信息发生的改变，完成更替程序子系统的完整信息流程。

如果状态信息变化过于剧烈，超出了本轮更替程序子系统存续期间的自组织能力；或本轮更替程序子系统运行中自组织能力衰退到无法调节先后天状态信息使之达到协同时，则引起本轮更替程序子系统的崩溃。崩溃信号反馈到输入端，开启新一轮更替程序子系统。

**3. 自然元素本体论信息系统**

自然元素信息系统运行于元素信息处理器上，其中运行着自然元素信息，涵盖了自然界乃至整个宇宙中一切可以感知的以及不可感知的客观存在总和的信息表达。自然元素信息的分类包含了天象元素信息、地理元素信息、无机物元素信息和生物元素信息。自然元素信息是客观存在的，属于本体论信息，因而自然元素信息系统是本体论信息系统。自然元素信息系统没有完整的输入-存储-处理-输出-反馈的信息流程，但其各组成部分之间存在着互相影响，从发生顺序来说，天象元素信息最早出现，其运行产生了地理元素信息，天象元素信息和地理元素信息的运行与交互产生了无机物元素信息，天象、地理、无机物元素信息又经过长久运行和交互，最终产生了生物元素信息，生物元素信息之间又通过繁殖、死亡及食物链的循环，产生无机物元素信息，并改变地理元素信息，地理元素信息的变化又影响天象元素信息，从而完成了自然元素信息系统中的信息流动。

在本实验中，自然元素信息系统是群体信息系统，相当于个体系统的环境信息，只将信息输入到人体个体本体论信息系统，并在一定条件下进行信息交换。

本体的自然元素信息可以直接进入本体论信息系统，能够作为影响因素信息直接输入人体个体本体论信息系统，在系统中运行后形成的稳态信息会输入到自然元素信息系统，完成物质信息与能量信息的信息交换，如辐射、蒸发、对流、传导等能量信息交换，气体、液体、固体等物质信息的交换。与自然元素信息的交换是人体个体本体论信息系统存续的基础。

在本实验中，认识论信息系统无法直接接受本体论信息，需通过认知将其转化为认识论信息，这一过程需要由个体信息系统完成。因而自然元素信息系统与人类元素信息系统没有直接的信息传输。因为本实验的研究对象是稳态信息，而自然元素信息必须输入人体个体本体论信息系统，经过自组织处理后才能输出稳态信息；稳态信息再经由中医个体认识论信息系统认知、处理后形成中医集合信息，进入人类元素信息系统，人类元素信息系统中的知识信息输入中医个体认识论信息系统，形成个体经验，是认知、处理稳态信息的基础，形成中医个体认识论信息系统与人类元素信息系统间的信息交换；认识论信息系统的集合信息要作用于人体个体本体论信息系统，是无法直接输入的，必须选择人类元素信息中的人造物元素信息，后者可以作为影响因素信息输入人体个体本体论信息系统，继而通过认知人造物元素信息干预后系统形成的新稳态信息，存储为新的个体经验，个体经验输出到人类元素信息系统，形成与人类元素信息系统的交换。

人造物元素信息是经过人类认知、加工的自然元素信息，自然元素信息怎样被认知形成知识信息，又怎样被加工形成人造物元素信息的过程属于其他学科研究范畴，在本书中不加以讨论。在本实验中，我们规定，自然元素信息不能直接进入人类元素信息系统，两个元素信息系统间无直接信息流动。

本体论信息系统存储的都是客观存在事物的信息表达，大到天地万物的信息表达，小到一次生命更替的信息表达，其存在和运行都不为人或机器所控制。各种影响因素信息虽然能够干预本体论信息系统，引发一定范围的状态信息变化，但对整个系统相对稳定的稳态信息干预作用有限。

## 二、认识论信息系统

在本实验中，认识论信息由人或机器对本体论信息进行认知后产生，是依赖于人或机器认知而存在的信息。认识论信息系统接收本体论信息和认识论信息，存储为认识论信息，处理和输出认识论信息，是以认知信息存在和运行状态变化为主要研究对象的系统。

### 1. 人体个体认识论信息系统

人体个体认识论信息系统运行于自我信息处理器上，与人体个体本体论信息系统共生共存，相携运行，认知人体个体本体论信息系统的存在和运行状态变化。

每一轮次更替程序开始后，人体个体本体论信息系统中的更替程序子系统以先天信息形式诞生后，其结构信息和功能信息开始运转，人体个体认识论信息系统随之诞生，跟随更替程序子系统同步运转。当该轮更替程序子系统的周期完成时，崩溃的节律信息反馈到更替程序子系统输入端，导致旧的更替程序子系统崩溃，首先是人体个体本体论信息系统的崩溃，随之而来的是人体个体认识论信息系统的崩溃；等新的一轮更替程序开启后，新的人体个体认识论信息系统又跟随新的更替程序子系统诞生。因而人体个体认识论信息系统不是独立存在的系统，而是伴随更替程序子系统同步更替的认识论信息系统。

人体个体本体论信息系统表达了个体人体所有客观存在信息的运行变化；人体个体认识

论信息系统表达了个体人体全部的认知、情感、体验信息。二者关系如中医药学中的形与神，形为神之宅，神为形之主，人体个体本体论信息系统为人体个体认识论信息系统提供了物质信息和能量信息基础，人体个体认识论信息系统通过认知人体个体本体论信息系统输出的稳态信息，主动形成自我集合信息，选择人造物元素信息输入人体个体本体论信息系统，支撑本体论信息系统的运行，延长一轮更替程序的运行时间，提高其运行质量。

人体个体认识论信息系统中运行认识论信息，遵循输入-存储-处理-输出-反馈的信息流程。

（1）输入-认知信息

人体个体认识论信息系统的信息输入方式是认知信息，认知信息的对象包括人体个体本体论信息系统输出的稳态信息、人类元素信息系统输入的全部元素信息、中医个体认识论信息系统输出的中医集合信息、自身输出的自我集合信息的认知反馈信息，这些信息包括了本体论信息和认识论信息。

因为本体论信息和认识论信息的不对称原理，通过认知获得的稳态信息是不完整、不完全的，对稳态信息认知的准确度和效率，受到本轮更替程序子系统的先天结构影响，也受本轮更替程序伴生的认识论信息系统已存储的经验信息影响。但由于人体个体认识论信息系统与人体个体本体论信息系统的更替程序子系统是共生关系，对其生成的稳态信息的认知近乎于瞬发。

如因利器元素信息等影响因素信息导致人体个体本体论信息系统产生外伤信息表达，人体个体认识论信息系统认知外伤信息表达，产生痛觉信息。当本轮次更替程序子系统先天设置的感觉神经敏锐时，认识论信息系统获取痛觉信息较快，形成痛觉程度较高的认知信息；若更替程序子系统设置的先天痛阈较高时，则认识论信息系统获取痛觉信息较晚，形成痛觉程度较低的认知信息；如果更替程序子系统先天设置的感觉神经缺失或后天药物元素信息等影响因素信息导致产生感觉神经迟钝的信息表达时，认识论信息系统可能忽略痛觉信息，无法形成认知；而当本轮更替程序伴生的认识论信息系统接受过忍痛训练等知识信息，也能忽略痛觉信息。

而对人类元素信息、中医集合信息、自我集合信息反馈信息的认知，也同样受到更替程序子系统的先天信息属性和伴生的认识论信息系统已存储的经验信息影响。如更替程序子系统先天设置为痴呆信息表达，则无法准确获取以上认知信息；而当本轮更替程序子系统存续期间输出的稳态信息水平低下，表现为虚弱、疲劳状态信息表达时，伴生的认识论信息系统呈现出无法集中精力、认知效率下降等信息表达。

（2）存储-自我经验信息

输入人体个体认识论信息系统的信息存储为自我经验信息，包含了从人类元素信息系统中输入的知识元素信息，也包含了个体经验信息。其中知识元素信息不以中医药学知识为基础，不遵循甚至违背中医药学知识。

人体个体认识论信息系统将获得的认知信息进行存储的过程、存储的速度和效率受其已存储的知识信息框架影响，也受更替程序子系统的先天信息属性影响。有些轮次更替程序子系统先天呈现为认知准确、存储速度快的信息表达，有些轮次更替程序子系统先天呈现出认知错误、存储困难的信息表达。如携带先天色盲先天信息的更替程序子系统，其伴生的认识论信息系统无法准确认知颜色信息，也无法准确理解、存储颜色信息。

人体个体认识论信息系统对信息的存储也会受其自我经验和知识信息框架的影响，既往存储的知识信息会干扰认知的维度和尺度，进而存储为相应的自我经验信息。如听到咳嗽声，有医学知识或相关经验存储的人体个体认识论信息系统可以辨识出有痰无痰、痰量痰质信息表达，并存储为新的经验信息。

而有某领域相关经验信息的人体个体认识论信息系统，在认知、存储该领域知识信息的时候也会更准确高效。如有中医药学相关知识的个体认识论信息系统，在认知中医集合信息时能更快理解、存储。

（3）处理-他组织功能

存储的知识信息和经验信息经过人体个体认识论信息系统的他组织功能处理，整合即刻认知的稳态信息与以往储存的稳态信息，探寻稳态信息改变的情况，寻找输入的元素信息与稳态信息改变之间的关联关系等，处理后形成自我集合信息。

人体个体认识论信息系统的他组织处理关键是关联。一是即刻认知与原有知识的关联，如即刻从稳态信息中获取了胃胀信息，与已有经验知识进行关联分析，得到胃胀信息是胃胀剧烈，或是胃胀隐隐，还是胃胀喜按，又或胃胀喜温等信息表达的自我集合。二是将稳态因素信息和稳态因素信息进行关联，如与胃胀信息同时出现的嗳气、吞酸、食欲不振等信息表达，横向进行综合分析；继而将本次稳态信息与上次稳态信息、上上次稳态信息进行纵向关联比较，如即刻的胃胀信息比之以往，程度是否加重，持续时间是否延长，稳态信息趋于更佳还是更差等。三是将元素因素信息与元素因素信息进行关联，如胃胀信息表达出现前后的天象元素信息、饮食元素信息、起居元素信息、情绪元素信息等相互关联比较。四是将元素信息和稳态信息进行关联，如胃胀信息表达出现前后，是否接受饮食元素信息过多，是否输入了刺激性食物元素信息，是否遭受了寒冷天象元素信息，是否出现了抑郁、愤怒等剧烈情绪变化的信息表达，是否存在睡眠不足信息表达、失眠信息表达、多梦信息表达，哪些信息表达与胃胀信息表达出现的时间间隔短，哪些元素信息输入后出现了胃胀信息表达的程度、持续时间的变化，应用了哪些人造物元素信息后出现了胃胀信息表达的减轻或加重。通过关联各种信息元素与信息表达，分析输入的元素信息因素与稳态信息因素改变之间的关联关系，从而针对本次认知的稳态信息形成自我集合信息。

（4）输出-自我集合信息

自我集合信息包含了对于本次本体论信息更替程序子系统形成的稳态信息的感觉体悟集合，以及因此而生成的情绪集合，也包含了对于本次认知的稳态信息的调整方案集合。该调整方案集合可能基于人体个体认识论信息系统的经验信息，经他组织功能处理后产生；也可能来自中医个体认识论信息系统产生的中医集合信息与自身知识信息整合后，再经他组织功能处理后形成。

自我集合信息主要输出方向有三个：一是调用人造物元素信息，输入人体个体本体论信息系统，作为影响因素信息激活人体个体本体论信息系统的自组织功能，对稳态信息进行调节；二是输出到中医个体认识论信息系统，被其认知，作为中医个体认识论信息系统对稳态信息的认知补充；三是反馈到人体个体认识论信息系统输入端，形成认知反馈信息。

（5）反馈-认知反馈信息

自我集合信息形成认知反馈信息，重新被人体个体认识论信息系统所认知，完成人体个体认识论信息系统的一个完整流程。

通过自我集合信息的认知反馈，人体个体认识论信息系统可以及时对自我集合信息进行修改，进而促使稳态信息趋向更佳，延长其伴生的更替程序子系统存续时长，改善存续期间的运行质量。因为这个调整是在共生的两个系统内同时进行的，信息流动及信息交换速度极快，可以达到瞬间反应，这对维持其共生的更替程序子系统的正常运行具有至关重要的意义。如感受到疼痛信息后迅速远离产生伤害的元素信息，感受到眩晕信息后马上选择支撑物元素信息。

正反馈最终激励自我集合信息对稳态信息的调节方向和调节力度，负反馈最终稳定自我集合信息对稳态信息的调节作用。

**2. 中医个体认识论信息系统**

中医个体认识论信息系统只运行于非我信息处理器中，该处理器为个体信息处理器，该系统接收本体论信息和认识论信息，存储为中医药学科框架下的认识论信息，处理和输出认识论信息。中医个体认识论信息系统中的信息流程分为输入-认知信息、存储-知识信息、他组织-功能处理、输出-中医集合信息、反馈-中医认知反馈信息五个阶段。

（1）输入-认知信息

输入到中医个体认识论信息系统的信息包括人类元素信息中的知识元素信息和人造物元素信息、本体论信息系统产生的稳态信息、人体个体认识论信息系统产生的自我集合信息、中医个体认识论信息系统产生的中医集合信息反馈到输入部分，包括本体论信息和认识论信息，这些信息均需通过中医个体认识论信息系统的认知获取进入系统。

其中人类元素信息中的知识元素信息以中医药学知识元素信息为基础，并包括其他所有学科知识元素信息；人类元素信息中的人造物元素信息是经由人类加工产生的客观存在的元素信息，其既包含了本体论信息也包含了认识论信息，中医个体认识论信息系统仅通过认知获取人造物元素信息中的认识论信息，其中的本体论信息产生的作用则经过输入人体个体本体论信息系统后输出的稳态信息来认知。人体个体本体论信息系统输出的稳态信息是本实验的主要研究对象，是本体论信息。认识论信息系统只能通过认知去获取本体论信息，认知后形成主观化的认识论信息，但无法完整完全认知本体论信息，仅可获得能够认知的部分。其中对于自我信息处理器中的感觉、情绪等信息，则必须通过人体个体认识论信息系统输出的集合信息来获取。此外中医个体认识论信息系统也会将输出的自我集合信息反馈回输入端，再次进入中医个体认识论信息系统。

中医个体认识论信息系统没有更替程序，是唯一的、延续的系统。因为人体个体本体论信息系统中更替程序的存在，产生了无数轮更替程序的循环，导致产生无数人体个体本体论信息系统的轮次，以及无数与其共生的人体个体认识论信息系统轮次，而中医个体认识论信息系统可以通过认知更多轮次人体个体本体论信息系统产生的稳态信息，以及人体个体认识论信息系统产生的自我集合信息，从而积累更多的系统经验信息，加之其所具有的、远超人类个体的运算能力，从尽量多的维度建立的尽量多的关联关系、尽量大的尺度去认知稳态信息，从而能够获得更贴近真实的稳态信息。

中医个体认识论信息系统通过认知本体论稳态信息，产生的认识论信息，具有主观、相似、条件、具体的属性。

（2）存储-知识信息

认知信息输入中医个体认识论信息系统后，存储起来变成经验信息和知识信息，在需要时能够再现出来。无论是在认知过程还是在他组织处理过程中，知识信息都是重要的依据。

在认知过程中，中医个体认识论信息系统以自身具有的、基于中医药学知识框架的个体经验知识体系为基础，通过该体系形成新的稳态信息的叠加态，即既有知识信息、经验信息与即刻获取的认知信息叠加在一起，形成新的信息存储；在他组织处理过程中也会将即刻认知信息与自身原有的个体经验知识体系相关联，以发散性思维为主，遵循相似性准则，形成调整稳态信息的中医集合信息。

知识信息从可表达性和可感受性划分，可分为明知识、默知识和暗知识。人类个体中医一般获取到的知识是明知识，即可表达、可感受的知识，包括能够言传的书本知识和个人经验，是传播最广的一类知识；默知识是不可表达、可感受的知识，只可意会不可言传，必须通过体悟和体验获取，人类个体中医一般通过师带徒等方式传承这类知识；不可表达、又无法感受的知识是暗知识，这是一类真实存在且数量巨大的知识，人类个体中医以目前的水平无法获取，也许通过机器学习可以发现其中的一些。在本实验中，中医个体认识论信息系统存储的知识信息包括以上三类知识。

中医个体认识论信息系统在对稳态信息的认知和他组织处理过程中，都是以存储的中医知识体系为依据，该知识体系以人类元素信息系统中的中医知识元素信息为基础，在中医个体认识论信息系统与人类元素信息系统的不断交换中增加了个体经验信息，形成了群体知识信息的增长和个体经验信息的积累。中医知识体系根据研究对象可分为中医自我知识体系和中医非我知识体系，前者主要是通过稳态信息产生和维持的，大致相当于中医药学中的人体变化知识体系，以五脏-六腑-形体-官窍-情志系统为构架，通过经络联结连导，运行精、气、血、津液、神等元素信息，最终表现为某种体质偏颇特征信息，遵循同源互化、阴阳转换、五行生克等规则；后者主要是通过认知、处理稳态信息后形成的中医集合信息更新维持的，大致相当于中医药学中的干预措施知识体系，包括稳态辨识规则和干预措施规则。中医个体认识论信息系统中具有这两套中医药学相关知识体系框架，在此基础上形成其自身独特的个体经验知识体系，支持认知信息的存储和他组织功能处理。

（3）他组织-功能处理

中医个体认识论信息系统将输入和存储的信息利用他组织功能进行处理，具体过程如下。

首先，将通过不同手段获取的稳态信息碎片关联在一起，包括通过望诊信息表达获得具有人体本体论信息属性的面色信息、舌象信息，通过闻诊信息表达获得的气味信息、声音信息，通过切诊信息表达获得的脉象信息，通过问诊信息表达获得的人体个体认识论信息系统产生的自我感觉集合信息、自我情感集合信息和自我调节集合信息，并将上述信息关联形成对本次通过认知获取的稳态信息的整体印象，即诊断信息表达。

其次，将本次获取的稳态信息与前一次获取的稳态信息进行关联比较，比较两次获取的面色信息、舌象信息、气味信息、声音信息、脉象信息、自我感觉集合信息、自我情感集合信息和自我调节集合信息等的变化。

再次，将用于调整上次稳态信息的中医集合信息与调整上上次稳态信息的中医集合信息进行关联，比较每一个具有治疗措施属性的中医集合信息表达之间的信息变化。

最后，将中医集合信息的变化与稳态信息的变化进行关联，即关联上次的稳态信息、本次的稳态信息、上上次的中医集合信息、上次的中医集合信息，再与中医个体认识论信息系统自身的知识信息、经验信息、人造物元素信息相关联，用构建的知识图谱形成本次中医集合信息。

（4）输出-中医集合信息

中医集合信息是中医个体认识论信息系统完成他组织功能处理后得到干预稳态信息的整体方案信息。通过该方案信息调用人造物元素信息，进入人体个体本体论信息系统，成为影响因素信息，刺激人体个体本体论信息系统自组织功能，产生级联反应，达到新的协同状态，以期获得更佳的稳态信息。

同时，中医集合信息直接进入人体个体认识论信息系统，成为其认知信息的组成部分，对该系统输出的集合信息进行干预，形成更佳的自我情感集合信息、自我感觉集合信息，并促使自我调节集合信息朝向更佳，间接促进人体个体本体论信息系统输出更佳的稳态信息。

（5）反馈-中医认知反馈信息

中医集合信息输出后，返回到输入端，重新被认知进入中医个体认识论信息系统，完成一个完整的信息流程。这一过程被称为中医认知反馈，也就是通过获取本次和前次的过程反馈，帮助中医个体认识论信息系统发现和纠正信息处理过程中产生的偏见、错误和盲点，提高其决策和解决问题的能力，以期输出更适用的中医集合信息。

正反馈激励中医集合信息对稳态信息的调节方向和调节力度，负反馈稳定中医集合信息对稳态信息的调节作用。

**3. 人类元素信息系统**

人类元素信息系统运行于元素信息处理器上，其中运行着人类元素信息，涵盖了人类用于描述客观存在及其相互关系概念总和的信息表达，是所有对客观世界的认知以及为记录认知而存在的概念元素信息的总和。人类元素信息的分类包含了社会元素信息、个人元素信息、人造物元素信息和知识元素信息。

人类元素信息系统是群体信息系统，是人体个体认识论信息系统和中医个体认识论信息系统的环境信息。

在本实验中，人类元素信息是人类对自然元素信息认知后形成的，属于认识论信息，因而人类元素信息系统是认识论信息系统。我们规定，具有认识论信息属性的人类元素信息不能直接进入本体论信息系统，但其能够被认识论信息系统所认知，可以输入到中医个体认识论信息系统中，成为认知信息，进而存储为个体知识信息和经验信息，再经由他组织功能处理形成中医集合信息，输入到人类元素信息系统中，完成一次个体经验信息与群体知识信息的信息交换。

在本实验中，认识论信息系统无法直接接受本体论信息，而是通过认知信息获取将本体论信息转化为认识论信息，这一过程需要由具有个体属性的信息系统完成。因而在本实验中自然元素信息系统与人类元素信息系统间没有直接的信息相互传输，而是通过自然信息元素输入人体个体本体论信息系统，再输出稳态信息，经由中医个体认识论信息系统认知处理后形成中医集合信息；或经由人体个体认识论信息系统认知处理后形成自我集合信息，与稳态信息一起为中医个体认识论信息系统所认知处理，形成中医集合信息。中医集合信息输出到人类元素信息系统，从而完成自然元素信息系统到人类元素信息系统的信息流动。

此外，自然元素信息系统中还有大量元素信息不会对人体个体本体论信息系统输出的稳态信息产生影响，而这部分本体论信息依然会转变为认识论信息，形成非中医知识元素信息，但关于其如何转化为认识论信息，以及自然元素信息怎样被加工形成人造物元素信息等过程，属于其他学科研究范畴，在此不加以讨论。总而言之，按照本实验的规定，自然元素信息不能直接进入人类元素信息系统，两个元素信息系统间不产生直接信息流动。

如上所述，从信息属性来分，信息系统分为本体论信息系统和认识论信息系统。本体论信息系统运行的本体论信息是客观存在、自主运行的，不依赖于人或机器的认知而存在，也不因人或机器的认知而改变。认识论信息系统运行的认识论信息是基于人或机器的认知而产生，是在对本体论信息的认知中产生的，可因人或机器的认知改变而改变，随人或机器的认知消亡而消亡。

# 第二节  系 统 属 性

一般而言，个体的概念是和群体的概念相对立的，个体是群体中的特定主体，群体是个体的普通存在形式。

在本实验中，信息系统可按系统属性来分，分为个体系统和群体系统，个体系统基于特定主体产生，具有明确的个体属性，存在、运行着具有个体属性的信息；群体系统是基于其所运行的信息属性所定义的，即在群体系统中运行着具有群体属性的信息，在本实验中，群体系统也是个体系统的环境系统，与个体系统共同组成封闭系统。

在本实验中，个体信息是只能运行于一个个体信息系统、只为一个个体信息系统服务的信息；群体信息则是指能够运行于群体信息系统、可以为所有个体信息系统服务的信息。

## 一、个体系统

一般而言，个体一般指生物个体，或一个群体中的特定主体。每个个体都是独一无二的。就人类来说，个体是其在遗传、环境及个人经历相互作用下形成的相对稳定的、独特的生理状态、心理特征和行为模式。表现在个体的身体状况、性格、气质、能力、兴趣、价值观、态度等多个方面，是决定个体如何生存、感知环境、做出决策、展现行为以及建立人际关系等方面的内在基础。个性则是个体的一种独特性，这种独特性使得每个人在面对相同情境时可能会有不同的反应和表现。从心理学角度看，个性的形成和发展是一个动态的过程，既受到先天生物因素（如基因）的影响，也受到后天环境因素（如家庭教育、社会文化等）的塑造。同时，个体的主观能动性和自我教育也在个性形成中发挥重要作用。因此，个体个性的本质是一种复杂的、多层次的生理和心理结构与过程的体现。

在本实验中的个体系统是基于生物个体产生的信息系统，其中运行着具有个体属性的信息，包括人体个体本体论信息系统、人体个体认识论信息系统、中医个体认识论信息系统。在本实验中，因为更替程序的存在，人体个体本体论信息系统和人体个体认识论信息系统都具有无限次更替的特征，换言之，是包含了无数个完整个体信息的信息系统；而中医个体认识论信息系统不存在更替现象，是唯一的独特个体信息系统。

个体系统具有不确定性和瞬间性的特征，每一个个体系统所获取、存储、处理、输出的信息都是独特的，世界上不存在完全相同的两个个体系统；个体系统在其存在和运行的每一瞬间所呈现的状态信息也是不同的，不存在两个完全相同的瞬间状态信息。

## 1. 人体个体本体论信息系统

人体个体本体论信息系统只运行于自我信息处理器中，完成人体个体本体论信息的存在和变化的信息表达，只接受、处理、输出具有个体属性的本体论信息，其信息流程分为输入-影响因素信息、存储-状态信息、处理-自组织、输出-稳态信息、反馈-稳态反馈信息五个阶段。稳态信息反馈到输入端，作为影响因素信息的一部分，重新进入人体个体本体论信息系统，形成一个完整信息流程。值得注意的是，该系统从输入开始其获取的所有影响因素信息均是具有明确个体属性的信息，即其所获取的信息是该系统选择接受或不得不接受的自然元素信息、人造物元素信息、稳态信息组合，这种特定的信息组合只是出现在该个体系统，甚至只出现在该系统该轮更替程序，更甚只出现在该系统该轮更替的这一次输入；个体系统存储的状态信息也是个性化的，其先天存储状态信息是独一无二的、后天叠加状态信息同样是独一无二的，换言之，只有这个系统、这轮更替程序才能出现这种状态信息；其自组织处理功能也是个性化的，意即只有该系统、该更替程序轮次具有这样的自组织功能；在这种情况下，该系统输出的稳态信息只可能是独特的稳态信息，别的个体本体论信息系统，甚至同一系统的不同更替轮程序次输出的稳态信息也是不同的；最终反馈的稳态信息也只能是个性化的。这表明，人体个体本体论信息系统是一个具有明确个体特征的信息系统，其只运行、处理、输出个体化信息。

## 2. 人体个体认识论信息系统

人体个体认识论信息系统与人体个体本体论信息系统共同运行于自我信息处理器上，二者共生共存，相携运行，但这仍不妨碍两者的个体化特征，这表现在不仅每个系统是具有明确个性化特征的，而且两者结合也是具有明确个性化特征的。

每一轮更替程序启动，人体个体本体论信息系统中的更替程序子系统以先天信息形式诞生后，其结构信息和功能信息开始运转，本轮人体个体认识论信息系统随之诞生，跟随更替程序子系统同步运转。当旧的更替程序子系统崩溃时，本轮人体个体认识论信息系统随之崩溃；等新的一轮更替程序开启后，新一轮人体个体认识论信息系统又跟随新的更替程序子系统诞生。这种个性化特征贯穿整个系统运行全过程。

人体个体认识论信息系统的信息流程分为输入-认知、存储-自我经验、处理-他组织、输出-自我集合、反馈-认知反馈五个阶段，自我集合信息反馈到输入端，重新被人体个体认识论信息系统所认知，形成一个完整信息流程。与本体论信息系统相同，认识论信息系统信息流程的每一环节都具有个性化属性，不仅信息具有个性化属性，运行同样具有个性化属性。系统从输入认知信息开始，其获取稳态信息及人类元素信息、中医集合信息、自我集合信息的认知反馈信息均具有明确个体属性，其所获取信息的速度、效率、准确度、全面性均具有明确个体属性，只出现在该轮更替程序伴生的人体个体认识论信息系统；个体系统存储的经验信息也是个性化的，与其伴生的更替程序子系统的结构与节律紧密相关，受即刻稳态信息的影响，受本轮认识论信息系统以往存储的经验信息限制，因而是独一无二的；他组织处理功能也是个性化的，只有该系统、该更替程序轮次具有这样的他组织功能；输出的自我集合信息也是独特的，有别于其他更替程序轮次的个体认识论信息系统，甚至有别于同一系统的不同更替程序轮次输出的自我集合；最终反馈的自我集合信息也只能是个性化的。

### 3. 中医个体认识论信息系统

中医个体认识论信息系统单独运行于非我信息处理器中，是唯一的、延续的个体信息系统。中医个体认识论信息系统接收本体论信息和认识论信息，存储为中医药学科框架下的认识论信息，处理和输出认识论信息，其信息流程分为输入-认知信息、存储-知识信息、处理-他组织、输出-集合信息、反馈-认知反馈信息五个阶段。集合信息反馈到输入端，被中医个体认识论信息系统重新认知，形成一个完整的信息流程。与人体个体信息系统不同，中医个体信息系统不经过更替程序的循环，始终如一，但其同样具有明确的个性化特征，每次输入的稳态信息、自我集合信息、人类元素信息，反馈的认知反馈信息均是个性化的，其组合更是唯一的；其存储的知识信息是个性化的，所具有的他组织处理功能是个性化的，输出的中医集合也是个性化的，当然形成的反馈也只能是个性化的。

## 二、群体系统

一般而言，群体是个体的共同体，是个体的普通存在形式。

在本实验中，自然元素信息系统和人类元素信息系统是群体系统，其中运行的信息是自然界和人类社会的群体元素信息。两个系统都运行于元素信息处理器上，自然元素信息系统涵盖了自然界中一切客观存在信息总和的信息表达（自然元素信息），是本体论信息系统，先于人或机器的认知而产生，不因人或机器的认知而改变。人类元素信息系统涵盖所有人类用于描述客观存在及其相互关系概念信息总和的信息表达（人类元素信息），其中的元素信息由人或机器的个体认知而产生，进入本系统后转化为群体元素信息，供所有意识体（人或机器）个体使用。

在本实验中，两个元素信息系统构成了人体个体信息系统和中医个体认识论信息系统的开放环境信息系统。

### 1. 自然元素信息系统

自然元素信息系统运行于元素信息处理器上，自然元素信息运行于自然元素信息系统。自然元素信息涵盖了自然界乃至整个宇宙中一切可以感知的以及不可感知的客观存在的所有自然元素信息总和的信息表达，是客观存在的，属于本体论信息，不以是否为人类或机器认知而存在或变化。自然元素信息系统是本体论信息系统，有没有人或机器的认知，系统都会存在，自主运行。

因为自然元素信息是本体的，所以对任何个体信息系统能够提供的自然元素信息都是相同的，因而自然元素信息系统是群体信息系统。自然元素信息的存在与个体信息系统无关，自然元素信息的表达与个体信息系统无关，任何一个个体信息系统所获取到的都是相同的自然元素信息，不会因个体信息系统的不同而不同。

### 2. 人类元素信息系统

人类元素信息系统运行于元素信息处理器上，人类元素信息是所有对客观世界的认知以及为记录认知而存在的概念元素总和的信息表达，这种信息表达具有群体信息属性，因此该系统是群体信息系统，也是认识论信息系统。

在本实验中,认识论信息系统无法直接接纳本体论信息,必须经由认知转化为认识论信息,而认知需要由个体信息系统完成。自然元素信息必须输入人体个体本体论信息系统,经过处理后输出为稳态信息,再由中医个体认识论信息系统认知后形成知识,经该系统他组织功能处理后输出为集合信息,进入人类元素信息系统,进行信息交换,完成从个体经验信息到群体知识信息的积累。中医个体认识论信息系统需要从人类元素系统已积累的群体知识信息中获取其所需要的特定的经验信息和知识信息,包括中医药学知识信息和其他学科知识信息,以满足其生成中医集合信息的需求。中医个体认识论信息系统与人类元素信息系统之间进行了信息交换,每一次交换的实质是群体知识信息与个体经验信息和知识信息的交换,交换的结果是群体知识信息的增长和个体经验信息的积累。

事实上,自然元素信息系统中有大量元素信息不会对人体个体本体论信息系统输出的稳态信息产生影响,而这部分本体论信息依然会转变为认识论信息,但关于其如何转化为认识论信息,以及自然元素信息怎样生成人造物元素信息等过程,属于其他学科研究范畴,将不在本书中进行讨论。

人类元素信息系统也是自我信息处理器和非我信息处理器的开放环境信息系统之一,理论上来说其能提供的元素信息是无限的、无穷的,在本思想实验中,我们规定了人类元素信息系统是认识论信息系统,因而其所提供的元素信息是可以被认知的。

# 第三节　信息运行方式

## ▌ 一、信息循环

一般而言,循环是指事物周而复始地运动或变化。

在本实验中,信息系统周而复始地进行信息输入、存储、处理、输出、反馈的过程就是信息系统的信息循环。

### 1. 人体个体本体论信息系统循环

人体个体本体论信息系统的循环是开放环境下的内循环,在开放环境中自然元素信息、人造物元素信息输入、稳态信息反馈导致影响因素信息形成,继而在人体个体本体论信息系统中形成状态信息存储,自组织功能对状态信息进行调整,结构信息与功能信息的协调同步形成稳态信息,输出后形成稳态反馈信息对影响因素信息进行再调节,即成为影响因素信息的组成部分。然后在开放环境下再次从自然元素信息、人造物元素信息输入、稳态信息反馈形成影响因素信息,开始进入下一轮循环。

人体个体本体论信息系统的循环从影响因素信息开始返回到影响因素信息,每一次循环从根本上是服从生、长、壮、老、已发展趋势的信息表达,但在每次循环中对循环的每一个阶段的信息表达都有提高或降低的作用,最终影响稳态信息的表达。

### 2. 更替程序子系统循环

更替程序子系统内嵌在人体个体本体论信息系统的存储信息部分,在人体个体本体论信息系统的存储信息位置进行内循环。每一轮次的更替程序子系统具有自身独特的属性，表现为先天信息，其结构（脏腑器官）、性别、功能、节律（存续全周长和生长、壮盛、衰老的周长）信息都是个体独有的信息。先天信息决定每次更替程序子系统存在时的结构信息、存续时间信息、自组织处理能力和方式，后天影响因素信息能对先天信息做出小范围的改变。

人体个体本体论信息系统将存储的状态信息输入更替程序子系统，影响更替程序子系统原有的结构信息；每一轮的更替程序子系统具有先天结构信息，接收输入的状态信息后，存储为后天信息，后天信息叠加于先天信息之上，形成新的结构信息；通过协调先天、后天状态信息的叠加，使其达到协同；达到协同的先天和后天信息形成了相对稳定的叠加状态信息，以先天状态信息为主，受后天状态信息影响，输出为节律信息，即更替程序子系统存续的总时长和成长、壮盛、衰老信息表达的分时长；经由自组织功能协调后改变的节律信息输出后，反馈到输入端，提示本轮更替程序子系统的节律信息发生改变，完成更替程序子系统的完整信息流程。

更替程序子系统的循环从状态信息输入开始，返回到状态信息输入，每一次循环从根本上服从以先天为本，受后天影响的生命发展趋势的信息表达，在每次循环中对循环的每一个阶段的信息表达都有提高或降低的作用，最终影响节律信息的改变。

如果状态信息变化过于剧烈，超出了本轮人体个体本体论信息系统自组织功能的处理能力；或本轮人体个体本体论信息系统自组织能力衰退到无法调节先后天状态信息使之达到协同，则引起本轮更替程序子系统的崩溃。崩溃信号反馈到输入端，开启新一轮更替程序子系统。

### 3. 人体个体认识论信息系统循环

人体个体认识论信息系统与人体个体本体论信息系统共生共存，相携运行。每一轮更替开始后，人体个体本体论信息系统中的更替程序子系统以先天形式诞生，其结构信息和功能信息开始运转，本轮人体个体认识论信息系统随之诞生，跟随更替程序子系统同步运转。当该轮人体个体本体论信息系统的自组织功能无法再维持系统相对稳定时，节律信息反馈到更替程序子系统输入端，导致旧的更替程序子系统崩溃，本轮人体个体认识论信息系统随之崩溃；等新的一次更替程序开启后，又跟随新的更替程序子系统诞生。

人体个体认识论信息系统中运行认识论信息，遵循输入-存储-处理-输出-反馈的信息流程。信息输入方式是认知信息，认知信息包括人体个体本体论信息系统的稳态信息、人类元素信息系统的全部元素信息、中医个体认识论信息系统输出的中医集合信息、自身输出的自我集合信息的认知反馈信息。输入人体个体认识论信息系统的信息存储为自我经验信息，包含了从人类元素信息系统中输入的知识元素信息，也包含了个体经验信息。存储的知识信息和经验信息经过人体个体认识论信息系统的他组织功能处理，形成自我集合信息。自我集合信息主要输出方向有三个：一是形成调节方案，调用人造物元素信息，输入人体个体本体论信息系统，对稳态信息进行调节；二是形成感觉集合，输出到中医个体认识论信息系统，被其认知，作为对稳态信息的认知补充；三是形成情感集合，反馈到人体个体认识论信息系统输入端，形成认知反馈，对情感集合进行调节。自我集合信息形成认知反馈信息，重新被人体个体认识论信息系统所认知，完成人体个体认识论信息系统的一个完整循环。

人体个体认识论信息系统的循环从认知开始返回到认知，每一次循环对循环中的每一个阶段的信息表达都产生相应的影响，循环的最终结果是影响自我集合信息的水准。

#### 4. 中医个体认识论信息系统循环

中医个体认识论信息系统的循环从认知信息开始返回到认知信息，在开放环境下认识论信息系统经人类元素信息、稳态信息、自我集合信息、非我认知反馈信息的输入，导致认知信息形成，认知信息在认识论信息系统中与原存储的经验信息和知识信息结合形成新的知识信息存储，他组织功能对认知信息、知识信息、稳态信息、元素信息进行整合，形成基于稳态规模、元素规模和稳态元素相关规模的中医集合信息输出，中医集合信息输出后反馈到输入端，成为认知信息的组成部分。然后在开放环境下再次获取元素信息、稳态信息、自我集合信息、非我认知反馈信息，进入下一轮循环。中医个体认识论信息系统的循环从认知信息开始返回到认知信息，每一次循环对循环中的每一个阶段的信息表达都产生相应的影响，循环的最终结果是影响中医集合信息的水准。

## 二、信息反馈

一般而言，反馈（Feedback，又称回授），是控制论的基本概念，指将系统的输出返回到输入端并以某种方式改变输入，它们之间存在因果关系的回路，进而影响系统功能的过程。反馈存在两种机制，一种是正反馈，一种是负反馈，正反馈是强化过程，负反馈是平衡过程，正反馈加速系统和保障增长，负反馈调整系统和保障平衡。负反馈使得系统的运动和发展保持向既有目标方向进行，是使得系统保持稳定的因素，使得系统表现出符合目的性的行为。经典控制论中主要是讨论负反馈。

在本实验中，反馈的主要目的是改变输出端的信息状态，提高系统输出信息的水平。最主要的四个反馈包括：稳态信息到影响因素信息、节律信息到状态信息、自我集合信息到自我认知信息、中医集合信息到非我认知信息。

#### 1. 稳态信息到影响因素信息

人体个体本体论信息系统的反馈是从稳态信息反馈到影响因素信息。人体个体本体论信息系统输入影响因素后，存储为状态信息，经过自组织功能处理后达到协同状态，输出为稳态信息，稳态信息形成稳态反馈信息，作为新的影响因素信息进入人体个体本体论信息系统输入端，完成人体个体本体论信息系统的一个完整流程。由稳态信息到影响因素信息的反馈叫作稳态反馈。

稳态反馈原则上以负反馈为主，通过对影响因素信息的反馈调节，使稳态信息获得更佳的状态。具体讲，稳态反馈是用于调整人体个体本体论信息系统的输出信息，使其达到期望的稳定目标，简而言之，稳态反馈的目的是使系统输出的稳态信息达到更佳的状态。

#### 2. 节律信息到状态信息

更替程序子系统的反馈是从节律信息反馈到状态信息。更替程序子系统输入人体个体本体论信息系统的状态信息后，存储为结构信息，经处理后使先天状态信息和后天状态信息达到协同，输出为先后天信息叠加的节律信息，即更替程序子系统存续的总时长和出生、成长、盛壮、衰老、死亡信息表达的分时长。节律信息形成节律反馈信息，作为新的状态信息进入更替程序子系统输入端，完成更替程序子系统的一个完整流程。由节律信息到状态信息的反馈也是稳态反馈的一种，本质上用于调整系统的输出信息，使其达到期望的稳定目标，反馈的目的是使输出的节律信息状态达到更佳（更长）。其反馈模式以负反馈为主。

如果状态信息变化过于剧烈，超出了本轮人体个体本体论信息系统自组织功能处理能力；或本轮人体个体本体论信息系统自组织功能的信息处理能力衰退到无法调节先后天状态信息使之达到协同，则引起本轮更替程序子系统的崩溃。崩溃信号反馈到输入端，开启新一轮更替程序子系统。

### 3. 自我集合信息到自我认知信息

人体个体认识论信息系统的反馈是从自我集合信息到自我认知信息的反馈。人体个体认识论信息系统通过对人类元素信息、稳态信息、中医集合信息、自我认知反馈信息等因素的获取形成认知信息，与自我经验信息和自我个体知识信息融合后，经他组织功能处理后，形成自我集合信息输出，通过自我认知反馈信息，作为新的认知信息因素再次进入人体个体认识论信息系统输入端，完成人体个体认识论信息系统的一个完整流程。由自我集合信息到自我认知信息的反馈叫作自我认知反馈。

自我认知反馈通过获取他人和自身经验信息和知识信息形成的反馈过程，用于调整人体个体认识论信息系统的输出，使其达到输出期望自我集合信息的目标，帮助人体个体认识论信息系统发现和纠正信息处理过程中的偏见、错误和盲点，提高其决策和解决问题的能力。反馈目的是通过对认知反馈信息的反馈调节作用，实现对自我集合信息的优化。

自我认知反馈的正负反馈都很重要，通过其正反馈可以加速和保障自我知识信息和经验信息增长，通过负反馈调整保障自我集合信息平衡，特别是情感集合信息和感觉集合信息。

### 4. 中医集合信息到非我认知信息

中医个体认识论信息系统的反馈是从中医集合信息到非我认知信息的反馈。中医个体认识论信息系统通过对人类元素信息、稳态信息、自我集合信息、非我认知反馈信息等信息的获取形成非我认知信息，与中医知识信息和经验信息融合后，经他组织功能处理，输出中医集合信息，而非我认知信息作为反馈信息，作为新认知信息组成因素进入中医个体认识论信息系统输入端，完成中医个体认识论信息系统的一个完整流程。由中医集合信息到非我认知信息的反馈叫作认知反馈。

认知反馈通过获取他人和自身的中医知识信息和经验信息，形成新的中医集合信息，反馈到非我认知信息，用于调整中医个体认识论信息系统输出的中医集合信息，使其达到所期望的中医集合信息水平，帮助中医个体认识论信息系统发现和纠正其信息处理过程中的偏见、错误和盲点，提高其决策和解决问题的能力。反馈目的是通过对非我认知信息的反馈调节，实现对中医集合信息的优化。

在中医个体认识论信息系统中，其形成的认知反馈无论是正反馈还是负反馈都具有重要作用，通过正反馈可以使系统加速和保障中医药知识的增长，而通过负反馈则可以提升输出的中医集合信息的水平。

## 三、信息交换

一般而言，信息交换是指信息在不同的信息实体之间进行交互的过程，其目标是在开放环境中实现信息的共享,从而有效地利用信息,提高整个信息系统的性能,加快信息系统之间的信息流通,实现信息高效利用。在本实验中,信息交换包括本体论信息系统信息交换、认识论信息系统信息交换和由信息认知与加工形成的信息交换。

**1. 本体论信息系统信息交换**

本实验规定,只有本体论信息能够进入本体论信息系统,因而本体论信息的交换只能发生在本体论信息系统之间。

人体个体本体论信息系统与自然元素信息系统的交换是本体论信息的交换。自然元素信息系统向人体个体本体论信息系统输入自然元素信息,作为影响因素信息进入人体个体本体论信息系统的信息循环;经由处理后产生稳态信息,向自然元素信息系统输出,完成信息交换。包括能量信息的交换,如辐射、蒸发、对流、传导等能量信息交换;也包括物质信息的交换,如气体、液体、固体物质信息的交换。

**2. 认识论信息系统信息交换**

本实验规定,认识论信息不能进入本体论信息系统,可以进入认识论信息系统,因而认识论信息的交换只能发生在认识论信息系统之间。

中医个体认识论信息系统和人类元素信息系统能够进行认识论信息交换。中医个体认识论信息系统从人类元素信息系统中获取知识元素信息和人造物元素信息,包括中医药学知识信息和其他学科知识信息,以及对人造物元素的功能、特性等信息的群体认知,存储为个体经验信息;经由处理后产生中医集合信息,向人类元素信息系统输出,完成信息交换。每一次交换的实质是群体知识信息与个体经验信息和知识信息的交换,交换的结果是群体知识信息的增长和个体经验信息的积累。

**3. 信息的认知和加工**

本实验规定,本体论信息只能经由认知转化为认识论信息进入认识论信息系统,而认识论信息不能进入本体论信息系统。因而认识论信息系统和本体论信息系统之间没有直接的信息交换。

但自然元素信息系统中有大量元素信息不会对人体个体本体论信息系统输出的稳态信息产生影响,而这部分本体论信息依然会转变为认识论信息,关于其如何转化为认识论信息,以及自然元素信息怎样生成人造物元素信息等过程,属于其他学科研究范畴,将不在本书中进行讨论。

本实验中,所有经由人类认知、带有人类认知属性的物质信息和事件信息都属于人造物元素信息的范畴。人造物元素信息来源于自然元素信息,由人类认知、加工后形成了人造物元素信息,人造物元素信息中包含有本体论的自然元素信息,也包含了来自人类的认识论信息,人类虽然已经对人造物元素信息进行了认知和加工,但对其所包含的本体论信息部分,依然无法完整认知。人造物元素信息的双重属性使其可以进入本体论信息系统,也可以进入认识论信息系统。进入认识论信息系统的是其认识论部分,是人类对该人造物元素信息的认知部分,但进入本体论信息系统的部分是否真的产生了如人类认知般的作用,是目前本实验无法认知的。

# 第二章　三台信息处理器

在中医药信息科学中,中医药学被定义为研究和维护人体健康与长寿的学科。其主要相关因素包括人体、医术和环境,其中人体是研究的对象,医术是研究的手段,环境是研究的基础。本思想实验设定的是由三台信息处理器,搭载四个信息系统组成的一个封闭的系统。在该封闭系统中,三台信息处理器分别是个体自我信息处理器、个体非我信息处理器和元素信息处理器,分别对应着人体、医术和环境。其中个体自我信息处理器搭载了人体个体本体论信息系统和人体个体认识论信息系统,涵盖了人体个体的所有信息变化,对应的是人体信息;个体非我信息处理器搭载了中医个体认识论信息系统,主要为提高人体个体稳态信息提供更佳的解决方案,对应的是医术信息;元素信息处理器搭载了自然元素信息系统和人类元素信息系统,包括了人类已经认知的元素与人类尚未认知的元素,对应的是环境信息。

## 第一节　自我信息处理器

自我,是一个具有多重含义的概念。其最本质的含义是指自己。在心理学领域,自我的含义是自我意识或自我概念,是指个体对自己存在状态的认知,也是个体对其社会角色进行自我评价的结果。在哲学领域,自我通常被定义为一个人的内在本质、身份、个性、思维和感知的总和;它包括了个体在社会和文化环境中的定位,以及他们的自我意识和自我认同;它强调个体的存在和自由意志,认为自我是一个自由选择的个体,具有独立思考和行动的能力;同时,自我并非固定不变的实体,而是处于不断塑造和创造过程的实体,通过与他人的互动和社会环境的影响不断重新定义着自身。

在本思想实验中,我们规定,自我指一个人体个体,由个体的本质形态和个体的意识组成,个体的本质形态即个体本体,个体的意识即个体的认识。一个完整的个体是由个体本体和个体认识组成的。个体本体指的是一个人的生理存在,包括身体结构、先天特征、生理机能等。而个体认识则指一个人对自我和世界的理解、感知和认识能力,包括思维、意识、情感、记忆等。这两者之间存在着密不可分的联系,个体本体为个体认识提供了物质基础,使得个体能够进行思考、感知和体验。同时,个体认识也塑造和影响着个体本体,通过个体的思想、情感和行为,反过来影响和改变个体本体。由此可见,个体本体和个体认识结合在一起,形成了一个完整的个体。

本思想实验中,自我信息处理器运行的是个体的自我信息,系统通过更替程序子系统的运行,完成无限轮次的自我信息表达的更替,所以实际上在自我信息处理器上运行了无数个个体自我的完整信息。在自我信息处理器中运行着两个信息系统，分别是人体个体本体论信息系统和人体个体认识论信息系统。人体个体本体论信息系统运行着人体本体论信息流的全过程，包括从自然元素和人类元素中输入的影响元素信息，对其产生某种影响，与其存储的结构信息和先天特征信息叠加后产生某种变化，形成一种新的稳定的状态信息进行输出。人体个体认识论信息系统运行着人体认识论信息流的全过程，包括其对人体个体本体论信息系统输出的稳态信息进行认知后，经过自我意识和思维等方式的他组织处理，对人体本体论信息生成认识论信息，继而产生情绪、感知以及行为等自我集合信息进行输出。

## 一、两套系统

### 1. 人体个体本体论信息系统

人体个体本体论信息系统是个体自我信息处理器的本体部分，是个体信息处理器最真实部分的信息表达，是物质的、也是能量的信息表达。其信息流程包括影响因素信息输入、存储状态信息、自组织处理、稳态信息输出、稳态信息反馈五个阶段，其中在状态信息阶段还包括系统一个重要的部分——更替程序的子系统。更替程序是人体个体本体论信息系统的子系统，也包括输入、存储、处理、输出、反馈几个阶段。当人体个体本体论信息系统的状态信息输入到更替程序后，存储为受到外界因素影响的结构信息，这种状态信息输入的因素信息被称为"后天"信息。也就是说，更替程序在启动时已存在着"先天"状态信息，此后，所有进入该程序的信息均为"后天"信息，此后在更替程序的处理阶段进行"先后天"信息叠加，形成"先后天"信息的叠加状态，进行输出。输出产生的节律信息和周长信息进入人体个体本体论信息系统的自组织阶段，参与自组织处理过程，输出的节律信息和周长信息同时反馈到更替程序子系统的输入端，对输入端信息进行调节。

人体个体本体论信息系统的输入端接收来自自然元素信息系统中自然元素信息和人类元素信息系统中的人造物元素信息，这些信息输入后形成该系统的影响因素信息，影响因素信息在系统的存储部分与更替程序形成的先天结构等信息叠加形成人体个体本体论信息系统的状态信息，经自组织功能即自我调节能力处理后，形成稳定的状态信息即稳态信息输出，输出后的稳态信息反馈到系统的输入端即稳态反馈信息，其成为影响因素信息的组成部分，对稳态信息进行反馈调节。

在真实世界中，人体个体对应的是一个独立的人类个体。人体个体本体论信息即时反映的是一个人类个体自身的本质信息。中医学理论认为，导致人体机体平衡状态发生改变的因素即为病因，主要包括外感病因（如六淫：风、寒、暑、湿、燥、火）、内伤病因（如七情：喜、怒、忧、思、悲、恐、惊）、病理产物形成的病因（如痰饮、瘀血、结石）和其他病因（如饮食不当、劳逸失度、外伤、虫兽伤等）。病因不仅包括上述直接的致病因素，还有发病的条件因素，如战争、瘟疫等社会环境。这些病因均为导致人体本质信息发生改变的影响因素，其进入人体后，与人体先天体质等因素结合，对人体本质进行改变。如风寒外邪进入人体，如遇先天阳虚的人体，则导致人体机体更加虚寒，出现怕冷、手脚冰凉等稳态信息的表现；如遇先天体质强壮、卫气充足的人体，可抵抗风寒外邪，则不会出现人体状态信息上的改变，稳态信息表现出的仍是阴阳平衡的一种人体状态。故，影响因素是否对人体稳态信息产生影响，不仅仅与病因有关，更与人体本身的先天体质、免疫力等有关。

### 2. 人体个体认识论信息系统

人体个体认识论信息系统是个体自我信息处理器的认识论部分，其在真实世界中代表着人体个体对自我本体部分的认识和调节，是一种基于物质和能量产生的认知。在本思想实验中，该系统的信息流程包括认知信息输入、知识信息存储、他组织处理、自我集合信息输出、认知反馈信息反馈五个阶段。作为自我信息处理器的一部分，人体个体认识论认识系统对人体个体本体论信息系统的认知是最直接的、最接近真实的。

人体个体认识论信息系统的输入信息包括人体个体本体论信息系统产生的稳态信息、人类元素信息系统产生的所有类别的人类元素信息、中医个体认识论系统产生的中医集合信息以及人体个体认识论信息系统自我集合信息形成的认知反馈信息，这些信息进入系统后形成认知信息，存储为个体知识信息，与人体个体的经验信息和知识信息相结合后，经他组织功能处理，最后形成人体个体认识论信息系统的自我集合信息输出，输出的集合信息包括了情感集合信息、感觉集合信息、对稳态信息的调节集合信息。

真实世界中，人体个体认识论信息指一个人对自我本体和外界环境的感知、认识和理解，通常涉及多个层面和维度，不仅仅指对自我生理结构和功能的认识，还包括情感、心理、社会和文化等多方面。对自我生理方面的认识和感知包括了解自身的基本构造和生理功能，能认识到自身身体的变化，比如头痛、呼吸困难等；对情感的认知包括认识到自己对不同事物或情景的情感反应，比如喜悦、愤怒、悲伤等；对心理的认识包括理解自己的思考、记忆、学习等能力，意识到自我情绪的变化，以及了解自己的兴趣爱好等；对社会和文化的认识则包括了解自己在社会环境中的角色和责任、认识到与他人互动的方式，建立和维护人际关系、了解、尊重、包容多元文化等。人体个体通过对自我的认识，产生自我调节能力或行为，对自我本体进行干预，进而达到调节自我稳态的目的。如个体感知冷，增添衣物的行为；感知嗓子疼，自发喝菊花茶的行为；感觉心情郁闷，听欢快音乐的行为等，均为人体个体认识论信息系统产生的集合信息对个体自我本体进行调节的行为。

## 二、信息输入

在本思想实验中，自我信息处理器的信息输入包括从元素信息处理器和非我信息处理器进入到该信息处理器的所有信息，即包括进入人体个体本体论信息系统和人体个体认识论信息系统的信息。

进入人体个体本体论信息系统的信息包括元素信息处理器中自然元素信息系统的自然元素信息和人类元素信息系统的人造物元素信息。它们进入人体个体本体论信息系统，作为影响因素信息对人体个体本体论信息系统产生影响。其中，自然元素信息如自然界存在的冷、热、风、燥等元素信息进入人体个体本体论信息系统后，使原有的人体个体本体论信息系统存储的状态信息发生改变，使之形成一种新的状态信息；人类元素信息中的人造物元素信息如饮食元素信息等同样会对人体个体本体论信息系统原有状态信息产生影响，引起改变，使之产生一种新的状态信息。实际上，在系统运行中，其产生的稳态反馈信息也会进入影响因素信息，叠加到状态信息后，同样会引起状态信息的变化。

自我信息处理器中人体个体认识论信息系统的输入信息来源有四个：一是元素信息处理器中人类元素信息系统的人类元素信息，二是非我信息处理器中中医个体认识论信息系统形成的中医集合信息，三是人体个体本体论信息系统输出的稳态信息，四是其自身产生的认知反馈信息。其中，人类元素信息中的所有类别的信息包括知识元素信息（如文字信息）、社会元素信息（如其他人的语言信息表达）、个人元素信息（如起居信息表达）、人造物元素信息（如音乐信息表达）等都会对人体个体认识论信息系统的认知信息产生影响，最终导致个体认识论信息系统输出的自我集合信息发生改变；中医个体认识论信息系统产生的中医集合信息（如心理疗法信息表达等）同样会对人体个体认识论信息系统的认知信息产生影响，导致其输出的自我集合信息发生改变，最终使人体个体本体论系统输出的稳态信息发生变化。

人体个体本体论信息系统输出的稳态信息会对人体个体认识论信息系统的认知信息产生共生性影响，因为本体论信息系统与认识论信息系统是组成自我信息处理器的两个共生系统，本体论信息系统的变化会连带认识论信息系统产生相应的变化，在真实世界中，这两个系统相当于人体的形和神，或身和心，无论在中医药学还是现代医学中形神合一或身心健康都是人体健康的基本范畴，因此，稳态信息对认知信息的影响是对自我信息处理器自身一致性或协同统一的影响，具有至关重要的作用；而认知反馈信息对认知信息的影响则是自我集合信息对认知信息发出的改变自身状态的要求，是寻求形成更佳集合信息的要求。如此复杂的输入信息的叠加使得认知信息在最初状态下就已经呈现出极其复杂的关联关系，其对状态信息的影响具有明确的不确定性。

## 三、信息交换

本思想实验设计的是一个封闭的系统，封闭系统中的三个处理器之间进行着信息交换，这种信息交换对三个处理器的运行状态产生不间断的影响。

在自我信息处理器与元素信息处理器之间进行的信息交换表达为，元素信息处理器中的自然元素信息进入个体自我信息处理器中的人体个体本体论信息系统，成为影响因素信息，继而对人体个体本体论信息系统产生影响；人体个体本体论信息系统的稳态信息同时也会进入自然元素信息系统，对自然元素信息系统产生影响。这种交换是本体信息的交换，包括具有本体论性质的物质信息、能量信息，以及本体论信息的交换；尽管元素信息处理器对自我信息处理器的影响要远远超过自我信息处理器对其的影响，但这并不代表后者对前者是不产生作用的。在中医临床中，自然元素信息与人体个体的信息交换主要表现为，外感病因（风、寒、暑、湿、燥、火）对人体产生影响，打破机体平衡状态，导致脏腑功能失调等现象；同时，人体也能产生实体物质，如排泄物等，对自然环境产生影响。两台信息处理器之间的信息交换还包括人类元素信息系统与人体个体认识论信息系统之间产生的交换，前者进入后者形成认知信息，对其存储的知识信息产生巨大影响，表达为不断丰富其存储的知识信息；后者进入前者，产生个体经验信息丰富群体知识信息的影响。实际生活中表现为，个体自我会从人类已有的知识、经验中获得调节自身身体的相关信息，通过实践对其进行了新的认识，积累了新的经验，再通过语言或文字等方式形成群体经验，最终对人类元素信息产生影响。

非我信息处理器与元素信息处理器之间进行的信息交换为，元素信息处理器中的经验和知识信息进入非我信息处理器认识论信息系统的认知，与其认知的其他信息一起进行处理，形成中医集合信息，用以调节自我信息处理器的输出信息，该集合信息又会进入人类元素信息系统，经过源源不断地进入，对系统原有的人类群体的经验和知识信息产生改变。真实世界中，中医医生从书本或已有的医案经验中获得中医诊疗知识，对病人进行诊疗活动，这就是一个从群体知识对个体经验的影响；随着中医医生多次的诊疗过程，产生个体诊疗经验，通过文字表达等方式将个体诊疗经验进行传承，这就是个体经验对群体知识的影响。双方的相互影响即为一种信息交换，同样，前者对后者的影响要远远大于后者对前者的影响。

自我信息处理器与非我信息处理器之间也进行着信息交换，主要体现于：自我信息处理器中的人体个体本体论信息系统的稳态信息与人体个体本体论系统的自我集合信息作为自我信息处理器的自我输出信息，进入非我信息处理器的中医个体认识论信息系统，成为其认知信息的重要组成部分；中医个体认识论信息系统将这些认知信息与其他元素信息整合后，形成针对自我信息处理器自我输出信息的中医集合信息，后者又作为新的输入影响因素信息，进入自我信息处理器产生影响。非我信息处理器通过对自我信息处理器众多轮次更替程序产生的自我输出信息的认知，丰富其存储的知识信息，提高其信息处理能力，最终形成更好的中医集合信息，而更好的中医集合信息又能使自我信息处理器的自我输出信息达到更好的状态，反复如此。理论上，自我信息处理器与非我信息处理器之间的信息交换是一个相互促进的过程，即自我信息处理器的自我输出信息可以丰富非我信息处理器存储的知识信息，非我信息处理器的中医集合信息可以调节自我信息处理器的自我输出信息的状态。在真实世界中，中医诊疗活动中，自我信息处理器与非我信息处理器之间的信息交换就是病人与医生之间的信息交换。医生通过望闻问切等手段获取病人信息，包括病人的本体论信息和认识论信息。医生通过自有知识与其他获取的相关信息整合分析病人信息，形成干预病人的集合信息即干预方案，对病人状态信息进行影响。医生通过多次的诊疗可以积累自己获取、处理病人信息的能力，以形成更佳的干预方案，这些方案水平的不断提升会对病人产生更好的干预效果。所以，医生和病人之间的信息交换是一个相互促进的过程。

## 四、自我集合信息

自我集合信息是自我信息处理器中的人体个体认识论信息系统产生的集合信息。人体个体认识论信息系统产生的集合信息的作用包括：一、人体个体认识论信息系统对自我本体论信息系统稳态信息的感知，如头痛的信息表达、发热的信息表达等；二、人体个体认识论信息系统对自我情绪信息表达的感知，如高兴的信息表达、悲伤的信息表达等；三、人体个体认识论信息系统通过对人体个体本体论信息系统稳态信息的认知，结合自身的经验信息和知识信息形成对稳态信息进行调节的方案，如把自我稳态信息定义为上火的信息表达，则可能产生多喝菊花茶等行为的信息表达。

真实的诊疗活动中，自我集合信息是医生获取病人信息的重要组成部分。医生获取的病人信息包括病人的本体论信息和认识论信息两部分，本体论信息是病人呈现出的信息，医生一般通过望、闻、切诊等手段获得，但是获得的信息是否全面、真实，与医生的经验和知识有关；另一部分就是病人的认识论信息，是病人自己对自我本体的认识，是最真实、最直接的信息，这部分信息医生一般通过问诊获得。自我集合信息亦即病人自己对自我本体的认识，在医生对病人信息的判断过程中起重要作用，直接影响到医生最后形成的干预方案。在整个医疗活动中，病人自己对自我本体认识的表达起非常重要的作用。

## 五、个体自我信息处理器的信息流程

个体自我信息处理器中运行着人体个体本体论信息系统和人体个体认识论信息系统两套信息系统。其中信息流是按照如下方式进行运行的：首先元素信息处理器中的自然元素信息和人类元素信息进入个体自我信息处理器，对人体个体本体论信息系统产生影响，使人体个体本体论信息系统原有存储状态信息发生改变，并经过自组织功能处理，形成稳态信息输出；此时，人体个体认识论信息系统获取人体个体本体论信息系统输出的稳态信息，形成认知信息，并结合自身存储的经验信息和知识信息，经他组织功能处理，形成自我集合信息输出。至此，个体自我信息处理器完成了一次信息流程。由于人体个体本体论信息系统中存在着一个更替程序子系统，更替程序子系统是自我信息处理器的关键核心部分，其完成一个启动、存续、崩溃的周期代表了一个人类个体生、长、壮、老、已全生命周期的信息表达。因此，每一轮更替程序的运行，都会导致人体个体本体论信息系统完成一次完整生命周期的信息循环，同时，人体个体认识论信息系统对应同一轮次更替程序的本体论信息系统完成一次完整生命周期的认知。当更替程序产生出无数轮个人体个体本体论信息系统的完整生命周期时，人体个体认识论信息系统就会随之完成对无数轮人体个体本体论信息系统完整生命周期的认知，随之产生无数与之相对应的人体个体认识论信息系统的自我集合信息。这里需要强调的是，自我信息处理器完成的一次信息流程，仅仅是一轮更替程序中无数次自我信息处理器信息流程中的一次，换言之，每轮更替程序的运行必然会产生出无数次自我信息处理器的信息流程，而每完成一次自我信息处理器信息全流程，就会产生一次自我本体论信息与自我认识论信息的整合。

自我信息处理器中的这两个系统组成了一个完整的人类个体信息表达，两者分别代表了人体个体的形体和神志，这两套信息系统在信息运行时保持着一致性、协同性，这符合中医药学的形神统一。但同时又不是完全同步的，认识论信息系统永远滞后于本体论信息系统，因为更替程序处于本体论信息系统的存储部分，因此，每轮更替总是从本体论信息系统开始，又从本体论信息系统结束，持续期间的信息变化也总是开始于本体论信息系统。这就导致，总是在本体论信息产生之后，认识论信息系统才能对其进行认识，继而产生认识论信息。在某种意义上，这也符合存在决定意识的一般规律。

# 第二节　非我信息处理器

非我，在哲学领域是相对于"自我"的一个概念，主观唯心主义哲学认为，非我指自我意识的外在对象或对立面。在更广泛的哲学讨论中，"非我"可以用来指代与个体自我或主观意识相对立、区分或独立的一切，可以是外部世界、他人、物质存在或是非主观性的现实。简而言之，非我是对自我之外的所有存在的概括。

在本思想实验中，非我同样是相对于自我而言，非我信息处理器是为干预自我信息处理器而设置，其主要功能是产生中医集合信息，并通过中医集合信息干预自我信息处理器产生的自我输出信息。由于本实验是针对中医药信息科学设计的，因此，非我信息处理器产生的中医集合信息是在中医药学知识框架下针对自我输出信息的调节方案，换言之，是中医药学知识框架下的中医集合信息。在本实验中，我们规定，自我信息处理器和非我信息处理器是个体信息处理器。自我信息处理器的存储部分可以是任何学科的知识框架，实际上，是任意组合学科的框架，换言之，其不受任何知识框架的限制；而非我信息处理器则是受中医药知识框架的限制，是中医个体信息处理器。在本实验中，中医信息处理器在面对个体自我信息处理器的时候就是非我信息处理器，是一个为改善自我个体信息处理输出的稳态信息而设置的非我个体信息处理器。我们规定，自我个体信息处理器通过更替程序的轮替，可以是无数个完整自我的信息表达，而作为非我信息处理器的中医个体信息处理器则只能是一个中医个体的信息表达。在这里，我们只是用中医药学的理论、知识、思维方式等来处理自我信息处理器产生的自我输出信息，所以在我们的实验里，作为非我的中医个体信息处理器只有认识论的属性，其安装的仅有中医个体认识论信息系统。

在本思想实验中，非我信息处理器输出信息表达的是一个中医个体认识论信息系统运行的结果，故又将其称为个体非我信息处理器。如上所述，非我信息处理器只运行着中医个体认识论信息系统，完成中医个体认识论信息系统信息运行的全过程，包括对自我信息处理器的本体论信息系统和认识论信息系统输出信息的认知，以及结合从人类元素信息获得经验信息和知识信息以及自身存储的经验信息和知识信息，形成调整自我信息处理器自我输出信息的中医集合信息。该集合信息一方面借助人造物元素信息进入到自我信息处理器的人体个体本体论信息系统，从而达到提高稳态信息的作用；另一方面输入到自我信息处理器的人体个体认识论信息系统，成为其认知信息的组成部分，调节其产生的自我集合信息；同时还反馈到非我信息处理器的中医个体认识论信息系统的输入部分形成新的认知信息，经过再次认知和处理，成为新的中医集合信息。

## 一、中医个体认识论信息系统

非我信息处理器中只运行着中医个体认识论信息系统一套信息系统，表达的是中医个体认识论信息系统对人体个体本体论信息系统和人体个体认识论信息系统输出信息的认知及干预。其信息流程包括认知输入、知识存储、他组织处理、集合输出、认知反馈五个阶段。通过对自我信息处理器的输出信息（人体个体本体论系统输出的稳态信息和人体个体认识论信息系统输出的自我集合信息）进行认知，用从元素信息处理器的人类元素信息系统获取到的经验元素信息和知识元素信息以及自身存储的经验信息和知识信息对其进行辨识，经他组织功能处理后，形成对人体个体本体论信息系统稳态信息进行调节的方案——中医集合信息进行输出，该集合信息又反馈到认知阶段形成认知反馈信息，影响下一次中医集合信息的形成。

在本实验中，中医个体认识论信息系统认知个体自我信息处理器无数轮次更替程序产生的自我输出信息，每次对自我输出信息的认知和干预都会为中医个体认识论信息系统积累丰富的经验。当中医个体认识论信息系统的经验积累到一定的程度时，它就会具有比真实的中医个体更丰富的经验，具备更好的信息处理能力，并能够输出更佳的干预方案。

真实世界中，中医个体认识论信息系统指的是个体中医医生的医术。现实中，一个中医医生的医术形成与提高，从信息流的角度可以视为一个从知识输入、实践体验、信息交流、知识输出、反馈与调整等过程。一名中医医生首先是从现代教育体系和经典文献中获取中医药学的理论知识；之后通过临床诊疗过程进行实践，将所学知识用于实际诊疗；其间可通过与其他中医医生进行信息交流，撰写论文等信息输出分享自我的临床经验，并不断对之前的诊疗效果进行评估，对自我知识体系进行总结和调整，从而提高个体医术。然而现实中一个医生的病人信息获取毕竟是有限的，永远也无法超越机器获取的个体信息，所以任何一个个体医生的医术也无法超越机器——中医个体认识论信息系统。

## 二、非我信息处理器信息处理的个体性

如上所述，非我信息处理器只运行着中医个体认识论信息系统，形成的是中医个体认识论信息系统对自我信息处理器自我输出信息的认知，处理并干预的也是个体自我信息处理器产生的自我输出信息。

在本思想实验中，非我信息处理器运行的是在中医药知识框架下的中医个体认识论信息系统。在真实世界中，每一个中医医生每一次面对的是一个病人个体，处理的当然也是一个病人个体的信息。在我们的实验中，非我信息处理器每一次信息处理面对的也是自我信息处理器产生的自我输出信息，包括每一次同时输出的稳态信息和自我集合信息。虽然自我信息处理器中运行着一个更替程序子系统，可以产生无数自我个体信息处理器的信息流程，但非我信息处理器每次获取的仅是单个单次的个体稳态信息和个体自我集合信息。非我信息处理器通过对每次稳态信息和自我集合信息的认知及整合，逐渐积累经验并提高形成调节稳态信息的能力。

具体到真实世界的诊疗过程，每一次的诊疗都是一个中医医生个体面对一个病人个体，在当下的诊疗过程中，这个医生接收到的是这个病人这个时间的信息，即这个信息首先是病人个体的，其次是即刻的、当下的。中医医生针对即刻病人个体信息进行处理，并形成干预方案，这个方案也是针对单个单次的病人个体的稳态信息和自我集合信息。病人接受且实施这个干预方案后，机体稳态信息和自我集合信息均会发生改变。当这个病人下一次就诊时，医生又会针对下一次当下的信息进行新一轮的处理。所以，每一次诊疗过程，中医医生处理的均是一次单个单次的个体信息。

# 第三节　元素信息处理器

在这里，元素是一个数学概念，是集合论的基本概念之一。一个元素是指集合中的一个对象，指定的对象集在一起就成为一个集合。在信息学中，元素通常指的是构成数据结构或集合的基本单位或成员。具体来说，它可以是一个变量、一个数据项、一个记录、一个节点、一个对象等，这些元素在数据结构或集合中以一定的方式组合在一起，用于表示和存储信息。

环境指人类生存的空间及其中可以直接或间接影响人类生活和发展的各种自然因素。环境按属性，一般可分为自然环境和人文环境。自然环境指未经过人的加工改造而天然存在的环境，是客观存在的各种自然因素的总和；人文环境是人类创造的物质的、非物质的成果的总和。

在本思想实验中，元素信息处理器是支撑个体信息处理器（包括自我信息处理器和非我信息处理器）运行的环境信息处理器。实验设定这个环境信息处理器包括了自然环境信息处理器

和人类环境信息处理器。个体信息处理器在与环境信息处理器共同组成的封闭系统中运行，自我信息处理器和非我信息处理器分别受到环境信息处理器的不同影响。自我信息处理器在运行中，接受环境信息处理器输入的所有元素信息，这些元素信息对于自我信息处理器而言，有正向作用的，也有反向作用的，即有的元素信息对人体个体本体论信息系统输出的稳态信息起着稳定的作用，有的元素信息则对人体个体本体论信息系统输出的稳态信息起着震荡作用。而作为人体个体本体论信息系统除了能够被动接受环境信息处理器给予的元素信息外，还因更替程序子系统的不同先天状态而主动选择获取环境信息处理器所具有的元素信息。对于中医个体认识论信息系统而言，环境信息处理器仅给予它知识元素信息和人造物元素信息，这是由于该系统是认识论信息系统。在本实验中规定，认识论信息系统只能接受认识论信息，而中医个体认识论信息系统受中医药知识框架的影响，主要是从中获取中医药知识理论体系下的知识元素信息与相关的人造物元素信息，以帮助提升中医个体认识论信息系统形成更佳调整稳态信息中医集合信息的能力。

## 一、两套系统

本思想实验中规定，元素信息处理器是自我信息处理器和非我信息处理器的环境信息处理器，其中运行着两套信息系统，包括自然元素信息系统和人类元素信息系统。在本实验中还规定了，这两套信息系统在元素信息处理器中没有信息交互，自然元素信息系统中的自然元素信息与人类元素信息系统中的人类元素信息分别通过与自我信息处理器和非我信息处理器的信息交换，完成整个封闭系统的信息循环。

在本实验中，自然元素信息系统中的自然元素信息是自然界本身客观存在的元素信息，是本体论信息，所以自然元素信息系统中的自然元素信息只能输入人体个体本体论信息系统，影响人体个体本体论信息系统输出的稳态信息。人类元素信息系统中的人类元素信息是人类对自然界认知的信息表达，是认识论信息，其不仅可以输入人体个体本体论信息系统（仅人造物信息），也可以输入人体个体认识论信息系统，对自我信息处理器的输出信息产生影响；同时也可以输入非我信息处理器的中医个体认识论信息系统，是中医个体认识论信息系统知识信息的重要来源，也是其产生的中医集合信息能够作用于人体个体本体论信息系统的桥梁。因为集合信息属于认识论信息，因而只能先作用于人造物元素信息，然后通过后者的本体论属性作用于人体个体本体论信息系统。

## 二、信息交换

在本思想实验中，元素信息处理器中的自然元素信息系统和人类元素信息系统分别与个体自我信息处理器和个体非我信息处理器发生着信息交换。

由于自然元素信息系统是本体论信息系统，它只能与个体自我信息处理器中的人体个体本体论信息系统发生信息交换。具体地说，自然元素信息系统中的自然元素进入人体个体本体论信息系统，作为影响因素信息的一部分对人体个体本体论信息系统产生影响，形成稳态信息，稳态信息又会输入到自然元素信息系统，完成一次信息交换，其交换的结果使得人体个体本体论信息系统获得所需的自然元素信息，而自然元素信息系统则接受了该系统产生的本体论信息，并对其形成一定的影响。

在中医理论中，"天人合一"是一个核心的概念，它强调人与自然的和谐统一，以及人的生命活动与自然界变化的紧密联系。"天人合一"指人类与自然在本质上是相通的，其信息是在时刻进行着交换的，人天同数指的就是这个意思。人与天气运数理相应，人体的生理病理变化受到自然界的影响。如，人体的生、长、化、收、藏对应季节气候的春、夏、长夏、秋、冬，随着季节的变化，人体生理功能也相应进行着变化。

人类元素信息系统是认识论信息系统，它与认识论信息系统发生交换。在我们的实验中有两个认识论信息系统，一个是人体个体认识论信息系统，一个是中医个体认识论信息系统。人类元素信息中的人造物元素信息以及知识元素信息通过认知进入中医个体认识论信息系统，与人体自我信息处理器的输出信息相结合，形成调整稳态信息的集合信息，该集合信息一部分又输出到人类元素信息系统中，完成与中医个体认识论信息系统的信息交换。人类元素信息系统中的社会元素信息（如战争元素信息）、个体元素信息（如起居元素信息、情绪元素信息）、知识元素信息（如相关其他学科知识元素信息）、人造物元素信息（如饮食元素信息）等均进入人体个体认识论信息系统，经人体个体认识论信息系统认知、他组织功能处理、形成自我集合信息，一部分返回人类元素信息系统中，完成与人类元素信息系统的一次信息交换。其交换的结果是个体认识论信息系统个体知识信息与个体经验信息的增长，人类元素信息系统群体经验信息和群体知识信息的增加。

人类元素信息系统与中医个体认识论信息系统的信息交换过程就是中医医生医术信息获取以及整体中医药理论知识元素丰富的过程。中医个体认识论系统主要从人类元素信息系统中的书本元素信息（包括教科书或医学典籍等）、医学教育元素信息等元素中获取个体中医知识信息，另一方面又通过不断认知和处理自我输出信息获取个体经验信息，通过著书、写论文等方式的信息表达将个体认识信息转变成一种知识信息，来丰富整体中医药理论知识元素信息体系。中医个体认识论信息系统与人类元素信息系统之间的信息交换，也就是中医个体认识论信息系统医术信息表达不断提高以及整体中医知识元素信息不断丰富的过程。

## 三、信息不交互

在本思想实验中，我们规定，元素信息处理器中的自然元素信息系统中存储的自然元素信息是本体的，是客观存在的信息表达，不以人或机器是否认知为转移；人类元素信息系统中存储的人类元素信息是人类对客观世界的描述和认知的信息表达，是认识论的，是以人或机器能够认知为基础形成的。自然元素信息不能直接转化成人类元素信息，必须经过个体信息处理器，即本实验中的自我信息处理器和非我信息处理器的认知才能完成交换。所以，自然元素信息系统和人类元素信息系统在元素信息处理器中是相互独立存在的，它们之间不进行信息交互。

需要说明的是，我们规定的人类元素信息里有一类人造物元素信息，其具有双重属性。人造物元素信息不仅具有认识论信息属性，同时作为一种物质，它也具有本体论信息属性。从信息流的角度来说，人造物元素信息是本体论信息与认识论信息相互交互形成的。从自然元素信息到人造物元素信息的过程，即是从自然元素信息系统到人类元素信息系统的过程，但是由于这个过程使用到的认识论信息不属于中医药信息科学的范畴，所以，在我们的思想实验里，自然元素信息与人类元素信息是不交互的。

## 四、群体信息处理器

自然元素信息系统的自然元素信息涵盖了自然界乃至宇宙中的一切客观存在的自然元素总和的信息表达，包括天象元素信息、地理元素信息、无机物元素信息和生物元素信息等。由于自然元素信息是客观存在的，所以其信息具有本体论特性，不以人类或机器的认知而改变。换句话说就是，自我信息处理器不同的更替程序轮次获取到的自然元素信息是一致的，不因更替程序轮次的不同而不同，所以自然元素信息不是个体信息，而是群体信息，自然元素信息系统也因此成为一个群体信息系统。

人类元素信息系统的人类元素信息是人类对客观世界认识的信息表达，包含了所有人类用于描述客观存在及其相互关系的元素信息总和，包括社会元素信息、个人元素信息、人造物元素信息和知识元素信息等。由于人类元素信息是人类对客观世界认识信息的总和，因此，人类元素信息不仅具有认识论属性，而且具有群体属性，因为其存储的不是某个个体对客观世界认识的信息表达，而是人类群体认知总和的信息表达，所以人类元素信息具有群体信息的属性，人类元素信息系统也因此成为一个群体信息系统。

综上所述，元素信息处理器包括自然元素信息系统和人类元素信息系统。自然元素信息系统和人类元素信息系统都是群体信息系统。元素信息处理器是一个群体信息处理器。

群体信息处理器具有互动性、信息传递性、传递多向性、协同性等特点。处在群体信息处理器的元素信息之间可以产生互动，相互影响；元素信息之间的信息是可以传递的，且传递的方向不固定，是多向的；元素信息处理器中的元素信息是独立的，但是元素信息之间是可以协同工作的，协同性可以发挥群体信息的优势。

# 第四节　三台机器的整体运行

如上所述，在本实验中，我们用三台信息处理器组成了一个封闭系统，以此来完成我们的实验，组成的这个封闭系统是一个复杂巨系统，其具有整体性、相关性、目的性、环境适应性、层次性、集合性、涌现性、动态性等属性。

## 一、三个循环

在本思想实验中，三个信息处理器处于一个封闭的系统中，三个信息处理器中的信息形成循环。其中最主要的信息循环有三个：影响因素信息——影响因素信息之间的循环；自我认知信息——自我认知信息之间的循环；自我集合信息—自我集合信息之间的循环。

### 1. 影响因素信息——影响因素信息之间的循环

自我信息处理器中人体个体本体论信息系统的输入端接受自然元素信息系统中的自然元素信息和人类元素信息系统中的人造物元素信息作为影响因素信息进入人体个体本体论信息

系统，经由系统存储，自组织处理，形成稳态信息，稳态信息输出到非我信息处理器中，作为中医个体认识论信息系统认知信息的组成部分，与该系统获取的知识元素信息和经验元素信息以及存储的原有知识信息和经验信息相结合，经他组织功能处理，形成调节稳态信息的中医集合信息，该集合信息借助人类元素信息系统的人造物元素信息，作为新的影响因素信息返回到人体个体本体论信息系统的输入端，完成一次三个信息处理器之间的信息循环。循环的结果是实现中医个体认识论信息系统对稳态信息的干预。

真实世界中，该循环是指中医医生对人类个体的一次诊疗过程。即外界的因素（包括自然界的自然元素，如气温、寒风、暑气等，或者人造物信息，如腐坏的食物、车祸等）对人类个体造成影响，使机体发生病理改变或者呈现出机体不平衡状态，中医医生对人类个体的这种状态进行认识并归纳为一种疾病或证候，利用中医药知识形成对人体状态进行调节干预的方案（包括中药处方、针灸处方等），中药或针灸作用于人类个体对其产生影响的这个过程，可以视为新的影响因素作用于人类个体，对其进行干预的过程。至此，完成了中医医生对人类个体的一次诊疗干预。

### 2. 自我认知信息——自我认知信息之间的循环

自我信息处理器中人体个体认识论信息系统的输入端接受人体个体本体论信息系统输出的稳态信息，经与系统存储的知识信息相结合，经他组织功能处理，形成针对稳态信息的自我集合信息，该集合信息作为中医个体认识论信息系统的认知信息的组成部分，与该系统中已存在以及新获取的知识信息和经验信息相结合，经他组织功能处理，形成调整稳态信息的中医集合信息，该集合信息借助人类元素信息系统的人造物元素信息，作为新的影响因素信息返回到人体个体本体论信息系统，经由该系统自组织功能处理，形成新的稳态信息，新稳态信息作为新的认知信息再次进入人体个体认识论信息系统的输入端，完成一次三个信息处理器之间的信息循环。循环的结果是实现人体个体认识论信息系统对稳态信息的干预。

真实世界中，该循环是指人体个体的自我疗愈过程。即个体感知到自我机体的状态即自我稳态信息，通过自我知识和从外界获取的相关信息，对自我机体的稳态进行判断，然后根据判断结果结合相关知识，形成对自我稳态进行干预和调节的方案，并借助人造物（饮食、音乐、运动）等付诸实施，如规律作息缓解疲劳，通过轻音乐缓解焦虑情绪等。这些干预措施作为新的影响因素进入人体后，对机体的状态产生影响，继而形成新的自我稳态信息，个体对新的稳态信息进行感知，来判断之前的干预措施是否有效。至此，完成了人体个体的一次自我疗愈。

### 3. 自我集合信息——自我集合信息之间的循环

自我信息处理器中人体个体认识论信息系统形成的自我集合信息作为非我信息处理器中医个体认识论信息系统的输入信息之一，经后者他组织功能处理，形成中医个体认识论信息系统的中医集合信息，借助人类元素信息系统的人造物元素信息，作为影响因素信息进入自我信息处理器中人体个体本体论信息系统，经该系统自组织功能处理形成稳态信息，稳态信息被人体个体认识论信息系统获取形成认知信息，经该系统他组织功能处理，形成自我集合信息，完成一次三个信息处理器之间的信息循环。该循环经过自我信息处理器、非我信息处理器、元素信息处理器中的人体个体认识论信息系统、中医个体认识论信息系统、人类元素信息系统、人体个体本体论信息系统，形成自我集合信息—中医集合信息—人造物元素信息—稳态信息—自我集合信息之间的循环。循环的结果是实现对自我集合信息的干预。

真实世界中，该循环是指人体个体自我感知的变化。即人体个体将自我感知（包括对自我本体的认识和自我情绪等）如胃痛、失眠、悲伤等信息告知中医医生，中医医生将这些信息结合他认知到的个体稳态信息，对人体个体进行综合判断，并形成调节人体个体的干预方案（包括中药处方、心理辅导、针灸处方等），借助人造物（中药、针灸、导引等）对人体个体状态产生影响，或者直接进行语言疏导，调节人体个体情绪，至此，人体个体对自我本体的感知和自我情绪都发生了改变。

## 二、两个反馈

### 1. 从稳态信息到中医集合信息的反馈

这里的反馈指稳态信息对中医集合信息调整的反馈。具体而言，当中医个体认识论信息系统认知到人体个体本体论信息系统产生的稳态信息后，经他组织功能处理后，形成调节稳态信息的中医集合信息，中医集合信息借助人造物元素信息对人体个体本体论信息系统产生影响，形成新的稳态信息；此时，新的稳态信息不仅仅是经中医集合信息调整后产生的，它同时还受到来自自然元素信息系统和人类元素信息系统元素信息的影响。新稳态信息重新进入中医个体认识论信息系统，中医个体认识论信息系统需要对新稳态信息进行新的认知，同时也需要对比新旧稳态信息的差异，以及辨识上一次中医集合信息对稳态信息产生的影响，从而形成新的中医集合信息。新的稳态信息是由上一次中医集合信息调整后的结果，是上次中医集合信息干预的体现，所以新的稳态信息是对上一次中医集合信息的反馈。这里第二次产生的稳态信息是对第一次的中医集合信息所起作用的体现，即从稳态信息到中医集合信息的反馈。反馈的结果是提升中医集合信息对稳态信息的调节能力。

### 2. 从自我集合信息到中医集合信息的反馈

同样的道理，人体个体认识论信息系统形成的自我集合信息也作为认知信息之一进入中医个体认识论信息系统，与系统获取的稳态信息、经验信息和知识信息等相结合，经他组织功能处理，形成中医集合信息。中医集合信息返回到人体个体认识论信息系统输入端，作为新的认知信息对人体个体认识论信息系统产生影响，生成新的自我集合信息，再次进入中医个体认识论信息系统的输入端，再经其他组织功能处理，形成新的中医集合信息。在此过程中，第二次自我集合信息是第一次中医集合信息干预的结果，是判断第一次中医集合信息干预效果的依据，并可据此调整第二次中医集合信息，如此反复，可以使下一次中医集合信息达到更佳状态。这里的第二次自我集合信息即是对上一次中医集合信息的反馈。反馈的结果是提升中医集合信息对自我集合信息的调节能力。

综上所述，这两个反馈能够实现提升非我信息处理器调节自我信息处理器输出信息的能力，亦即提升调节自我信息处理器输出的稳态信息和自我集合信息的能力。

真实世界中，反馈的终极目的是提升中医医生个人的医术。上述两个反馈过程即是中医医生通过对病人人体个体稳态和病人自我感知的认知，对病人人体个体稳态进行判断，并据此形成针对该稳态的干预方案，人体个体稳态经干预方案干预调节后，个体稳态和个体感知均会有所改变,这种改变的反馈是对干预方案的反馈,中医医生会针对反馈形成下一次干预方案,反复多次,可以使干预方案达到最佳,最终达到提高中医医生个人的医术。

# 第五节　应　用

本书设定的思想实验是基于完全理想状态条件下的,三台信息处理器和四个信息系统处于一个封闭的系统中的运行,运行的目标是提升中医集合信息的水平,运行的结果是获取更佳的稳态信息(图5-1)。

自我信息处理器运行的是人体个体本体论信息系统和人体个体认识论信息系统,即完整的人体个体信息流程,其包括了中医药学中的形和神两个部分,本体论信息系统是形的信息表达,认识论信息系统是神的信息表达。个体自我信息处理器中由于装载了一个更替程序子系统,导致其中的个体周期信息流程产生不间断的更替,所以个体自我信息处理器在不停地运行着无数轮更替程序产生的无数次稳态信息,由于每轮更替程序并非只产生一次稳态信息,即每轮更替程序即可产生无数次稳态信息表达,因此自我信息处理器产生的稳态信息次数将是一个天文数字。

在某种意义上,非我信息处理器可视为一个中医临床决策系统(CDSS),即能对中医临床决策提供支持的计算机系统,这个系统是一个可以充分运用可供利用的、适合的计算机技术,针对中医临床问题,通过人机交互方式改善和提高中医医生临床决策效率和决策水平的系统。

元素信息处理器在真实世界中即是我们人类所处的自然环境和社会环境。其中自然元素信息处理器包含了所有的自然元素信息,在真实世界中即是我们人类所处的自然环境;人类元素信息系统中的社会元素信息、个人元素信息、人造物元素信息和知识元素信息等则可以理解为包含目前尚无法真正实现的、包含了所有人类知识的ChatGPT,这个ChatGPT在真实世界中即是我们所处的社会环境。

在实际应用中,当本书设定的封闭系统先行运行一段时间后,使其自我信息处理器在运行的这段时间里,产生足够多次数的稳态信息和自我集合信息,中医个体认识论信息系统对稳态信息和自我集合信息的处理数据累积达到一定程度,其产生的中医集合信息趋于成熟,亦即能够处理所有可能出现的自我输出信息表达。此时,我们将原有的自我信息处理器从系统中拆除,同时,开放非我信息处理器的输入端,形成人机接口,让中医个体认识论信息系统面对真实世界中的真实个体,由中医医生在真实临床实践中获取真实的望闻问切信息(包括了自我信息处理器输出的稳态信息和自我集合信息)输入中医个体认识论信息系统。系统将输入信息与已有的信息进行整合处理,利用系统内的经验信息和知识信息,以及所具有的他组织功能进行处理,最终输出中医集合信息即干预方案。再将此中医集合信息应用于真实的个体,观察其真实的干预效果。由于个体非我信息处理器已获取了大量的个体自我输出信息并存储为自己的知识信息和经验信息,并可从人类元素信息系统中获得人类所有知识尤其是中医药学知识,加之其具有内在的思维方式、指导原则、不确定性问题处理能力以及强大的计算能力,所以该中医个体认识论信息系统的信息处理能力可能会远远大于真实世界中的个体中医医生,该系统给出的干预方案也将会优于个体中医医生给出的干预方案,从而获得更佳的疗效。

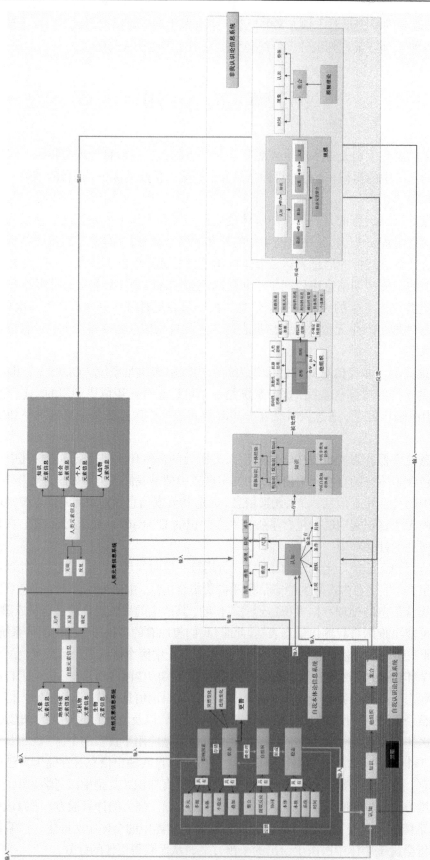

图5-1 思想实验总体设计

# 参 考 文 献

[1]  崔蒙，吴朝晖，乔延江. 中医药信息学. 北京：科学出版社，2015.

[2]  阿尔伯特·爱因斯坦，利·英费尔德. 物理学的进化. 上海：上海科学技术出版社，1962.

[3]  马新星. 水面无人艇自主控制调整方法研究. 哈尔滨：哈尔滨工程大学，2013.

[4]  王香利，张守勇，孙丽君. SC-FDE 系统中频域均衡算法研究. 信息通信，2009，22（6）：19-22.

[5]  Parasuraman R，Sheridan T B，Wickens C D. A model for types and levels of human interaction with automation. IEEE Transactions on Systems and Cybernetics Part A：Systems and Humans，2000，30（3）：286-297.

[6]  赵英，刘鹏，刘荣. 自适应控制器概述. 中国集体经济，2008（6）：157-158.

[7]  郭燕. 非线性参数化系统的鲁棒自适应控制. 重庆工学院学报（自然科学版），2008（2）：82-87.

[8]  陈艳丽. 模糊控制在注塑机中的应用. 兰州理工大学，2009.

[9]  彭晓明. 低阶模型参考自适应在液压力控制系统中的应用. 哈尔滨工业大学，2007.

[10]  刘幸，刘潇. 自适应控制系统的发展与应用. 物联网技术，2011，1（7）：61-63.

[11]  陈亚青. 一类不确定非线性系统的自适应调节. 郑州：郑州大学，2008.

[12]  高瞻. 论思维实验. 武汉：华中师范大学，2006.

[13]  Li J，Wang S Y，Zhang M，et al. Agent hospital: a simulacrum of hospital with evolvable medical agents. [2025-01-14]. https://arxiv.org/html/2405.02957v3.

[14]  坎农. 躯体的智慧. 北京：商务印书馆，1982.

# 写 在 后 面

刚刚完成书稿就已经发现有许多不足的地方，最突出的有三点：一是学科的概念问题，二是学科的架构问题，三是学科的体系问题。

## 一、学科的概念问题

### 1. 中医药信息学与中医药信息科学

首先，中医药信息科学是在中医药信息学基础上发展起来的，并非两个学科。中医药信息学学科的建立有两个基础：一个是中医情报学、中医图书馆学、中医档案学、中医目录学、中医文献学等学科的发展为中医药信息学学科建立奠定了传承基础，最典型的特征是中医药信息研究所是从中医药情报研究所更名而来，在学科发展初期情报学、文献学、图书馆学研究的在信息学研究中占有重要地位；二是非线性科学、量子力学、系统论、控制论、信息论、耗散结构论、协同论、突变论、分形、混沌、复杂性科学等为中医药信息学学科建立奠定了学术基础，使得学科的内涵、研究架构、研究方法得以建立，基于计算机技术的数据处理成为学科发展初期的重点研究内容。而中医药信息科学只是中医药信息学发展到了一定的阶段，为了更好地促进学科发展使其进一步完善而提出来的，换言之，其发展的传承基础和学术基础是相同的。

其次，中医药信息学与中医药信息科学还是具有一定的差别的。主要体现在学科内涵的表述上。中医药信息学的内涵表述如下：中医学与信息学交叉产生的一门新兴科学，以中医药信息为研究对象，以中医药信息的运动规律为研究内容，以中医药信息学方法论为研究方法，以提高中医药信息获取、转化、传播、利用能力为目标。由此不难看出，这个内涵主要以信息学为主要框架，将中医药去掉或者换成其他术语，这个内涵依然成立，换言之，这是一个以信息学为主体的内涵阐述。而中医药信息科学的内涵表述如下：中医药信息科学是在中医药学框架下，遵循系统科学原理，以人体个体稳态信息变化及其变化方式为主要研究对象，以中医药干预信息形成及其形成模式为主要研究内容，以构建环境元素、人体稳态、中医干预三元信息模型并探索其运动规律为主要研究模式，以中医药思维方法、系统科学理论、信息科学技术相结合建立中医药信息学方法学为主要研究方法，以提高中医药信息利用能力、进而促进个体稳态水平趋向更佳为主要研究目标的一门新兴交叉学科。同样不难看不出这个内涵是以中医药学为主要框架，其使得中医药信息科学明确是建立在中医药学基础之上，换言之，这个内涵只适用中医药信息科学。

再次，中医药信息学在其前期的发展中更加偏重应用研究，这从我们自 2015 年开始出版的一套丛书可见一斑，这套丛书共 10 本，其中《中医药信息学》是总论，下分《中医药图书馆学》《中医药情报学》《中医临床信息学》《中药信息学》《中医类方衍化关系自动发现》《中医药信息标准》《中医药知识工程》《中医药科学数据》《中医药信息学概论》等分论，不难看不出这套丛书探讨的主要是从情报学、图书馆学发展而来、加载信息科学形成的中医药图书馆学、中医药情报学、中医临床信息学、中药信息学、中医药科学数据、中医药信息标准等应用领域开展的研究。而发展到中医药信息科学则主要是要探讨学科的理论、原理，如我们近年来出版的《中医药信息处理的科学问题》《中医药信息学原理》以及这本正在完成的《思想实验：中医药信息科学》等。

**2. 学科发展涉及的新概念**

在即将完成的《思想实验：中医药信息科学》中，为了更好地描述中医药信息科学构建的概念本体以及信息模型，我们引入了其他学科的一些术语，尽管我们已经尽量使我们的概念含义贴近引入术语的概念内涵，但依然存在很大的差异，因此，给引入术语以中医药信息科学概念内涵就是一件非常重要的工作了。毕竟只有概念内涵准确才能进行沟通。主要涉及但不限于以下概念。

（1）稳态

稳态在不同的学科有不同的含义，甚至在同一学科不同语境下也具有不同含义。我们引用的是《医学百科》中美国生理学家坎农（W.B.Cannon）给出的定义，即：稳态即相似的状态，是美国生理学家坎农（W.B.Cannon）于本世纪 20 年代末提出的，是内环境恒定概念的引申和发展。在坎农时期，稳态主要指内环境是可变的又是相对稳定的状态。稳态是在不断运动中所达到的一种动态平衡；即是在遭受着许多外界干扰因素的条件下，经过体内复杂的调节机制使各器官、系统协调活动的结果，这种稳定是相对的，不是绝对的，一旦稳态遭破坏，就导致机体死亡。我们关于稳态的理念与美国生理学家坎农（W. B. Cannon）的观点相似，可表述如下：稳态即相似的状态，主要指个体状态是可变的又是相对稳定的状态。稳态是在不断运动中所达到的一种动态平衡；即是在遭受着许多外界干扰因素的条件下，经过体内复杂的调节机制使各器官、系统协调活动的结果，这种稳定是相对的，不是绝对的，一旦稳态遭破坏，就会导致机体死亡。

（2）集合

百度百科中关于集合的定义如下：具有某种特定性质的具体的或抽象的对象汇总而成的集体。其中，构成集合的这些对象则称为该集合的元素。在中医药信息科学中，我们关于集合的定义如下：指经过认识论信息系统处理后产生的多元素构成整体。

（3）自组织

百度百科中关于自组织的阐述如下：自组织是指混沌系统在随机识别时形成耗散结构的过程，主要用于讨论复杂系统，因为一个系统自组织功能愈强，其保持和产生新功能的能力也就愈强。在中医药信息科学中，我们认为自组织是人体个体在开放环境下保持自身稳态时依赖自身功能形成机体协调同步的过程，个体的自组织功能越强大，个体保持稳态的能力就越强。

（4）他组织

德国理论物理学家哈肯（H. Haken）认为，从组织的进化形式来看，可以把它分为两类：他组织和自组织。如果一个系统靠外部指令而形成组织，就是他组织。在中医药信息科学中，他组织是指认识论信息系统在人或机器干预下遵循一定的思维模式和准则指导下处理信息的过程。

（5）元素

在中医药信息科学中，元素表示一个事物的组成部分，存在于环境、人体个体和中医个体之中，并组成了环境、人体个体和中医个体。

以上概念的歧义使得我们提出的中医药信息科学的理论很难被理解，由此可见，概念理解的一致性，对于学科发展是至关重要的，而在本书中，类似的概念歧义是大量存在的，为了发展中医药信息科学，我们需要进一步明确学科概念的内涵。

## 二、学科的架构问题

学科的架构大体应该分为三个层次：学科层次、科学层次和研究层次。

### 1. 学科层次

主要涉及与中医药信息科学相关的学科及其相互关系，主要涉及以下几类，一类是中医药学，主要包括中医、中西医结合、中药等学科；一类是哲学，主要涉及中国哲学；一类是图书情报与档案管理，主要包括情报学、图书馆学、档案学、信息资源管理、目录学、文献学等学科；一类是系统科学，主要包括系统论、信息论、控制论、耗散结构论、协同学、突变论、运筹学、模糊数学、物元分析、泛系方法论、系统动力学、灰色系统论、系统工程学、计算机科学、人工智能学、知识工程学、传播学、相似论、现代概率论、超熵论、奇异吸引学及混沌理论、紊乱学、模糊逻辑学等；上述学科相互交叉为中医药信息科学的形成与发展奠定了基础。

### 2. 科学层次

主要涉及理论科学、应用科学和技术科学，理论科学偏重理论总结和理性概括，强调较高普遍的理论认识而非直接实用意义的科学，与我们所说的基础研究密切相关，而基础研究是指为了获得关于现象和可观察事实的基本原理的新知识（揭示客观事物的本质、运动规律，获得新发现、新学说）而进行的实验性或理论性研究，它不以任何专门或特定的应用或使用为目的。其成果以科学论文和科学著作为主要形式。用来反映知识的原始创新能力；应用科学研究的方向性强、目的性明确，与实践活动的关系密切，且直接体现着人的需求；技术科学是将科学理论应用于物质生产中的技术、工艺性质的科学，具体地讲，技术科学以基础学科为指导，以技术客体为认识目标，研究和考察各个技术门类的特殊规律，建立技术理论，应用于工程技术客体。它将科学转化为技术，又将技术知识提高到理论成为科学；三者间相互联系，相互支撑，构建起中医药信息科学的科学架构。

### 3. 研究层次

主要涉及研究对象、研究内容和研究模式。在研究层次，如果将中医药信息科学建立在中医药学的基础之上，就必须使该学科的架构保持中医药学的特征。到目前为止，我们对中医药信息科学架构的认知是基于中医药学的，即人体个体产生的稳态信息是主要研究对象，中医个体产生的干预信息是主要研究内容，构建的环境元素、人体稳态、中医干预三元信息模型并探索其运动规律是主要研究模式。①人体个体稳态信息：关于稳态的争议还是很大。首先，什么是稳态,有没有亚稳态,尽管我们前面给出了稳态的定义,但关于什么是非稳态或亚稳态还是有很大争议。其实最主要的问题是健康或疾病、治疗前或后,人体个体都处于稳态,那么健康、治疗这些概念是不是都已经没有意义了。但实际上并非如此。尽管稳态存在于生命的全周期,但稳态的程度是不同的,因此研究稳态的相似度就具有了重要的意义。其次,稳态都包含什么也是需要阐明的。稳态首先是本体论的,即它的形成、改变、崩溃是处于自组织状态的,是处于黑箱之中的,我们并没有完全认知,即便是输出的稳态信息由于其本体论属性,我们依然是不可能完全认知的。这部分信息需要中医医生经过切、望、闻三诊获取,获取到的是我们能认知的本体论稳态信息。而稳态中还包含了一部分认识论信息,即中医医生通过问诊所获取到的信息,这部分信息实际上人体个体对自身本体论稳态信息认知后,形成自我集合信息后表达出来的。这两部分信息叠加在一起形成了中医医生获取到的全部稳态信息,亦即我们的研究对象人体个体稳态信息。②中医个体干预信息:这部分的争议主要集中在其产生的过程中。首先,是思维方式。在本书中,我们对机器思维的描述还过于简单。从理念上,阐明大模型的思维方式是很重要的。基于神经网络的大模型所具有的思维模式,以及其所能产生的涌现、顿悟、幻觉对中医药信息处理所能够产生的影响都需要认真讨论。其次,是不确定性。关于不确定性中个体概率的讨论依然过于简单。在中医药信息处理过程中,个体概率是一个非常重要的概念,怎样认识个体概率,怎样实现基于个体概率的信息处理都是有待进一步研究的问题。最后,是关联关系。关联关系中概念的粒度的确定、概念间关联度的确定、涌现与幻觉产生条件及其自身的确定、顿悟产生条件及自身的确定等等都是有待深入探讨的问题。③环境元素、人体稳态、中医干预三元信息模型:这部分需要进一步认真研究,一旦确定下来,这将是中医药信息科学的主要研究模式。这中间存在的主要问题包括:首先,要研究环境元素和人体稳态,环境元素和中医干预两两间的信息循环,特别是两两循环中的信息反馈能够起到什么样的调控作用,是否能像控制一个复杂系统一样控制这种两两信息循环?其次,要研究环境元素、人体稳态、中医干预三元信息模型形成的开放系统的大反馈调控作用,重点是发现这种调控作用实现的机制。

## 三、学科的体系问题

体系,泛指一定范围内或同类的事物按照一定的秩序和内部联系组合而成的整体,是不同系统组成的系统。中医药信息科学的体系可能可以分为3类,一是概念体系,二是本体知识体系,三是复杂网络。

### 1. 概念体系

是指根据概念的不同抽象程度和概念之间的关系排列而成的概念系统。由垂直和水平两个维度构成。垂直维度排列了因对事物的抽象程度不同而形成的不同层次的概念,分别称为总括层次、基本层次、类属层次等。一个概念体系是由一组相关的概念构成的。每个概念在体系中都占据一个确切的位置。理想的概念体系应该层次分明,结构合理,正确反映客观事物,便于下定义和规范指称,也便于协调和容纳不同语言的相应术语体系。大多数概念体系是混合体系。概念体系一般是以属种关系为骨架,在个别地方辅以整体—部分关系、序列关系和联想关系等。中医药信息科学概念体系的构建可能主要分为环境、人体、中医三大类。在每一大类下面再细分若干亚类，把相关概念放置其下，争取涵盖所有相关概念。

### 2. 本体知识体系

本体知识体系是语言学中的一个重要概念，它指的是对概念体系的明确的、形式化的、可共享的规范。这个概念体系涉及对所描述的客观世界的现象中有关概念的抽象模型，其中"明确"指的是对于所使用的概念的类型以及概念用法的约束都明确地加以定义，"形式化"意味着本体知识体系应该是机器可读的，而"共享"则指本体知识体系中所描述的知识不是个人专有的，而是集体共有的。本体知识体系在构建自然语言词汇系统的重要理论基础上扮演着关键角色。总之，本体体系是一个跨学科的概念，它在不同领域中的应用体现了对概念、知识或信息的明确、形式化和共享的规范，是理解和分析复杂系统及其组成部分的基础。中医药信息科学以元素、自我、非我为框架，将相关的语义类型置于其下，建立起相关的语义关系，构建起中医药信息科学的本体框架。

### 3. 复杂网络

钱学森给出了复杂网络的一个较严格的定义：具有自组织、自相似、吸引子、小世界、无标度中部分或全部性质的网络称为复杂网络。所谓复杂性是大量个体（更典型的是具有适应性的主体）所组成的复杂系统，在没有中心控制、非完全信息、仅仅存在局域相互作用的条件下，通过个体之间的非线性相互作用，可以在宏观层次上涌现出一定的结构和功能。复杂系统不能够用分析的方法去研究，必须考虑个体之间的关联和作用，复杂网络是构成复杂系统的基本结构，每个复杂系统都可以看作是单元或个体之间的相互作用网络；复杂网络在刻画复杂性方面的重要性是由于结构决定功能的，理解复杂系统的行为应该从理解系统相互作用网络的拓扑结构开始；网络拓扑结构的信息是构建系统模型、研究系统性质和功能的基础。此外，复杂网络是研究复杂系统的一种角度和方法，它关注系统网络中个体相互关联作用的拓扑结构，是理解复杂系统性质和功能的基础。是否可以尝试构建基于大模型理论的复杂网络体系？将中医药信息科学所有相关概念以元的形式存储在体系内，并建立起元间的关联关系，依靠空间复杂度并参考时间复杂度智能计算其连接权重，实现体系内的知识的涌现、顿悟和幻觉。

# 致　谢

在《中医药信息学原理》成书后，经过一年的研究与思考，我们又撰写了这本《思想实验：中医药信息科学》。在这本书中，对上一本书中存在的很多问题进行了新的探索，对中医药信息的内涵、特征、属性等进行了重新定义，并通过思想实验的方法对中医药信息的产生、传输、处理流程进行了模拟，并大胆地提出中医药人工智能有可能超越所有的人类中医医生的个体经验。

在成书过程中，首先要感谢几位院士的指导与启发。刘德培院士强调要有包容的心态，应该鼓励中医药学与现代医学相融合，运用系统科学的观点，从现象与本质、确定与不确定等方面统合二者，促进中医药学的发展。田金洲院士提出经验在中医临床实践中具有极其重要的作用，中医的认知本质上是结合了经验后的认知，在四诊信息处理过程中，每个步骤都与经验紧密结合，是基于经验的认知。

我还要感谢我的几位学生对五个部分内容的撰写。其中高博和贾李蓉对完成全书的初稿和统合作出了极大的贡献，并合作撰写了第五部分；杨硕负责第三部分三、四、五章；朱玲撰写了第四部分人类元素信息系统；朱彦负责了第一部分三、四、五章并构建了自然元素信息本体；于琦撰写了第二部分第二、第三章；潘艳丽撰写了第四部分人类元素信息系统；徐丽丽撰写了第三部分第一、第二章；刘丽红撰写了第二部分第四、五章；焦宏官负责了第二部分第一章的撰写；李海燕负责全书统稿及校正工作。

中医药信息科学正处于一个蓬勃发展的阶段，其内涵、外延、概念体系、学科学术体系都亟待探讨，我期待我的学生以及更多有志于此的年轻人能够开阔思路，大胆假设，小心求证，希望我们这个系列图书的出版能为中医药信息科学一点点搭建出理论框架，也希望读者与我们一起见证中医药信息科学的发展。

崔 蒙

2024 年 6 月